FONCTIONS ET DÉSORDRES

DES

ORGANES DE LA GÉNÉRATION

OUVRAGES DU MÊME AUTEUR

A PRACTICAL TREATISE ON DISEASES OF |THE URINARY |AND GENERATIVE ORGANS IN BOTH SEXES. 3ᵉ édition. Londres, 1 vol. in-8 avec figures dans le texte et planches coloriées.

PROSTITUTION, CONSIDERED IN ITS MORAL, SOCIAL, and Sanitary Aspects in London and other Large Cities, with Proposals for the Mitigation and Prevention of its Attendant Evils. Londres, 1 vol. in-8.

PARIS. — IMP. SIMON RAÇON ET COMP., RUE D'ERFURTH,

FONCTIONS ET DÉSORDRES

DES

ORGANES DE LA GÉNÉRATION

CHEZ

L'ENFANT, LE JEUNE HOMME, L'ADULTE ET LE VIEILLARD

SOUS LE RAPPORT

PHYSIOLOGIQUE, SOCIAL ET MORAL

PAR

LE DR W. ACTON

MEMBRE DU COLLÉGE DES CHIRURGIENS, DE LA SOCIÉTÉ ROYALE DE MÉDECINE ET DE CHIRURGIE
ET DE LA SOCIÉTÉ DE STATISTIQUE DE LONDRES

TRADUIT DE L'ANGLAIS SUR LA TROISIÈME ÉDITION

PARIS

VICTOR MASSON ET FILS

PLACE DE L'ÉCOLE DE MÉDECINE

MDCCCLXIII

1863

PRÉFACE

DE LA PREMIÈRE ÉDITION ANGLAISE

———

Dans la seconde édition de mon ouvrage sur les maladies des organes génito-urinaires, j'avais pour la première fois traité des désordres qui peuvent affecter les fonctions sexuelles. Depuis, j'ai noté avec soin tous les cas qui, dans ma pratique, présentaient à ce point de vue un intérêt particulier, et j'ai de la sorte réuni bien des matériaux sur un sujet qu'on avait négligé jusqu'alors. Ce sont les résultats de ces observations que j'ai condensés dans ce volume. Après avoir décrit les fonctions normales des organes de la génération pendant les différentes périodes de la vie, d'après les travaux récents d'Owen, de Carpenter, de Rymer Jones, j'ai traité des désordres auxquels ces organes sont sujets, en m'appuyant sur des principes physiologiques d'une exactitude confirmée, et en profitant des conquêtes faites dans ce vaste champ par l'anatomie comparée. Non content de reproduire mes propres observa-

a

tions, j'ai aussi largement mis à contribution les ouvrages de Lallemand, de Reveillé-Parise, heureux de justifier r̄ ces autorités les opinions auxquelles m'a conduit ma propre expérience. J'ose donc espérer que les médecins qui liront cet ouvrage ne le fermeront pas sans y avoir puisé quelques enseignements, et que les gens du monde sensés et instruits entre les mains desquels il tombera, y trouveront au moins la matière de réflexions salutaires. L'homme chaste verra combien il a raison de vivre selon les lois de la vertu; le débauché apprendra par des faits positifs et irréfutables l'importance de la continence; l'homme marié trouvera d'utiles conseils, et le célibataire dont la position est souvent si délicate, se sentira soulagé en voyant qu'on apprécie ses souffrances et qu'on lui donne les moyens de les adoucir; le physiologiste reconnaîtra l'application pratique de ses principes, et le savant voué à l'étude de l'anatomie comparée saura combien ses recherches sur les animaux ont jeté de lumière sur les fonctions sexuelles de l'homme; le médecin apprendra comment il doit manier la classe difficile des malades hypochondriaques, et accueillir ces libertins éhontés qui, sans principes religieux ni sociaux, se mettent dans leurs actes en révolte ouverte contre les lois de leur pays; l'avocat, enfin, trouvera plus d'un argument qu'il saura mettre à profit dans un procès criminel, pour faire admettre dans un asile d'aliénés son client qui sans cela ne saurait échapper à la prison.

En un mot, si j'ai rempli seulement le dixième du but que je me suis proposé, j'aurai la satisfaction de penser qu'en marchant sur les traces de John Hunter, de Parent-Duchatelet et de Ricord, j'aurai pour ma faible part contribué à faire progresser cette branche de la science médicale à laquelle ils ont pour jamais attaché leur nom.

17, Queen Anne Street, Cavendish Square, Londres, février 1857·

L'accueil flatteur que le *Traité des fonctions et des désordres des organes de la génération* a rencontré en Angleterre, où trois éditions se sont épuisées en peu d'années, m'a encouragé à le soumettre aujourd'hui au jugement des médecins français. J'ai fait en France une grande partie de mes études médicales, et j'ai contracté envers mes anciens maîtres une dette de reconnaissance que je serais heureux d'acquitter, en faisant à mon tour profiter la jeunesse française du résultat de mes longues études sur un sujet qui est pour le bien-être de l'humanité d'un intérêt capital.

W. ACTON.

pensent qu'en quelques années sur les bancs des Hautes [...] de l'[...] et de [...] Ricord, j'aurai pour ma faible part contribué à faire progresser cette branche de la science chirurgicale à laquelle ils ont pour longue [...] attaché leur nom.

(1) [...]

Il occupait d'ailleurs que le Traité des fonctions et des désordres des organes de la génération a paru en Angleterre, en trois éditions se sont épuisées en peu d'années, m'a encouragé à la soumettre aujourd'hui au jugement des médecins français. Mais fait en France une grande partie de mes études médicales, c'[...] continué de faire mes anciens maîtres une dette de reconnaissance que je serais heureux d'acquitter, en faisant à mon tour profiter la jeunesse française que les [...] mes fortunés études sur [...] super que est pour le bien-être de l'humanité et un hideux capital.

FONCTIONS ET DÉSORDRES

DES

ORGANES DE LA GÉNÉRATION

PREMIÈRE PÉRIODE

ENFANCE

---

§ I. Fonctions normales.

Aucune idée génésique ne devrait entrer dans l'esprit
d'un enfant bien portant. Toute son énergie vitale doit
être employée à développer le corps, à recueillir les impressions extérieures et à habituer le cerveau à les recevoir. Avec un tempérament ordinaire, l'enfance bien dirigée se passe sans tentation de transgresser cette loi
essentielle de la nature. En Angleterre, il est vrai, on
autorise entre les deux sexes la camaraderie la plus complète; mais l'expérience démontre que loin d'être une
source de dangers, cette intimité a dans le plus grand
nombre de cas les meilleurs résultats.

Les passe-temps du garçon et ceux de la jeune fille
diffèrent dès l'âge le plus tendre. Le premier se livre

aux amusements les plus bruyants, et recherche la société d'enfants plus âgés que lui, uniquement parce que ce sont des compagnons plus hardis et plus vigoureux, ou, selon lui, plus hommes. Il méprise, au contraire, les jeux plus tranquilles des petites filles, et abandonne volontiers leur société. Ces goûts excitent presque toujours l'inquiétude des parents, qui les traitent de regrettable rudesse; ils doivent plutôt être regardés comme de sages précautions prises par la nature contre toute possibilité de danger. De cette manière, les enfants sains et vigoureux, surtout ceux qui sont élevés à la campagne en plein air, et au milieu des plaisirs simples des champs, vivent, suivant les vœux de la nature, en parfaite liberté et dans une ignorance complète de toute affection sexuelle. Le premier et le seul sentiment qui naisse entre les enfants de sexes différents, c'est cette amitié fraternelle que l'Angleterre se fait gloire de voir se développer avec l'âge, et dont l'heureuse influence se fait sentir dans tout le courant de la vie.

Les exigences de l'éducation séparent d'ailleurs les enfants au fur et à mesure de leur croissance, et le frein si puissant de la modestie naturelle devient bientôt une nouvelle sauvegarde. C'est ainsi que chez des enfants bien portants, heureusement doués et bien élevés, aucun sentiment sexuel ne traverse le cerveau même à l'état de simple pensée. Leur curiosité n'est, selon nous, presque jamais éveillée au sujet des sexes, à moins qu'on ne soulève à dessein devant eux ces questions, ou qu'un mauvais exemple ne vienne les corrompre.

Cette pureté et cette innocente ignorance ne vont nullement contre les lois de la nature. Les animaux des classes inférieures paraissent, il est vrai, obéir à d'autres lois ; — personne n'a pu voir des agneaux prendre leurs ébats sans remarquer combien les béliers montrent dès le plus jeune âge les penchants sexuels les plus développés ;— mais, dans les deux cas, les circonstances sont bien différentes. La vie de l'animal est en général beaucoup plus courte que celle de l'homme, sa croissance plus rapide ; son but ici-bas plus matériel ; il a atteint sa maturité beaucoup plus tôt ; ses désirs sexuels doivent donc s'éveiller plus vite. Et en descendant plus bas dans l'échelle des êtres, la période sexuelle commence plus tôt encore. Il existe plusieurs espèces d'insectes qui, à peine développés, se recherchent et s'accouplent. L'acte de la procréation accompli, le mâle tombe et meurt ; la femelle vit le temps de déposer ses œufs et périt à son tour.

Cette loi physiologique ne saurait être celle de l'être humain, dont la structure, lente à se former, réclame toute la force et toute l'alimentation ; son énergie et sa séve sont d'abord plus nécessaires à la formation, à la nutrition et à la consolidation du système musculaire et osseux qu'au développement sexuel. La nature veut d'abord constituer l'individu, sa vigueur assurera plus tard la propagation de l'espèce.

§ 2. Désordres sexuels chez l'enfance.

Précocité sexuelle. — Il serait bon que les organes de l'enfant demeurassent dans un état de repos et d'innocence jusqu'à l'âge de la puberté. Malheureusement, dans un grand nombre de cas il n'en est pas ainsi.

Bien souvent les sentiments sexuels se trouvent éveillés de très-bonne heure, soit par une prédisposition héréditaire, soit par de mauvaises fréquentations ou toute autre influence pernicieuse. Les moindres signes suffisent pour indiquer chez le garçon cette funeste propension. Il montre des préférences marquées; on le voit choisir une petite fille et trouver dans sa société un plaisir évident et peu naturel à son âge. Son penchant pour elle n'emploie pas pour se manifester les manières de l'enfance; de petites attentions, ordinairement réservées pour plus tard, prouvent qu'une triste précocité lui inspire des sentiments tout différents. Il peut encore conserver une santé florissante et aimer à jouer avec d'autres garçons; mais il y a là un symptôme sinistre, quoique léger, de penchants pleins de dangers pour son enfance et son avenir; on doit y veiller. Il ne joue pas avec cette petite fille comme avec ses frères; son amitié pour elle est plus ardente; il la suit sans savoir pourquoi, et la caresse avec une tendresse qui semble l'avant-coureur d'une vague passion. Personne, pourtant, ne peut lui adresser de reproches; il ne fait rien de mal; parents et amis sont charmés de sa gentillesse, de sa politesse, et s'amusent de cette cour précoce, où ils ne voient qu'un pur enfantillage. S'ils étaient sages et plus éclairés, ils seraient, au contraire, profondément inquiets. Ce serait imprudent et déloyal de la part d'un ami médecin de ne pas les avertir que, malgré son innocence, leur enfant demande à être surveillé avec soin, et qu'il faut éloigner de lui tout ce qui pourrait exciter des penchants encore assoupis.

Le développement prématuré des inclinations sexuelles ne répugne pas seulement à toutes les idées que nous nous sommes habitués à associer au mot *enfance;* il est plein de périls pour la virilité naissante. Dans l'extrême jeunesse, un repos absolu des organes de la génération est nécessaire; le moindre désir ne doit pas le troubler. Lorsqu'un cas se présente dans le genre de celui que nous venons de citer, il dépend des parents et du médecin de combattre ces dangereux penchants par des soins et un traitement judicieux, et de conserver à l'enfant sa santé et son innocence, ou d'ajouter une nouvelle victime au nombre de celles que font des instincts sexuels fatalement précoces et une mauvaise éducation. Car, il ne faut pas l'oublier, ces inclinations prématurées sont le plus souvent accompagnées d'une puissance quasi sexuelle. On ne sait pas assez combien de bonne heure un enfant peut éprouver des érections. Le médecin observe parfois que le matin la verge du petit malade est complétement droite, sans que les parents et la nourrice s'en soient préoccupés. Ils ont dû cependant remarquer que, lorsqu'on le sortait du lit, l'enfant urinait difficilement, et cela provient presque toujours, à mon avis, d'un état d'érection plus ou moins complet : il serait utile qu'on le sût.

Causes prédisposantes. — Il est difficile, dans certains cas donnés, de dire ce qui produit cette précocité chez l'enfant. Pour moi, je pense que plusieurs causes, isolées ou réunies, sont capables d'amener cette fatale tendance, et je signalerai l'hérédité comme une des plus communes.

Les enfants ne prennent pas seulement à leurs parents leur ressemblance physique : ils montrent dès leur jeune âge, on ne saurait le nier, des singularités de caractère, des particularités morales que l'hérédité peut seule expliquer chez des êtres dont les impressions extérieures, l'éducation ou le mauvais exemple n'ont pu encore ni modifier, ni fausser les instincts. Pour les passions, comme pour le corps et pour l'esprit, la faute des parents retombe entière sur les enfants. Il me paraît impossible qu'un homme ou une femme aient habituellement donné toute satisfaction à leurs passions sexuelles, à l'exclusion de plaisirs plus élevés et plus nobles, sans courir le risque de voir leur postérité hériter de dispositions qui les poussent à suivre la même voie. Ainsi se transmettent et s'expliquent ces effrayants instincts matériels qu'on voit se reproduire de génération en génération avec une violence presque irrésistible. S'il n'est pas douteux, en effet, que les tendances vicieuses sont le plus souvent acquises accidentellement, il ne me paraît pas moins certain que lorsque la maladie morale s'est incarnée dans l'être, elle doit se transmettre à la progéniture aussi bien que les affections physiques.

Causes occasionnelles. — Il y a pourtant quelques causes qui, par une excitation directe, peuvent non-seulement alimenter ces terribles prédispositions sexuelles quand elles sont héréditaires, mais même les faire naître spontanément.

Ainsi, on remarque souvent chez les enfants une tendance presque insurmontable à chatouiller et à gratter
leurs organes sexuels. Je crois que cette habitude dangereuse provient fréquemment d'une irritation causée
par la présence des vers dans le rectum, et, moins souvent, d'un peu d'irritation dans la vessie. Si l'enfant
mouille la nuit fréquemment son lit, on doit considérer
ce fait comme un nouveau symptôme et attribuer à cette
dernière cause les démangeaisons qui se produisent.

Il ne faut pas non plus négliger l'irritation du gland,
que peut produire une sécrétion en s'accumulant et séjournant sous le prépuce. Depuis que mon attention a
été attirée sur ce point, j'ai eu de nombreuses preuves
qu'on n'a pas assez remarqué l'influence que peut
avoir le follicule prépucien sur les instincts sexuels.
Il recouvre, chez l'enfant, entièrement le gland et le
maintient dans cet état d'irritabilité lubrique que produit le contact de deux membranes muqueuses. On sait
que l'enfant ne le ramène jamais, et quoique, à cet âge,
il n'y ait que peu ou point de sécrétion de smegma, il
peut pourtant s'en produire sous l'empire de quelque
excitation, et il faut alors, comme chez l'adulte, des
lavages journaliers pour l'enlever.

Traitement préventif. — Le prépuce est, suivant
moi, une cause d'habitudes vicieuses beaucoup plus
fréquente que ne le pensent les parents ou même les
médecins, et cependant je n'ai jamais vu que l'on fît
rien pour amener les enfants à prendre à ce sujet les
soins de propreté nécessaires. On les habitue à laver
toutes les autres parties de leur corps, où les consé

quences d'une malpropreté relative sont moins importanttantes, tandis que ni nourrice, ni parents, ni médecins,
ne voudraient d'abord admettre que l'on apprenne
à un enfant de douze ans à ramener le prépuce dans
son bain et à nettoyer chaque jour le gland avec soin.
Pour moi, j'ai vu de si bons effets de cette pratique,
que je ne manque jamais de la recommander quand il
y a le moindre signe d'irritation provenant de cette
cause.

La seule crainte qui puisse faire hésiter à recommander et même à ordonner à un enfant ces soins d'une
propreté complète, c'est d'attirer son attention sur des
manipulations qui peuvent faire naître des désirs. Ma
propre expérience me prouve que, loin d'avoir à redouter ce fâcheux résultat, on obtiendra l'effet contraire. Ce
n'est naturellement que lorsque l'enfant a déjà ressenti de
l'irritation ou quelque autre trouble dans son état normal qu'il y a lieu de donner ces conseils, et alors, si on
n'agit pas vigoureusement, — et la propreté est le plus
efficace des moyens, — l'enfant touche continuellement
à ses organes et le danger est bien plus grand que celui
que peut amener une simple ablution, faite surtout à
l'eau froide. C'est au chirurgien à décider quand l'opération du prépuce est nécessaire[1].

---

[1] A l'état de nature, le prépuce sert à protéger le gland. Mais,
chez l'homme civilisé, dont la sensibilité est plus développée, il devient souvent une cause de désordres graves. En Orient, l'amas de
sécrétions qui se forme entre ce follicule et le gland peut amener
l'inflammation et ses conséquences. C'est là sans doute l'origine de
la circoncision. Personne ne met en doute que l'existence du prépuce
ne prédispose à plusieurs formes de syphilis, et, ce qui rentre plus

On voit par ce qui précède combien il convient d'éviter tous les attouchements inutiles. Il faut que les enfants apprennent très-jeunes à ne pas jouer avec les parties sexuelles. On doit, sans leur en dire les motifs, leur faire éloigner les mains de ces endroits, ce qui suffit habituellement lorsqu'il n'y a pas de cause physique d'excitation qui les y attire. Mais aussitôt qu'on peut supposer qu'une de ces causes existe, il ne faut rien négliger pour la reconnaître et la combattre. Si l'enfant mouille son lit, — c'est presque toujours le premier indice, — il faut examiner avec soin ses organes génito-urinaires et surveiller ses habitudes. Il est très-probable que l'irritation, si elle existe, fera affluer le sang vers ces parties ; et, dans tous les cas, c'est la preuve d'un tempérament nerveux et excitable qui demande une active surveillance.

La circoncision ne sera, sans aucun doute, jamais introduite chez les peuples d'Occident ; la propreté étant d'ailleurs habituellement suffisante pour écarter tous les mauvais effets qui résultent de la présence du prépuce ; mais les hommes de science sont en général d'accord pour reconnaître qu'il est chez l'homme la cause de bien des maux. Il présente une nouvelle et grande surface à l'excitement de l'action réflexe et, dans l'état actuel de la société, il aggrave un instinct plutôt qu'il ne répond à un besoin. Il contribue chez le célibataire à développer

dans mon sujet, je suis convaincu que la sensibilité excessive qui résulte d'un prépuce étroit et difficile à ramener est souvent la cause de pertes, de masturbations, ou tout au moins de désirs sexuels qu'il devient pour le patient difficile d'endurer.

des désirs que notre but est de réprimer, et, bien qu'il soit possible qu'il augmente le plaisir pendant l'acte du coït, il n'est pas prouvé que les Juifs et ceux qui ont subi l'opération de la circoncision ressentent des sensations moins vives que ceux qui en ont été exempts. En tous cas, les Orientaux, presque tous circoncis, vivent généralement dans le sensualisme le plus raffiné et ne se plaignent pas.

Dans un âge avancé, le prépuce peut devenir utile à la copulation; il est alors difficile de ranimer, sans lui, le pouvoir érectile, mais à cette période de la vie c'est une faculté qu'on ne devrait jamais exciter. La vieillesse exige du repos, et tous les hommes demandent plutôt à être retenus que provoqués.

Les organes des animaux sont, en général, d'une structure différente de ceux de l'homme. Chez eux, non-seulement le prépuce protége le gland, mais il est encore souvent néeessaire pour que le membre du mâle puisse être amené à l'état d'érection.

Il est une autre cause accidentelle qui, j'en suis convaincu, excite les désirs sexuels et contre laquelle on doit protester comme dangereuse et inutile; je veux parler du fouet qu'on inflige aux enfants. Dans ces derniers temps, cette punition semble être passée de mode; mais bien des personnes prétendent qu'elle est indispensable dans les grandes écoles[1]. Quoi qu'il en soit,

---

[1] Nous n'avons pas besoin de rappeler au lecteur que ce livre est traduit de l'anglais. En France, non-seulement le fouet, mais la férule et toutes les punitions corporelles sont sévèrement interdites par l'Université et par les parents. Il est très-rare qu'on y ait recours

si l'on y recourt, c'est sur les épaules et non sur les
fesses qu'on devrait le donner. Cette pratique n'a probablement pas encore trouvé d'objections médicales; ses
mauvais effets ne sont pas assez connus, nul ne peut
douter cependant de l'influence qu'elle exerce sur l'é-
jaculation. J. J. Rousseau raconte, dans ses *Confessions*,
que les sensations sexuelles que lui procura pour la première fois le fouet reçu de la main d'une femme furent
un premier pas vers la masturbation.

« J'avais trouvé, écrit-il, dans la douleur, dans la honte
même, un mélange de sensualité qui me laissait plus de
désir que de crainte de l'éprouver derechef par la même
main. Il est vrai que, comme il se mêlait à cela quelque
instinct précoce du sexe, le même châtiment reçu de son
frère ne m'eût point du tout paru plaisant » (*Confessions*,
part. Ire, livre I, 1719-1723.)

Le sexe de l'exécuteur a toutefois peu à faire avec la
sensation que le châtiment excite, car l'effet est simplement réflexe et physique. L'action qu'il produit sur le
système nerveux n'est malheureusement que trop évidente, et j'éprouve une certaine honte de dire que la
vieillesse débauchée a recours au fouet pour ranimer
des sens paralysés par l'âge et usés par les excès. C'est un
fait qui seul devrait déterminer ceux qui ont charge de
la jeunesse à fouetter sur les épaules et non sur les
fesses, si toutefois il faut que l'on fouette.

Le lecteur a déjà deviné contre quel danger je recommande toutes ces précautions dès l'âge le plus

dans les familles, excepté peut-être dans les basses classes. La main
ou les verges flétrissent toujours celui qu'elles frappent.

tendre. Tout ce qui tend à exciter mentalement ou physiquement le système génital a pour résultat d'éveiller et de stimuler les appétits sexuels chez l'enfant le plus jeune, et de lui faire découvrir des moyens faciles de satisfaire des désirs prématurés qui auraient dû dormir de longues années encore. Malheureusement, dans un état aussi artificiel que notre civilisation moderne, les tentations ne sont que trop grandes pour les enfants. Un raffinement énervant et maladif enseigne, à ceux qui en sont à la fois le produit et les victimes, à ressentir des sensations précoces trop souvent satisfaites par le plus vil et le plus bas de tous les vices. Je dirai ici quelques mots de cette triste et répugnante habitude, puisque c'est dans l'enfance qu'ordinairement elle se développe; plus tard, nous étudierons ses effets sur le reste de l'existence, qu'elle flétrit et qu'elle étiole.

§ 3. De la masturbation dans l'enfance.

Le mot de masturbation, comme celui de *chiromanie*, ne devrait, à proprement parler, s'appliquer qu'à l'émission ou éjaculation produite par la titillation et la friction du membre viril avec la main. L'usage lui a toutefois donné une plus large signification, il est maintenant employé pour désigner tous les moyens autres que les rapports sexuels naturels, mis en œuvre pour arriver aux mêmes résultats. Je ne l'emploierai ici que dans le premier sens. Cette habitude peut venir dans l'enfance de bien des manières différentes; la cause la plus fréquente est naturellement le mauvais exemple, d'autres fois l'idée est suggérée par des domestiques vicieuses ou insensées[1].

Chez les enfants précoces, dont nous avons parlé, suffit de la moindre circonstance pour faire naître en eux cette habitude; ils peuvent même en venir là sans aucune sorte d'enseignement, quoique ce dernier cas soit asse rare, du moins dans l'extrême jeunesse.

Je n'ai pas pu me procurer des renseignements exacts sur la fréquence de cette funeste habitude chez les enfants ou même dans les écoles. Les malades, pour lesquels le cabinet du docteur devient un confessional où l'on dit le plus facilement la vérité, parlent surtout de ce qui se passait de leur temps; ils sont peu instruits de ce qui existe aujourd'hui. En somme, j'aime à croire que, dans les écoles publiques, il y a contre la masturbation un puissant sentiment de répugnance générale. Pourtant, de temps à autre, les faits viennent montrer que même dans ces établissements le mal peut prendre, sous l'empire de mauvaises influences, de fortes racines et s'y propager rapidement. Mais je pense que c'est dans les écoles particulières, là où la saine opinion publique, si puissante même chez les enfants, perd en

---

[1] J'ai entendu parler de l'habitude qu'auraient certaines nourrices d'apaiser les cris de leurs poupons en leur chatouillant les parties. Il est inutile de signaler les dangers de cette pratique, qui semble ne plus assigner de bornes à l'âge où un enfant pourrait, à pareille école, être initié au vice. Les ouvrages qui traitent de cette matière ne sont que trop pleins de détails sur les habitudes de ces enfants. Parent-Duchâtelet parle d'un enfant qui, bien qu'élevé par une femme religieuse et respectable, abusait de lui dès l'âge de quatre ans, même avec les jeunes garçons de dix à douze ans. (*Annales de l'Hygiène publique*, t. VII, p. 173; 1832.)

grande partie sa place, que la plaie honteuse de notre
jeunesse fait surtout des ravages dont on ne pourra apprécier l'étendue que quand, plus tard, ses victimes vien-
dront demander à l'art des secours trop souvent inutiles.

C'est aux hommes de science à voir ce que l'on peut
faire pour diminuer le mal, sinon pour le faire disparaître.
Et malheureusement je ne suis que trop fondé à croire que
dès maintenant il fait d'effrayants ravages, et que les enfants confiés aux écoles n'en sont pas à l'abri. Une lettre,
qui émane de quelqu'un mieux placé que personne pour
savoir ce qui se passe dans ces établissements, m'en fournit la preuve. Je n'ose publier les récits qui m'ont été
faits par les malades de ce qu'ils ont vu dans ces maisons
d'éducation; je voudrais espérer que ces abominations
n'existent plus et dans tous les cas je ne pourrais les répéter sans un nouveau et plus sévère contrôle.

Symptômes. — Un œil exercé ne saurait se méprendre
aux symptômes qui indiquent, dès le commencement, des
habitudes de masturbation. Lallemand les résume ainsi :
« Quelque jeunes qu'ils soient, ces enfants maigrissent,
pâlissent; ils deviennent difficiles, hargneux, colères;
leurs traits sont hagards, leur physionomie hébétée. On
remarque leurs yeux cernés, battus, la lenteur de leurs
mouvements, leur aspect cadavéreux; ils tiennent les
yeux constamment baissés et n'osent les relever, comme
si leur conscience leur disait qu'on soupçonne leurs habitudes, et plus tard la perte de leur virilité. La timidité
dépend de l'éducation ou de la naissance. Je n'irai donc
pas jusqu'à affirmer qu'un enfant incapable de jamais regarder quelqu'un en face, est, ou a été, un masturbateur;

mais je crois que ce vice est une des causes les plus fréquentes de la timidité. Ces enfants sont toujours en moiteur, leurs mains sont froides et humides, signes caractéristiques d'une constitution épuisée. Leur sommeil est court, agité, interrompu ; ils tombent dans le marasme le plus complet, ils peuvent même succomber si on ne parvient pas à les arracher à leur funeste passion. Il s'y joint des symptômes nerveux plus ou moins graves ; ce sont des contractions spasmodiques, des mouvements convulsifs partiels ou généraux, c'est l'éclampsie, l'épilepsie, et une espèce de paralysie accompagnée de contractions des membres. » (L., vol. I, p. 462.)

Si ces habitudes vicieuses sont abandonnées ou n'ont pas été longtemps pratiquées, la nature répare vite chez l'enfant le mal qui semble surtout se porter sur le système nerveux, car, à cet âge, il n'y a pas de perte de liqueur séminale[1]. Lorsque, cependant, on continue à se livrer à la masturbation, la nature finit par répondre à cet appel violent et presque incessant, il y a sécrétion de sperme ou de quelque chose d'analogue ; parfois le plaisir accompagne l'éjaculation, et alors on court grand danger

---

[1] Lallemand admet que chez les enfants ce n'est pas la perte de la liqueur qui peut produire les effets habituels de la spermatorrhée, mais que ses symptômes dépendent de l'influence exercée sur le système nerveux par l'*ébranlement nerveux épileptiforme* qui suit, chez les sujets jeunes et sensibles, la surexcitation, le chatouillement ou les affections spasmodiques, occasionne une perte considérable de puissance nerveuse et peut amener dans tout l'organisme une perturbation suffisante pour donner la mort. Il en cite un exemple qu'il attribue à l'effet produit sur le cerveau par des chocs convulsifs et répétés, semblables à ceux qu'éprouvent les individus chatouilleux quand on leur gratte la plante des pieds. (Lallemand, 467.)

que l'habitude s'enracine de plus en plus. La santé de l'enfant se perd, ses digestions se font mal, ses facultés intellectuelles diminuent, il devient pâle, maigre, abattu, il fuit le jeu, n'aime plus à prendre d'exercice et recherche la solitude. On trouve dans les *Confessions* de J. J. Rousseau une éloquente et exacte description de ces symptômes. Plus tard, le jeune homme n'est pas aussi facilement maître de ses plaisirs solitaires, et plus ses organes restent muets sous le stimulant habituel, plus il les excite; il devient sauvage, timide surtout en présence des femmes, il rêve sans cesse aux moyens souvent étranges, parfois atroces de réveiller le prurit voluptueux. Chopart parle d'un jeune pâtre qui, après avoir usé de tous les autres moyens, en était arrivé à introduire de longues épines dans le canal de l'urèthre pour amener l'éjaculation.

Pronostic. — Quelque terribles qu'en soient les suites, le pronostic de la maladie — si l'on considère la masturbation comme une affection morbide — n'est pas défavorable. « En ce qui concerne les mauvaises habitudes chez les enfants, dit Lallemand, il est facile de rétablir la santé, pourvu qu'on puisse empêcher le petit malade de continuer à se masturber, car, à cet âge, les ressources de la nature sont grandes. » Il ne pense pas pourtant qu'il soit aussi facile de réparer le tort fait à la nutrition pendant le développement du corps, quoique les conséquences s'effacent bien vite et que les fonctions se rétablissent, si ces habitudes ne reprennent pas leur cours après la puberté. (Vol. I, p. 468.)

Traitement préventif. — Je crois que l'on préviendrait en grande partie le mal en surveillant l'enfant dès sa première jeunesse, et en le mettant doucement mais fermement en garde contre les conséquences désastreuses qu'entraîne la masturbation, aussitôt que par un tempérament spécial, par le soupçon que l'habitude a déjà pris naissance, ou par toute autre cause, l'on se verrait forcé de détruire une ignorance qui pourrait lui être fatale et qui désormais ne protége plus sa pureté. J'ai remarqué que tous les malades victimes de ce vice se plaignent amèrement de n'en avoir pas connu les effets dès leur enfance; ils me supplient pour que j'insiste auprès des parents, des maîtres et de tous ceux qui ont charge de l'éducation des enfants, sur la nécessité de leur indiquer les dangers auxquels ils s'exposent. Presque tous s'accordent à dire qu'à l'âge où naissent ces habitudes, on est d'abord poussé par un sentiment de curiosité, et que c'est souvent trop tard que l'adulte s'aperçoit qu'une faute d'enfant commise par ignorance, et presque innocemment, a pour résultat une santé sérieusement compromise et parfois même une suite de maux qui empoisonnent le reste de l'existence.

Cette méthode préventive, que je donne comme la meilleure, présente dans la pratique, je dois l'avouer, de graves difficultés, et veut être appliquée avec autant de tact que de délicatesse. Il est tout naturel, par exemple, que les parents sur le point d'envoyer leurs fils à l'école ne soient pas disposés à traiter ce sujet avec eux. En outre de la répugnance instinctive qu'éprouve tout homme sensé à mettre des idées impures dans l'esprit d'un enfant, à soulever devant son âme le moindre pli du voile qui cache nos turpitudes, l'orgueil paternel se révolte chez

eux, ils ne peuvent croire que leur fils n'est pas au-dessus
d'habitudes aussi basses, aussi dégoûtantes; ils ne sauraient, sans commettre leur dignité, aborder eux-mêmes
ces honteuses questions, et veulent laisser le soin de
traiter ces matières au maître, dont le devoir, aussi bien
que l'intérêt, est de combattre et d'étouffer un fléau qui,
s'il éclatait au grand jour, discréditerait son école.

Le chef d'institution, de son côté, n'est pas plus disposé
à agir. Jusqu'à preuve contraire, il ne peut naturellement pas admettre que de pareilles habitudes aient existé
ou qu'elles existeront jamais dans sa maison. Plusieurs
d'entre eux pensent et disent que cela ne les regarde pas.
Ils s'appuient sur la délicatesse de tels sujets et demandent comment ils pourraient traiter ces matières, qui ne
sont en somme pas de leur domaine; ils rejettent la responsabilité sur les parents, et disent que si ceux-ci veil-
laient comme il faut à l'éducation de leurs enfants, ils
n'auraient pas d'habitude mauvaise d'aucune sorte, et
surtout un vice aussi salement honteux que la masturbation.

C'est en effet beaucoup demander à un professeur que
de se décharger sur lui d'un tel devoir. Il sent que quand
il a fait tout, comme surveillance et comme discipline,
pour empêcher ses élèves de satisfaire des penchants vicieux, c'est lui imposer une trop grande responsabilité
que d'exiger qu'il les mette en garde contre des habitudes
dont il espère qu'ils n'ont jamais entendu parler, et dont
il pourrait, en éveillant leur curiosité, leur faire naître
l'idée. S'il découvrait, dit-il, quelque élève s'y livrant ou y
excitant les autres, il le punirait sévèrement ou même le

chasserait; mais, n'en ayant jamais rencontré aucun, il ne croit pas que le mal existe chez lui, et refuse d'en parler.

Il est certain cependant, d'après tous les témoignages, qu'on se livre encore dans les écoles à ces pratiques funestes, quoique moins généralement peut-être qu'autrefois, et pourtant chacun décline le devoir d'essayer de prévenir le péril autrement qu'indirectement. Pour moi, je le répète, j'ai la ferme conviction que dans bien des cas il serait vraiment sage de dévoiler à l'enfant, dans un langage clair et sérieux, toute l'étendue du danger, et de lui montrer nettement les lamentables conséquences auxquelles il s'expose s'il persiste. Je n'ai pas la moindre hésitation sur l'avis que j'aurais à donner aux parents sur ce sujet. Je leur dirai, dans tous les cas, que s'ils hésitent de recommander de suite à leurs enfants de se défier de ce qu'on espère qu'ils ignorent, le meilleur moyen préservatif est de les surveiller avec soin et de développer toute leur force musculaire par une vigoureuse gymnastique. Chacun peut, en effet, le remarquer, ce ne sont pas les enfants robustes habitués aux exercices du corps qui éprouvent des désirs sexuels prématurés, mais bien ces plantes de serre-chaude chez lesquelles les facultés intellectuelles ont été poussées au détriment du développement physique.

Les parents ne savent pas ce qu'ils sacrifient en forçant artificiellement l'intelligence des enfants aux dépens du développement musculaire. Nos ancêtres estimaient un homme pour sa force, nous tombons dans l'extrême conraire, et, malheureusement, l'éducation moderne a surtout pour but la supériorité intellectuelle. Les enfants

passent dans la salle d'étude bien des heures qu'à leur
âge ils emploieraient mieux en plein air. Si ces parents
lisaient les biographies des hommes éminents qui,
dans toutes les carrières, sont parvenus au sommet de
l'échelle, ils verraient qu'une bonne constitution est un
des éléments essentiels du succès. Si à cette condition
première viennent se joindre les dons supérieurs de l'intelligence et l'énergie qui est le propre du fort, le succès
dans la vie est à peu près assuré. *Un esprit sain,* disaient
les anciens, *doit habiter un corps robuste.* Tel n'est pas
le cas de ces jeunes gens que nous voyons arrêtés dans
leur carrière à la fleur de l'âge, alors qu'ils donnaient
les plus belles espérances; leurs parents peuvent se
demander avec justice s'ils ne sont pas en partie les
auteurs de ces suicides moraux.

Il n'est pas probable qu'un enfant vigoureux et bien
portant ait aucun penchant à abuser de lui-même, et
souvent on peut se demander s'il y a lieu, en l'envoyant
à l'école, de le prévenir contre la masturbation et ses
conséquences. J'ai longtemps pensé que ce serait un
crime d'empoisonner ainsi l'esprit d'un garçon plein de
sentiments généreux, mais j'ai bien changé d'opinion
depuis que j'ai reçu les confessions de beaucoup de malades qui ont été amenés par l'exemple à la masturbation
sans en savoir les résultats. Je crois aujourd'hui que bien
des fois un père devrait au moins donner à entendre à
son fils qu'il pourra être témoin de pratiques infâmes, et
le conjurer d'y résister courageusement en lui montrant
en même temps où elles l'amèneraient. Il court, il est
vrai, le risque de déflorer un esprit candide, en ouvrant

devant lui une triste page du livre du bien et du mal;
mais, dans mon opinion, il faut accepter cette grave
responsabilité, car, sachant ce que je sais et voyant ce
que je vois, je ne puis concevoir de plus grand mal que
d'envoyer mon fils au contact de ceux qui, déjà cor-
rompus, peuvent lui inoculer leurs vices, sans essayer
de le sauver. Je crois que c'est un faux scrupule et
un tort grave de la part d'un père de garder le silence,
quand il ne fait que prévenir de quelques jours ou de
quelques semaines un maître aussi ignorant dans le vice
que son élève, et qui ne pourra administrer l'antidote en
même temps que le poison.

Souvent cette communication ne sera pas, pour l'enfant, aussi inintelligible qu'on le suppose. Les parents ne
veulent en général pas admettre que les enfants puissent
avoir aucune notion sur ce qui touche aux sens. Ils ne
devraient cependant pas oublier que la curiosité d'un
enfant est toujours en éveil, que son œil est sans cesse à
la piste de ce qui est nouveau, et qu'il peut ainsi, quelque réservés qu'ils aient été devant lui, en savoir bien
long sur ces matières en fort peu de temps, en apprendre
assez en tout cas pour que ces notions fausses ou incomplètes soient un danger pour lui, s'il n'est guidé et
préservé par les sages précautions de ceux qui doivent
veiller avec sollicitude et amour sur sa jeunesse.

Il n'est en effet guère possible qu'un enfant conserve
sur ce sujet une complète ignorance, et là où il y a tant
de chances qu'il découvre par lui-même ou par ses camarades d'école des détails de toutes sortes, ne vaut-il pas
mieux que le père se charge de l'instruire plutôt que de

l'abandonner à ses propres rêveries et aux conseils d'enfants égarés ou vicieux.

Quelque règle que l'on suive en thèse générale, il est une circonstance où je n'aurai pas la moindre hésitation. Toutes les fois que je verrai un enfant de quelques années aimer les jeux des petites filles et s'occuper particulièrement d'elles, je le surveillerai attentivement. Cette surveillance augmentera encore si je découvre des symptômes de pâleur, de faiblesse ou de mauvaise santé, et surtout si je remarque quelque développement des *idées génésiques;* je n'hésiterai pas alors à appeler son attention sur l'abîme dans lequel il est prêt à tomber, sûr que je serai que mes avis ne lui apprendront rien de ce qu'il ne devait pas savoir. Je ne ferai ainsi que prévenir la curiosité naturelle et inquiète de ces organisations précoces qui bientôt en apprennent assez par leurs lectures et l'observation des animaux pour exciter leurs passions, sans pouvoir soupçonner le danger du seul genre de satisfaction qu'un enfant de cet âge puisse donner à ses sens. C'est bien peu connaître l'esprit de l'enfant que d'espérer lui cacher avec de pareilles dispositions ce qu'il vaudrait mieux qu'il ne sût pas; mais on peut le diriger et lui montrer les dangereuses conséquences des habitudes vicieuses.

Sans vouloir accorder trop d'importance à l'opinion des malades, je dois dire que beaucoup d'entre eux, en me consultant, soit verbalement soit par lettre, sur le triste état où les avaient amenés ces funestes pratiques, ont déploré de n'avoir pas été éclairés par de sages avertissements sur les dangers où les jetaient d'abord leur candide ignorance, et que d'affectueux conseils ne les aient pas aidés à abandonner des habitudes faciles à vaincre dans le principe. Que de souffrances ne leur eût-on pas épargnées en leur montrant l'abîme ouvert devant leurs pas dès le seuil de l'école[1]?

Chez les enfants très-jeunes il suffit en effet d'abandonner la masturbation pour que le mal disparaisse en même temps que sa cause. C'est une raison de plus pour les mettre sur leurs gardes ; comme cette habitude ne leur donne pas de plaisir, ils y renoncent aussitôt qu'on les effraye par le tableau de ses résultats. Puis ils peuvent, à leur tour, sauver, par leur exemple, leurs camarades moins éclairés. J'ai une telle confiance dans la puissance de l'action et des observations des parents pour réprimer ces désordres précoces, que je leur conseillerai de déléguer leurs pouvoirs à leur médecin s'ils ne se sentent pas de force à entreprendre eux-mêmes cette tâche.

Outre les symptômes physiques que nous avons mentionnés plus haut, d'autres signes peuvent indiquer aux parents la nécessité de prendre toutes les mesures préventives possibles. « Quand un enfant après avoir fait

---

[1] J'ai été, pendant l'impression de cet ouvrage, consulté sur la conduite à tenir avec un enfant de douze ans que l'on soupçonnait de masturbation. Cet enfant négligeait ses études, le dessous de ses yeux était noir, le moral était languissant. J'ai conseillé de lui parler tranquillement, sans l'accuser d'habitudes qu'il nierait certainement; de lui dire qu'il était bien connu que l'on s'adonnait dans les écoles à des vices secrets, mais que ces vices ne pouvaient être pratiqués longtemps impunément. J'ai naturellement ordonné en même temps un traitement pour améliorer la santé générale.

preuve de mémoire et d'intelligence, éprouve de jour
en jour plus de difficulté à retenir et à comprendre ce
qu'on lui enseigne, on peut être sûr que ce n'est pas
seulement par indisposition, comme il le dit, ou par paresse, comme on le suppose ordinairement. D'ailleurs,
le dérangement progressif de sa santé, la diminution
croissante de son activité, de son application, tiennent à
la même cause. Seulement les fonctions intellectuelles
s'affaiblissent les premières et d'une manière évidente. »

« Bien entendu qu'il ne s'agit pas ici des enfants paresseux ou obtus, qui n'ont jamais pu suivre les autres. »
(L. p. 105, v. III.)

Il faut réprimer la masturbation aussitôt qu'on est certain de son existence. Aux jeunes enfants on peut, selon
la méthode ordinaire, leur attacher les mains ou leur
mettre la camisole de force. Mais les précautions les plus
minutieuses échouent souvent lorsqu'ils sont plus âgés,
quand le vice est enraciné, ou quand par des émissions
de sperme il s'est produit dans l'urèthre ou ses annexes
des modifications qui entretiennent le mal, ont un effet
sur le cerveau, et une fois l'imagination de l'enfant surexcitée, réagissent par lui sur le système génito-urinaire.

Il est alors de la dernière importance de donner à l'esprit une autre direction et d'employer tous les moyens
pour arrêter la sécrétion du sperme. L'expérience montre
qu'il n'en est pas de meilleur que les exercices gymnastiques réguliers et poussés aussi loin qu'on le peut sans
fatigue. Il faut encourager le jeu de criquet, le canotage,
la natation, en général tous les jeux usités dans les gymnases. Avec un pareil régime la sécrétion du sperme dimi-

nuera; il y aura encore quelques émissions, qui peu à peu disparaîtront [1].

S'il y a excitation ou inflammation des vésicules séminales, il faut combiner avec la gymnastique les remèdes spéciaux dont il sera question plus tard. Si, enfin, l'on soupçonne d'autres causes locales d'irritation, telles que la présence d'ascarides dans le rectum, des hémorrhoïdes, un étranglement ou une fissure à l'anus, on doit de suite agir en conséquence; mais nous n'avons pas ici à nous occuper du traitement spécial de ces maladies.

Que l'on juge ou non convenable d'aborder de pareils sujets avec un innocent enfant, on reconnaîtra que s'il s'agit d'un adolescent convaincu de se livrer à cette pratique fatale, il est du devoir de ceux qui lui portent intérêt, de lui montrer avec bienveillance, mais avec fermeté, où le mènent ces sortes de plaisirs, et de lui peindre ces habitudes solitaires comme un vice honteux, dégradant et bas, qui rend ceux qui le pratiquent indignes de la société des gens bien nés. Si l'on peut faire assez prévaloir ces sentiments de dignité personnelle et ces craintes salutaires pour vaincre les mauvais penchants, il est facile à l'homme de l'art de remédier aux désordres produits par les anciens excès. C'est faute d'une attention suffisante prêtée aux débuts du mal et d'un avis donné à propos par les parents ou par le maître, que plus d'un

---

[1] Le besoin urgent de réparer chaque jour de grandes dépenses causées par une gymnastique variée et progressive diminue d'autant la sécrétion du sperme, car l'économie ne s'occupe de la reproduction de l'espèce qu'après avoir pourvu à la conservation de l'individu, ainsi que je l'ai fait voir en étudiant l'influence de la nutrition sur la génération. (L. V, III, 466.)

enfant a vu s'arrêter son développement physique, ou se briser une carrière commencée sous les plus heureux auspices.

Parmi ce qu'on pourrait appeler remèdes prophylactiques contre la masturbation, figure au premier rang le *sponge-bath* ou bain à l'éponge. On ne saurait trop en recommander l'emploi, il est à la portée de tous, et rien n'est plus utile à la santé des enfants. Aujourd'hui, ce bain est d'un usage presque général; dans les familles on en prend l'habitude dès le berceau, et je ne vois pas pourquoi l'enfant l'abandonnerait en entrant à l'école. Il lui serait alors tout aussi utile que plus tard, quand il en reprendra l'usage pour se conformer aux habitudes modernes. Malgré les difficultés matérielles que l'application d'un tel système peut présenter lorsqu'il s'agit d'établissements, qui comptent parfois plus de huit cents élèves, je voudrais qu'il fut au moins recommandé de faire prendre aux enfants dans les écoles publiques, des bains à l'éponge le plus fréquemment possible, si l'on ne peut en prescrire l'usage journalier.

Du reste, j'ai observé avec plaisir que ces sortes de bains indispensables depuis quelque temps en Angleterre au confort des hommes d'une certaine classe, se popularisent de plus en plus. Il y a toutefois plusieurs manières d'en faire usage, et on lira peut-être volontiers quelques détails sur celle que je regarde comme la plus profitable. L'appareil que je recommande est fort simple, il se compose d'un bassin en zinc, de forme ronde, plat, assez large, peu profond, et n'ayant pas de dossier comme le bain de siége habituel, et d'un broc pouvant contenir quelques litres d'eau. Une éponge grosse comme les deux poings complète l'équipement balnéatoire. Il faut, quand on veut s'habituer à ces sortes d'ablutions, commencer par se servir d'eau tiède et abaisser peu à peu la température. On s'assied d'abord dans le bassin les pieds en dehors sur le parquet et on éponge vivement le dos, la poitrine, l'abdomen et les cuisses, en ayant soin de diriger autant que possible l'eau qui s'écoule de l'éponge, d'abord en courant le long de la colonne vertébrale, puis vers les parties génitales. On se place ensuite debout dans le bassin, on en fait de même pour les pieds et les jambes, et on s'essuie fortement avec des serviettes un peu rudes.

Une personne faible ou malade ne doit jamais recourir aux douches; c'est un luxe réservé aux constitutions vigoureuses; à mon avis, le bain à l'éponge est en général préférable. J'ai vu chez un ami une disposition fort commode pour faire ses salutaires ablutions, le service des eaux distribuées maintenant à tous les étages des maisons, la rend économique et facile; on me saura peut-être gré d'en donner l'idée. Mon ami a une conduite d'eau qui traverse sa chambre; il a adapté à un robinet placé dans le tuyau à environ un mètre et demi du sol, un tube en caoutchouc d'un diamètre convenable. Il peut ainsi, en se plaçant debout dans un bassin pareil à celui que nous venons de décrire, diriger le jet sur toutes les parties du corps et obtenir une douche dont il règle à l'aide du robinet, la force et le diamètre. Il suffit d'une pomme d'arrosoir fixée au tube, pour jouir des effets d'un bain de pluie. On comprend tout l'avantage de cet arrangement qui permet au malade de baigner d'un courant abondant les parties génitales, en restant commodément assis dans son bain et gardant le haut du corps vêtu depuis la ceinture [1].

Les bains en rivière sont certainement une bonne chose; mais ils ne peuvent jamais être aussi utiles que le *sponge-bath*. La température, le danger, la crainte d'un refroidissement, d'autres difficultés matérielles en empêchent l'usage fréquent et journalier. Pour ne négliger aucune bonne influence, on doit encourager l'exercice de la natation chez les enfants, mais sans jamais lui laisser remplacer le bain journalier. Il ne faut pas non plus oublier qu'un trop long séjour dans l'eau peut facilement devenir nuisible. Le temps qu'y passent les enfants doit être réglé et non pas laissé à leur discrétion. Après le bien produit par la première immersion et par la nage, un séjour plus prolongé ne peut que débiliter. A Paris, des jeunes gens passent leur matinée dans les bains à la mode, tantôt dans l'eau, tantôt sur les bords du bassin; ils y fument leur cigarre et y prennent même leurs repas. En sortant de ces écoles de natation, ils semblent aussi affaiblis que possible au lieu de présenter cette fraîche apparence de santé que doit donner une immersion dans l'eau froide. Il faut aussi s'attacher à la décence, même chez les enfants, leur faire porter à tous un caleçon, pour

---

[1] Les bains à l'éponge que vaute ici, à si juste titre, le savant médecin anglais commencent à se répandre en France. On construit à Paris des appareils très-ingénieux et élégants, en tôle et en zinc vernis. Un bâti supporte un réservoir d'eau; ils sont munis d'une pompe très-facile à faire mouvoir, et qui permet de diriger l'eau, sous forme de courant de pluie ou de douche, sur toutes les parties du corps.

préserver un sentiment qui plus tard ne peut être qu'u-
tile.

Je crois que maintenant dans toutes les écoles chaque
élève a son lit. C'est là une règle de la dernière importance pour le sujet qui nous occupe, et à laquelle il ne faut
souffrir aucune exception. C'est au lit, en effet, que se
prennent le plus facilement les habitudes coupables. Il
serait même désirable que chaque élève eut non-seulement un lit séparé, mais encore sa chambre où il fut en
quelque sorte complétement chez lui. Il serait facile d'é-
tablir entre chaque lit des cloisons qui ne s'élevant qu'à
une certaine hauteur de la pièce, n'empêcheraient en rien
la ventilation, et formeraient des espèces de retraits toujours ouverts à la surveillance du maître. Parmi le peu
de meubles indispensables qui garniraient ces cellules,
je voudrais comme je l'ai dit voir figurer un *sponge-bath*.

Il y a heureusement peu de chose à dire de nos jours
sur les salutaires effets des exercices physiques. Tous les
maîtres sont, je crois. convaincus des avantages qu'ils
présentent, et souvent ils forcent leurs élèves à prendre
part aux jeux de l'école, tels que le criquet, le ballon, etc.
C'est là un des bons côtés des écoles publiques. Quand les
enfants sont délicats, ce n'est sans doute pas aux gymnases qu'il faut les envoyer; mais lorsqu'ils possèdent
une constitution normale et vigoureuse, il faut leur faire
consacrer plusieurs heures par jour aux exercices du
corps; c'est, je le répète, le meilleur préservatif contre
la masturbation.

Le maître n'a toutefois accompli qu'une partie de son
devoir, lorsqu'il a procuré des bains et de l'exercice à

ses élèves, et qu'il leur a fait observer les règles de la décence; il lui en reste un plus élevé à remplir. En dépit de ses efforts personnels, les vices secrets peuvent faire, parmi eux, de rapides progrès. Le meilleur moyen de combattre la contagion, c'est de faire régner dans son institution un sentiment moral si élevé, que les élèves les plus âgés s'unissent d'eux-mêmes dans la même volonté de blâmer, et d'empêcher, autant qu'il est en leur pouvoir, toute conduite malhonnête ou honteuse. Sans ces auxiliaires le professeur le mieux intentionné est sans force contre le mal.

Je ne sais si d'autres ont été frappés comme moi de l'intérêt qu'il y aurait à créer dans les écoles et en général partout où sont réunis un certain nombre de jeunes gens, une sorte d'opinion publique qui fut comme un point de ralliement pour la vertu. Il se trouve toujours une espèce d'esprit de corps pour soutenir le vice, et la majorité le protége plus ou moins ouvertement. Aussi, me semble-t-il qu'un des principaux buts du professeur doit être de mettre la vertu pour ainsi dire à la mode. Le révérend Sidney Smith, avec un bon sens et une finesse remarquables, recommande même d'employer au profit du bien la crainte du ridicule : « Réunissez, dit-il, une centaine d'enfants et la peur d'être en objet de risée aura toujours sur chacun d'eux la plus grande influence. Ne serait-ce pas pour un maître faire à la fois quelque chose de nouveau et d'utile, que de savoir mettre à profit cette disposition, et d'habituer ses élèves à railler le vice au lieu de railler la vertu. » Cela a été fait souvent et peut se faire encore par les mêmes moyens, c'est-à-dire en sachant allier la bienveillance, la justice et la fermeté.

Le secours dont serait pour la vertu chancelante d'un enfant un sentiment de ce genre est incalculable. Soutenu par l'opinion publique, il pourrait sans rougir braver les tentations et les railleries du débauché; l'innocence ou même l'ignorance d'un vice ne seraient plus pour lui une honte ou un ridicule, et, en conservant la sagesse, il pourrait réprouver l'immoralité et flétrir toute conduite incompatible avec le caractère d'un chrétien et d'un homme bien né. Ceux qui ont lu la vie du docteur Arnold, savent qu'il cherchait avant tout à développer ce sentiment, et ceux qui ont connu quelques-uns de ses élèves savent qu'il réussissait en grande partie.

Cette lutte ouverte contre la tentation est, selon moi, non-seulement plus courageuse, mais plus utile qu'une éducation timide qui conserve aux enfants l'ignorance; mais, hélas! rarement l'innocence. Robert Spencer exprime les mêmes idées en parlant de l'éducation morale : « Souvenez-vous, dit-il, que le but de l'éducation est de produire un être qui se gouverne lui-même, et non un être qui doit être gouverné par les autres. Vos enfants sont destinés à être un jour des hommes libres, sans personne pour contrôler leurs actes. Vous ne sauriez trop les accoutumer à savoir user de leur libre arbitre pendant qu'ils sont encore sous votre surveillance. Efforcez-vous donc à effacer graduellement la direction paternelle, au fur et à mesure que vous pouvez la remplacer dans l'esprit de votre enfant, par une direction propre s'appuyant sur l'examen des actes et de leurs conséquences. Toutes les transitions sont dangereuses, et aucune ne l'est plus

que de passer de la surveillance de la famille à la liberté
dont on jouit dans le monde. On évite le passage ordinairement brusque et périlleux, d'une jeunesse qui trouvait hors de soi un guide sûr et respecté, à une subite
maturité qui ne doit plus le chercher qu'en elle-même,
si l'on cultive chez l'enfant la faculté de se gouverner
seul, en étendant chaque jour le cercle des choses laissées
à son contrôle, et si on l'amène ainsi peu à peu à savoir
se posséder sans aide. » (*Moral Education*, pag. 140.)

Le révérend Sidney Smith ajoute encore son témoignage à mon opinion : « Il est, dit cet éminent mora-
liste, peu de jeunes gens qui aient tout d'abord le don de
savoir résister. Il faut que tous soient exposés à la tentation. Ils ne peuvent connaître les voies des hommes sans
être témoins de leurs vices, et si vous voulez leur en dé-
rober la vue, pour les préserver du danger, vous les
rendez incapables de remplir un rôle quelconque dans la
vie. Le difficile est de ne pas les abandonner trop tôt et
de leur donner un guide. »

Rien n'est donc plus imprévoyant et plus dangereux
que de cacher à un enfant les périls certains qui, tôt ou
tard le menaceront ; mais, bien que tout autre système
d'éducation quel qu'il soit nous semble préférable, on
ne doit pas tomber dans l'excès contraire, et par une né-
gligence coupable l'abandonner à des tentations inutiles.
Ainsi, sans vouloir affecter une pruderie exagérée, et
sans croire que l'on doive ni que l'on puisse préserver
entièrement les enfants de toute lecture inconvenante,
je ne pense pas que les maîtres fassent leur devoir en
mettant dans leurs mains des livres dont la lecture peut

exciter leurs sens. J'ai toujours été surpris, par exemple, que le Dictionnaire de Lemprière, avec ses sales histoires des amours de l'Olympe, fût si répandu dans les colléges. De pareilles lectures font rêver les jeunes gens aux plaisirs que l'on prête à ces divinités, et leur imagination se repaît avec avidité des passages les plus lascifs.

En leur présentant le tableau classique de ces débauches, ces livres semblent leur dire qu'elles étaient impunies, qu'elles n'avaient de résultats fâcheux, ni pour les individus qui s'y livraient, ni pour la société où l'on place toutes ces scènes. Où faudra-t-il donc qu'un jeune homme prenne ses compagnons pour vivre avec eux comme on lui dit que vivaient les dieux de l'antiquité? On lui parle des plaisirs des sens, jamais des châtiments qu'ils entraînent; ce ne sera que plus tard qu'il apprendra qu'on ne s'y abandonne pas impunément. Il ne sait pas, le pauvre enfant, qu'une fois excités les désirs sensuels demandent pour être réprimés, plus de force que l'on en a d'ordinaire à son âge; que s'il succombe l'homme payera un jour les fautes de l'enfant; que pour un qui en échappe, dix portent la peine des jouissances contre nature; que la masturbation longtemps pratiquée mène à une mort prématurée ou à la ruine de la constitution. Quand je vois confier de pareils ouvrages à des enfants pleins d'imagination et dont la curiosité surexcitée cherchera à deviner qu'elles étaient les jouissances dont parlent les classiques, je tremble! Un jour, avec le pouvoir d'imitation de leur âge, ne voudront-ils pas éprouver, à leur tour, les sensations qu'on leur fait entrevoir et qu'ils rêvent? Le père qui vante avec tant de complaisance la facilité avec laquelle son fils s'empare des enseignements qu'on lui donne, se doute peu que poussé par le même instinct d'imitation, le précoce écolier voudra vérifier par lui-même la réalité des plaisirs que les livres montrent si séduisants à son imagination.

Je parle sciemment de la pernicieuse influence de ces lectures, et je le fais à la prière de plusieurs de mes malades, qui m'ont déclaré que c'était la première cause de fautes que plus tard ils avaient honte d'avouer, et qui voudraient éviter aux autres les malheurs dont ils ont été victimes.

Le révérend M. Kingsley dans un spirituel roman *Yeast*, semble animé de la même pensée quand il nous dépeint son héros, Lancelot Smith, sauvage, excentrique, mais instruit : « Découvrant un nouvel objet naturel résumant en lui toutes les merveilles, toutes les beautés trouvées jusque-là, la femme ! — Voile-toi la face et pleure, ange gardien ! S'il est vrai que tu existes. — Que devait-il arriver ? De charmants objets ne peuvent être que charmants, c'est là une vérité incontestable. Smith avait lu Byron en cachette ; pour lui faire traduire Ovide et Tibulle on lui avait donné le fouet, et son répétiteur lui avait recommandé d'étudier Martial et Juvénal « pour se former le style. » Les maîtres et les parents avaient évité avec soin de parler devant lui des choses de l'amour, et on lui avait caché les parties de la Bible qui touchent ces sujets. L'amour était donc pour lui un terrain banal et charnel. Que pouvait-on donc attendre ? Ce qui arriva, ce qui arriverait chaque jour. Si la beauté de la femme n'avait rien de saint pour son cœur, d'où lui venait cet amour pour elle? De l'imagination et des sens. — Il dut jeter ses gourmes, semer de la folle avoine, et en manger la farine et le son. »

On répondra qu'en somme les classiques ne sont pas d'une lecture plus dangereuse que les comptes rendus des procès en séparation, et que tant d'autres histoires scandaleuses qui tous les jours remplissent les journaux. Ces feuilles, il est vrai, donnent les détails les plus circonstanciés et les plus sales. Mais il existe dans les deux cas une grande différence. Dans ces douloureux procès, quelque dégoûtants que soient les faits, la morale qui résulte des débats est toujours bonne, le vice y est livré au mépris et à l'exécration publique. Le juge le flétrit et le frappe au nom de la société. Dans la mythologie, au contraire, le châtiment ne suit jamais le plaisir; l'heureux coupable y jouit à la fois des délices de la sensualité et des récompenses dues à la vertu. Le jeune lecteur y apprend à croire au plus dangereux de tous les mensonges : à la possibilité d'éprouver les joies les plus pures de la terre, sans renoncer aux entraînements du vice. Les biens dont la Providence fit l'apanage de l'innocence, l'auteur de ces livres les associe au mal. Tandis que le procès, quelque triste qu'il soit, vient démontrer une fois de plus, cette ancienne vérité, que le vice entraîne, non pas toutes les félicités imaginables, mais la honte et le désespoir. Du reste, quelle que soit l'influence exercée par ces comptes rendus, il est inutile d'essayer de les supprimer; des raisons majeures ont dû faire décider la question en faveur de la publicité la plus entière.

Je ne vois aucune raison qui puisse justifier les tableaux ou les allusions sensuelles, dans des livres faits pour l'école. Pourquoi présenter à un innocent enfant un poison inutile? Apprenez-lui, s'il le faut, qu'il existe des hommes et des femmes impurs, dont la société réprouve et punit les vices. Mais, n'offrez pas à son imagination des scènes impudiques pires, cent fois, que tout ce qui se déroule devant les tribunaux, et qu'un talent perverti a su entourer d'un charme et d'un éclat qui n'appartiennent qu'à l'innocence.

Je ne saurais mieux terminer cette étude de l'état normal des sens dans la première jeunesse, des dangers auxquels l'enfance est exposée et des moyens de l'en préserver, qu'en reproduisant deux lettres qui m'ont été écrites à ce sujet, et qui viennent de tous points confirmer mes propres opinions.

Paroisse de...

« Cher monsieur Acton, le sujet est, en effet, difficile à traiter d'une manière à la fois prudente et utile ; mais je vous approuve complétement quand vous dites : il faut l'aborder ; et bien qu'il soit fort douteux qu'il y ait lieu de placer ce genre de publications entre les mains de la jeunesse, c'est rendre un service que de mettre, comme vous le faites, les parents à même de pouvoir parler aux enfants avec une connaissance parfaite des faits phy-siques sur lesquels doivent s'appuyer leurs conseils. Si j'en crois mon expérience acquise dans trois grandes écoles publiques et dans plusieurs petites, je dois craindre que les faits que vous avancez ne soient que trop exacts, et si j'hésite à adopter votre opinion, c'est qu'il me semble *a priori*, à peine concevable que la Providence ait attaché un châtiment si terrible à des plaisirs que la nature *fournit* en quelque sorte, — car je ne puis croire qu'elle les suggère, — et qui diffèrent par là des excès dus à l'art et au raffinement. Les raisonnements *a priori* sont, du reste, bien incertains en pareille matière. Je ne sais si ce vice est aussi répandu chez les nations sauvages et dans les classes ouvrières. S'il ne l'est pas, il faut croire qu'une sorte de stimulant artificiel soumet les classes élevées et les sociétés civilisées à une épreuve qu'il est juste qu'elles subissent, et entraîne à leur perte ceux qui n'ont pas la force de résister à la tentation.

« Je crois qu'on a tort de regarder les établissements publics comme le principal siége du mal, et je suis même plus porté à penser le contraire. J'ai vu ce vice pratiqué de la manière la plus éhontée dans nos grandes institutions particulières; il était connu et même enseigné dans une petite où j'avais été auparavant, et où il n'y avait que des enfants de moins de dix ans. A N..., au contraire, que je regarde comme l'établissement le mieux tenu des trois que j'ai eu occasion de connaître, l'opinion publique réprimait sévèrement toute habitude vicieuse avouée, et je crois qu'il en est plus ou moins partout ainsi. C'est surtout à un système d'avertissement qu'on veut maintenant combattre, et qui était plus en honneur à N... que partout ailleurs, que j'attribue la moralité de cette école.

« Toutefois, aucun système ne peut empêcher qu'on se livre secrètement à ce vice, et qu'il se communique d'enfant à enfant. Il faut bien que les parents le sachent : partout où plusieurs enfants seront réunis, la masturbation sera connue, de quelque manière que la majorité en juge d'ailleurs la pratique.

« C'est là un motif puissant pour donner aux enfants, ainsi que vous le conseillez, des avis qui peuvent les sauver ; mais sans dépasser cependant les bornes qu'impose un sentiment de retenue naturelle. Souvent un simple mot dit à propos suffira pour fortifier chez un jeune enfant des résolutions de chasteté. Quelquefois les avis d'un père le prévenant qu'il sera soumis à des tentations dont il ignore peut-être la nature, amèneront des confidences qui rendront nécessaire ou du moins utile d'aborder plus directement le sujet, et, dans tous les cas, il faudrait, comme je le disais d'abord, que parents et maîtres eussent de ces matières des connaissances beaucoup plus approfondies qu'ils n'en ont d'ordinaire. Pour ma part, j'aurais trouvé dans ces sortes de cas, ma tâche beaucoup plus facile vis-à-vis des élèves, si j'avais été aussi sûr de moi au point de vue physiologique qu'au point de vue religieux.

« Dans cette lutte désespérée que doivent soutenir contre leurs passions, à leur entrée dans la vie, tous ceux qui se sont une fois laissés entraîner et ont à s'arrêter sur la pente, ce serait pour chacun un puissant encouragement de savoir que la science confirme les lois de Dieu, et de connaître pourquoi et comment ils doivent demander à la nature l'aide nécessaire pour s'arracher à un penchant presque irrésistible. »

La seconde lettre est d'un membre d'une de nos universités, qui a fait ses études dans un établissement public.

« Je vais essayer, monsieur, de vous donner clairement et en peu de lignes, les moyens que je regarderais comme propres à amener la répression complète du vice qui fesait hier le sujet de notre conversation.

« Je ne crois ni l'autorité des maîtres ni les efforts des élèves les plus âgés suffisants pour atteindre ce but, bien qu'ils puissent empêcher que la masturbation se pratique d'une manière ouverte et déclarée. Mais, à mon avis, ce qui manque dans les écoles publiques et privées, ce sont des connaissances scientifiques saines et complètes. Je suis persuadé que la plupart renonceraient à ce vice secret dès qu'ils en connaîtraient les conséquences fatales.

« Quelques personnes prétendent, il est vrai, que ces effets sont connus dans les écoles ; mais je déclare pour ma part, que durant un séjour de cinq ans dans diverses institutions, à l'âge de neuf à quatorze ans, je n'ai jamais entendu parler d'autre chose que d'un sentiment de vague faiblesse.

« Je pense, en outre, par ma propre expérience et par ce que j'ai eu occasion d'observer, que la curiosité est un des principaux mobiles qui jettent dans ce vice. Les enfants ont naturellement, par tout ce qu'ils entendent, leur curiosité éveillée sur les rapports sexuels ; ils recherchent avec ardeur les anecdotes amoureuses des auteurs classiques et de la mythologie, dans l'espoir d'y trouver plus d'informations, et ils arrivent à la satisfaction secrète des vagues désirs ainsi surexités.

« Cette curiosité fixe continuellement leur imagination sur des sujets génésiques, et je crois qu'en satisfaisant ce sentiment, un sage enseignement les délivrerait en grande partie des idées sexuelles qui les obsèdent. Voici comment je pense qu'on pourrait mettre ce système en pratique. Il est évident que si l'on se contentait de donner ces renseignements à quelques élèves sans s'occuper des maîtres, il arriverait bientôt un moment où le petit nombre d'initiés ayant quitté l'école, il ne resterait plus personne pour instruire les autres.

« Je voudrais donc que tous les maîtres eussent le savoir nécessaire pour aborder nettement le sujet avec les plus âgés de leurs élèves, en les priant de faire part à leurs camarades des dangers qui les attendent et de les exhorter à abandonner leurs habitudes.

« Le médecin de l'établissement est par sa position très à même de s'occuper de ses sujets dans ses rapports avec les enfants. Mais, s'il était seul à donner des avis, ses conseils n'auraient pas le poids convenable, les enfants ne verrait pas assez quel intérêt général on accorde à la question. Il peut, au contraire, avoir une grande influence en agissant de concert avec les maîtres.

« Peut-être aussi y aurait-il lieu de prêter à quelques élèves un ouvrage du genre du vôtre, pour qu'ils vissent bien que les suites fâcheuses qu'on leur dépeint n'existent pas seulement dans l'imagination de leur professeur, mais qu'elles sont connues des hommes de science. »

DEUXIÈME PÉRIODE

JEUNESSE

§ 1. Fonctions normales.

La jeunesse (par laquelle nous entendons cette partie
de l'existence de l'homme pendant laquelle il croît,
c'est-à-dire où il n'a pas encore atteint son maximum de
stature et de force au moral comme au physique) peut,
au point de vue des fonctions, se diviser en deux périodes.
La ligne de démarcation est tracée par une série de phénomènes singuliers qui constituent ce que nous appelons
la *puberté*.

Nous avons vu que l'état qui convenait à la première
période, ou enfance proprement dite, était un repos absolu des instincts sexuels. Nous allons passer à l'étude de
la seconde période, où ce repos fait place à tous les désirs de la vie la plus active, à une sorte de printemps,
pour parler comme les poëtes. Alors les dangers, aussi
bien que les forces et les jouissances, se multiplient en
raison de cette énergie nouvelle. Dans la virilité, les sens
ont, comme dans l'enfance, leurs épreuves à subir; mais
plus difficiles à surmonter et plus terribles dans leurs
conséquences, quand on a le malheur d'y succomber.

Après avoir d'abord examiné ce nouvel état physiologique avec les tentations qui l'assaillent et les moyens d'y échapper; je traiterai ensuite des maladies qui sont le châtiment de ceux qui n'ont pas su y résister.

Le docteur Carpenter décrit ainsi la transition de l'enfance à la jeunesse :

« La période de la jeunesse se distingue par la rapide évolution qui s'opère dans l'appareil reproducteur des deux sexes, qui acquiert alors la puissance de remplir activement ses fonctions : c'est ce qui constitue la PUBERTÉ. Il se fait à cette époque un grand changement dans la constitution. Les organes sexuels subissent un accroissement considérable; plusieurs parties du corps, notamment le menton et le pubis, se couvrent de poil. Le larynx s'élargit, et la voix baisse en même temps qu'elle devient plus rude et plus puissante. Des sentiments et des désirs entièrement nouveaux s'éveillent dans l'esprit.

« L'homme est poussé à user de ses organes sexuels pour propager son espèce par un puissant et instinctif désir qu'il partage avec les animaux inférieurs. Cet instinct, comme les autres penchants, est excité par des sensations qui peuvent se faire sentir dans les organes sexuels eux-mêmes, ou être excités par l'intermédiaire des autres sens. Aussi, chez l'homme, il est puissamment éveillé par des impressions provenant de la vue ou du toucher; chez beaucoup d'autres animaux l'ouïe et l'odorat ont le même pouvoir, et il n'est pas impossible qu'il en soit de même pour nous dans certains cas de *surexcitation morbide de la sensibilité*. » (Carpenter, p. 292.)

En même temps que se produit ce changement moral

et physique, des fonctions spéciales, jusqu'alors latentes, se développent et commencent à opérer. La plus importante, chez le mâle, est la sécrétion du fluide fécondant, du sperme.

« Dès que l'évolution des organes génitaux commence, dit Lallemand, les testicules entrent en action; si leur texture n'est pas détruite accidentellement, ils continuent jusqu'à un âge très-avancé. Il est vrai que cette sécrétion peut être ralentie par l'absence de toute excitation directe, par l'affaiblissement momentané de l'économie ou par l'action spéciale de certains médicaments, mais elle ne cesse jamais complétement depuis la puberté jusqu'à la vieillesse. » (Vol. III, p. 240.)

Dès lors commence aussi la lutte que doit subir tout jeune homme bien portant, et dont il doit sortir vainqueur pour être ce qu'il peut être et tout ce qu'il doit être. L'enfant doit ignorer cette épreuve et n'être troublé ni par un sentiment ni par une pensée sexuels; mais, avec la puberté, naît un nouvel état de choses. Il y a alors un nouveau pouvoir à exercer, un nouveau besoin à satisfaire. Il est, selon moi, d'une importance vitale que les jeunes gens sachent que la satisfaction de ces passions serait coupable, et combien il est dangereux de fortifier ce *pouvoir* naissant. Il faut qu'ils sachent que ce *besoin* devient un tyran irrésistible si on lui laisse prendre des forces en l'exerçant, et que le seul moyen de salut est de préserver la pureté même de la pensée. Rien, j'en suis convaincu, excepté l'exposé net et complet de la vérité, ne pourra leur persuader qu'il ne faut s'abandonner ni à ces nouveaux sentiments, ni à ces nouvelles jouissances.

Tous les médecins savent que la sécrétion normale du sperme a une influence directe sur toute la constitution physique et morale de l'homme. L'action naturelle des testicules amène une série de phénomènes qui agissent sur tout l'organisme, et finissent par former le caractère lui-même. Une fonction si importante, qui en réalité décide du bonheur ou du malheur de la vie, est la dernière dont il faille abuser.

Et pourtant, qu'arrive-t-il trop souvent?

Le jeune homme sent bouillonner en lui ces désirs et ce pouvoir; il ne sait rien de leur importance ni de leur nature que par les conversations de camarades libertins; il ignore complétement quelles en sont les conséquences pour ceux qui s'y abandonnent, aussi croit-il obéir aux ordres de la nature, alors qu'il commence, et non sans remords, une carrière de débauche. Chaque plaisir nouveau ajoute un anneau à la chaîne de l'habitude; et ce n'est que trop tard qu'éclate à ses yeux cette vérité terrible qu'il est perdu pour ce monde, qu'il ne pourra plus être ce qu'il eût été, et que ce n'est que dans une lutte de vie ou de mort qu'il peut chercher la guérison. Le plus souvent, lorsque se fait cette fatale lumière, il ne reste plus assez de volonté ou de forces pour un pareil combat; les infortunés courent à une ruine définitive, enveloppés dans un réseau de fautes où l'ignorance a eu plus de part que le vice.

« L'instinct de la reproduction, une fois qu'il est éveillé et quelque confus qu'il soit encore, agit chez l'homme sur les facultés mentales et sur les sentiments, et devient insensiblement la source d'une tendance à contracter

envers une personne de l'autre sexe cette sorte d'attachement que l'on nomme l'amour. Cette tendance, excepté
chez les individus qui sont descendus au niveau de la
brute, n'est pas seulement un appétit ou une émotion,
c'est le résultat des opérations combinées de la raison, de
l'imagination, de sensations morales et de désirs physiques. C'est précisément par cette fusion d'un attachement psychologique avec un instinct purement matériel
que les relations sexuelles de l'homme diffèrent de
celles des animaux inférieurs. Quand l'homme, ne cherchant que la satisfaction passagère d'un désir charnel,
néglige les joies plus pures et plus durables d'une com-
munion des âmes qu'on peut espérer se continuer dans
un autre monde, il s'abaisse jusqu'à la brute destinée
au néant. » (Carpenter, p. 793.)

Shakespeare, dans *Othello*, fait dire à Yago :

« Si dans la balance de notre vie nous ne mettons pas
d'un côté la raison, comme contre-poids, et de l'autre, la
sensualité, le sang et les bas instincts de notre nature
nous conduisent aux déterminations les plus absurdes ;
mais la raison est là qui refroidit et maîtrise nos motions
rageuses, nos aiguillons charnels, nos désirs effrénés. »

« L'amour dans le mariage, dit Bacon, fait l'humanité,
l'amitié la perfectionne, le libertinage la corrompt et l'a-
baisse. »

Voici donc notre problème : — un instinct naturel et
puissant s'éveille dans le cœur d'un jeune homme en même
temps que se manifestent dans son organisme les moyens
de le satisfaire. Les habitudes du monde, la curiosité naturelle à cet âge, l'exemple des camarades, la vigueur et

la santé, dont il est fier, l'occasion, tout en un mot l'encourage à s'abandonner à un penchant qui semble *naturel*. Mais, non ! ces plaisirs ne sont pas naturels ; l'homme n'est pas un simple animal ; les parties les plus nobles de son être se révoltent contre cette violation de leur pureté. Bien plus, ces plaisirs sont funestes ; ils peuvent entraîner de cuisants remords. Il peut y avoir plus ou moins de remède aux maux qu'ils occasionnent, mais il n'en est pas moins vrai qu'aussi bien maintenant qu'au temps de Salomon, ils conduisent à une mauvaise mort.

L'enfant ne sait rien de tout cela ; il ignore que pour une constitution encore aussi peu formée que la sienne, toute jouissance sexuelle est un mal sans remède ; que pour son cœur et pour son esprit, encore sans expérience, chaque plaisir coupable est un avilissement qu'il déplorera plus tard amèrement, un anneau de plus rivé à une chaîne bien vite assez forte pour qu'on ne puisse plus la briser.

Amare et sapere vix deo conceditur, disaient les anciens. Je veux pourtant essayer de prouver que les deux ne sont pas incompatibles, et montrer aux jeunes gens comment, en dépit de toutes les tentations, ils peuvent être à la fois aimants et sages, et devenir ce que je regarde comme un des plus nobles ornements de notre époque, des hommes continents.

§ 2. Continence.

Dans cette étude, le mot *continence* sera employé dans le sens d'abstinence complète et volontaire de tout plaisir sexuel, de quelque forme qu'il soit.

L'abstinence doit être volontaire. — La continence, en effet, est bien différente de l'impuissance. L'homme impuissant est bien continent, si l'on veut, mais sa continence n'étant pas du tout le résultat de sa volonté n'est pas celle dont nous nous occupons en ce moment.

La continence que je conseille et que je voudrais encourager par tous les moyens en mon pouvoir, n'est pas non plus la suite de l'état d'ignorance. J'ai déjà eu occasion de dire combien je considérais cet état comme dangereux. La véritable continence est un complet empire sur les passions exercé par quelqu'un qui non-seulement pourrait mais encore désirerait les satisfaire, n'était sa volonté ferme de leur résister.

De plus, la continence doit être *entière*; que l'acte sexuel soit licite ou illicite, cela n'importe en rien à la question de la continence telle que nous l'envisageons. De ce côté, notre définition diffère de celles données par la plupart des dictionnaires.

Cette définition exclut naturellement le masturbateur de la catégorie des hommes continents, et cela quand même il n'aurait jamais eu le moindre rapport avec une femme. Dans un sens vague et inexact, on peut l'appeler continent, mais il ne l'est réellement pas. La continence consiste non-seulement à s'abstenir du coït, mais à maîtriser toute excitation des parties sexuelles. Si un homme s'abandonne à la masturbation, il est assez facile pour lui, comme on le démontrera tout à l'heure, de se passer du commerce des femmes. Du reste, les aveux de trop de malades me l'ont fait voir, le premier vice que je viens de citer est incompatible avec le second.

Certainement, celui-là n'a pas le droit d'être considéré comme chaste et continent qui, par des moyens contre nature, fait sortir le sperme. D'un autre côté, les émissions nocturnes ou pollutions sont tout à fait compatibles avec la vertu dont nous parlons; c'est même une des conséquences de la continence, qu'elle soit temporaire ou permanente. C'est par elles que la nature se soulage; mais si l'on imite la marche de la nature, si l'on s'excite volontairement, cela s'appelle incontinence.

Ainsi donc pas de milieu : il faut que l'homme soit continent ou incontinent. Il peut être continent d'une manière *absolue*, et c'est ainsi que doit être le jeune célibataire, ou continent pendant certaines époques, et c'est le cas des gens mariés. Je ne traiterai ici que de la continence absolue.

Avantages de la continence. — Qu'un garçon bien bâti et bien portant ait été élevé comme il convient, et, au moment où il arrive à quatorze ou seize ans, il possède une structure qui approche de son développement complet. Sa conscience est tranquille, son intelligence lucide, ses manières franches et naïves, sa mémoire est excellente, sa gaieté bruyante et son teint éclatant. Tout fonctionne bien chez lui, et s'il s'exerce avec modération, il n'en ressent aucune fatigue. Voyez ce jeune homme, chacun de ses mouvements dénote la force et la souplesse, il possède encore un heureux empire sur lui-même; cette robuste santé, cet esprit libre de tout souci, qui devraient être le charmant apanage de la jeunesse, l'indiquent assez. Tout son temps est partagé entre ses études et de salutaires et joyeux exercices. A mesure qu'il se sent

grandir en stature et en intelligence, il se prépare gaie-
ment pour la bataille de la vie où bientôt il va s'engager.

Et maintenant, quelle différence, quand un enfant a
été incontinent et surtout quand il s'est livré à la pire de
toutes les pratiques, à la masturbation!

Dans les cas extrêmes, les signes extérieurs d'altération ne sont que trop évidents. Le corps est faible et arrêté dans sa croissance, le système musculaire n'est pas
développé, l'œil est morne et abattu; le teint est blême,
terne, couvert de taches; les mains sont humides et froides, la peau est moite. L'enfant évite alors toute société,
se glisse solitaire dans des endroits écartés, et ne se joint
qu'avec répugnance aux jeux de ses camarades. Il ne
peut regarder personne en face; il est sans soin pour
sa toilette et malpropre sur sa personne; son intelligence
est souvent des plus bornées, et, s'il persiste dans ses
mauvaises habitudes, il peut finir par devenir un misérable idiot ou un maussade valétudinaire.

L'enfant qui s'adonne aux excitations solitaires passe
forcément par tous les états de dégénérescence. Le tableau
que nous venons de tracer n'est que le résultat vers lequel s'acheminent tous les incontinents.

La cause qui crée une si grande différence entre ces
deux enfants également bien doués dans le principe est
bien simple. L'enfant continent n'a pas dépensé son fluide
vital, le sperme. Son énergie juvénile a été toute employée pour son but légitime, le développement de sa
constitution, qui est en train de se former. D'un autre
côté, l'excitation incessante produite par les pensées impures et les pertes abondantes de semence ont épuisé la

force vitale de l'enfant incontinent et réduit sa constitution, encore si tendre, à une ruine pitoyable.

Si les bienfaits de la continence sont si grands et les
résultats de l'incontinence si déplorables, et si, comme
on l'a dit, l'ignorance pure peut vraisemblablement conduire dans une fausse route, quel sentiment de répro-
bation ne devons-nous pas avoir pour ces donneurs de
conseils, médecins ou non, qui encouragent délibérément
l'abandon précoce aux passions sous le faux et mauvais
prétexte que se retenir est incompatible avec la santé!
Quelle horreur ne doit-on pas éprouver pour une science
si destructive et pour les maîtres qui, au lieu de donner
les plus tendres encouragements et les plus sages conseils à des enfants jeunes et ignorants, en proie à une
tentation coupable, mais naturelle, mettent devant leurs
yeux les ténèbres en place de la lumière, leur indiquent
le mal pour le bien, l'amertume pour la douceur!

Malheureusement, ce n'est pas seulement dans le re-
but des médecins et des littérateurs que ces faux maîtres
peuvent être trouvés. Les opinions suivantes, émises avec
éclat par un écrivain d'une intelligence et d'un talent
remarquables, me serviront d'exemple, elles proclament
les principes —si on peut appeler ainsi de pareilles choses
— contre lesquels je m'élève !

« On ne doit pas regarder l'acte de la procréation
comme une affaire d'impudicité, mais comme une grande
et première condition de la santé et du bonheur; tous,
hommes et femmes, doivent avoir une belle part de ce
plaisir-là.

« L'ignorance où l'on est que le coït est nécessaire à la

santé de l'homme et de la femme ainsi qu'à leur vertu
est l'erreur la plus complète de la philosophie morale et
médicale.

« Les espérances de l'homme peuvent tenir dans une
coquille de noix; elles sont toutes comprises dans cette
question des questions : — Est-il possible d'avoir de la
nourriture et de l'amour? est-il possible que tout individu, dans notre société, puisse avoir sa part de nourriture, d'amour et de loisir?

« Plutôt que de renoncer à l'amour, plutôt que de s'abstenir de femme et d'arrêter ainsi la population dans son
essor, les hommes ont bien voulu se soumettre à la plus
petite portion de nourriture et de loisir que leur constitution pouvait endurer pendant un temps limité.

« Le manque d'amour est un état de contrainte si misérable, de plus, si contraire à l'état sain de l'esprit et
du corps de l'homme, que ceux qui peuvent choisir
préféreront endurer n'importe quelle autre misère plutôt
que celle-là...

« Entrant dans l'âge de puberté, un jeune homme s'en
va exercer tous ses organes, va donner un libre cours à
tous ses sentiments, et l'on veut qu'il fasse violence au
plus exigeant de tous, à l'amour! La prétention peut paraître curieuse. »

Peu de personnes seront surprises, après avoir lu ce
qui précède, que cet écrivain, pour être conséquent avec
lui-même, ose admettre ce qui suit : « Ce que j'appelle-
rai, dit-il, *l'intimité des gens non mariés*, devrait être
permise, — on prendrait des précautions pour empêcher
les femmes d'avoir des enfants. — Je proposerais que ces

fragiles unions fussent acceptées dans le monde, parce que ces couples amoureux ne font qu'obéir aux lois de la nature, et satisfont des désirs qu'elle leur a donnés pour leur propre jouissance. »

Si je mentionne ici ces opinions, ce n'est pas que je croie avoir besoin de les réfuter; je veux seulement montrer les conséquences d'une pareille thèse, si on l'admettait. L'imagination du lecteur peut se figurer la société qui en résulterait.

Mais nous en sommes à considérer l'état des jeunes garçons qui viennent d'atteindre leur puberté, et, à leur sujet, c'est suffisamment répondre à de pareilles idées que d'établir le fait physiologique que voici : — en considérant un garçon de seize ans absolument comme la brute, tout abandon à son penchant vénérien est un mal direct et absolu.

Les satisfactions sexuelles trop précoces ont pour celui qui s'y abandonne, nous allons le démontrer, les conséquences les plus désastreuses. Ces résultats ne sont pas moins déplorables pour les rejetons qu'il peut avoir. Ses enfants seront certainement presque toujours faibles, maladifs, difficiles à élever, et si, par hasard, ils vivent, ils seront de misérables fardeaux pour eux-mêmes et pour les autres.

Même pour les animaux inférieurs, la prévoyance de la nature et l'expérience des éleveurs plaident en faveur d'une règle que Tacite et Juvénal nous disent avoir été observée chez les anciens Germains :

Sera juvenum Venus, ideoque inexhausta pubertas.

La nature ne permet pas aux bêtes de satisfaire leurs

penchants dès le moment de leur existence où cette satisfaction est possible. Ainsi, on voit les jeunes daims chassés loin des femelles par les plus vieux et les plus robustes. Dans la cour d'une ferme, tout cochet doit faire des prouesses de vaillance et *gagner ses éperons* avant qu'il lui soit permis par les plus forts d'approcher des poules. Les éleveurs de bestiaux ont depuis longtemps renoncé à obtenir des sujets en se servant de reproducteurs trop jeunes. La constitution du mâle et de la femelle doit être parfaite avant que les propriétaires ne les emploient à la reproduction. J'ai ouï dire que les nombreuses demandes de chevaux avaient engagé les éleveurs du Yorkshire à faire saillir des juments de deux ans; ils y renoncèrent bientôt, car la mère s'affaiblissait et le rejeton n'était bon à rien.

Parise a dit avec vérité : « Pour propager l'espèce, l'espèce doit être parfaitement formée. Il ne faut pas s'y prendre au moment où la puberté commence pour ainsi dire à poindre; mais quand elle est en pleine vigueur. »

Sur ce point, en effet, le témoignage de toutes les autorités scientifiques et des praticiens est d'une singulière unanimité. « A l'âge de la puberté, dit Carpenter, quand les organes de la génération se développent, il se produit des manifestations de la passion sexuelle. Regardons-les comme des exercices préparatoires de ces organes. Ils n'indiquent pas une complète aptitude pour l'acte lui-même. C'est seulement quand la croissance et le développement de l'individu sont arrivés à maturité qu'il peut convenablement exercer son pouvoir reproducteur pour la propagation de l'espèce. Toutes les expériences montrent qu'en cédant prématurément et sans se contraindre à sa passion, non-seulement les organes arrivent vite à être épuisés, mais les facultés vitales de l'organisme baissent rapidement et s'affaiblissent pour toujours. Dans ce cas, toute prédisposition latente à une maladie se manifeste à la moindre cause, et si, pendant un temps, on se sent encore la même vigueur, on arrive cependant de bonne heure à la caducité. »

Sans doute, l'observation complète de la continence, même aux premiers jours d'une virilité naissante, jette souvent dans une douloureuse détresse ; sans doute, c'est souvent une lutte pénible à supporter et rude à terminer, si l'on veut triompher complétement ; mais tout cela n'est pas suffisant pour dire que la continence est un mal.

Un penseur profond a fait sur ce sujet quelques remarques admirables : « La Providence a cru nécessaire de pourvoir amplement à la conservation et à la reproduction de toutes les espèces. Elle semble avoir pour but de répandre la vie aussi largement que possible, de remplir toute place libre dans l'espace par quelque créature sensible, enfin, d'être un instrument de jouissance. Aussi la passion sexuelle est-elle ardente entre toutes. Mais le rapport entre le nombre des êtres et les moyens de les nourrir est simplement sur le pied d'une loi générale. Il peut y avoir quelques contradictions entre les lois qui régissent la multiplication des individus et celles qui leur donnent les moyens de subsister, et, dans ces circonstances, notre espèce, qui est si hautement favorisée, devra supporter quelques misères. Mettez cependant en face de toutes ces misères, en regard de ces vexations sans nombre qui découlent de l'union des sexes, la vaste somme de bonheur qui nous vient par cette source, — n'est-ce pas le centre de toutes les affections domestiques, le principe qui rend la vie agréable, le promoteur de nos sentiments les plus généreux, et même de nos plus vertueuses résolutions? Aussi tous les maux qu'on peut citer ne sont que poussière dans la balance.

« Et ici, prenons garde de porter un jugement général d'après ce qui se passe dans le monde et à une époque particulière. Comme la raison et les plus hauts sentiments de la nature croissent en force, la passion de l'amour arrive à être mieux-réglée, et, par suite, beaucoup de maux qui en sont inséparables diminuent. L'homme civilisé est plus capable d'exercer sur cette passion un sage contrôle. Ses affections sont moins le résultat de la première impression ; il se préoccupe plus du bien-être de sa femme et de ses enfants. Des sentiments funestes, comme la haine d'un rival heureux, la jalousie, qui existent avec toute leur énergie dans une société primitive, tendent à disparaître dans un état de civilisation avancée. On peut donc espérer que le mal qui semble attaché pour l'homme à la passion amoureuse est une anomalie dans le progrès général, et qu'avec le temps il ira en décroissant. » (*Vestiges de la création*, p. 310.)

Je suis aussi obligé d'admettre et de trouver très-juste ce qu'a dit au sujet de la continence, le révérend Robertson de Brigthon : « Le premier usage qu'un homme fait de chaque faculté ou talent qu'on lui donne est un mauvais usage. La première fois qu'un jeune homme se sert d'un fléau, c'est pour se blesser la tête et celle de ceux qui se trouvent autour de lui. La première fois qu'un enfant a un ustensile tranchant entre les mains, c'est pour se couper les doigts; mais il n'est pas à dire pour cela qu'il ne doive pas apprendre à se servir d'un couteau. Le premier usage qu'un homme fait de ses affections, c'est de les rendre sensuelles; cependant, il ne peut être ennobli que par elles. La première fois qu'un peuple est en possession de la liberté, le premier résultat en est l'anarchie. La première fois qu'un homme est mis en possession de la connaissance intellectuelle, il s'aperçoit que le doute semble sourdre dans son âme avec le savoir; mais cela ne prouve pas que la liberté soit mauvaise ou que l'instruction ne doive pas être donnée. C'est une loi de l'humanité de connaître à la fois le mal et le bien, et de n'arriver au bien qu'en traversant le mal. Aucun principe n'a jamais triomphé sans avoir été grandement persécuté. Aucun homme n'est jamais devenu grand et bon qu'après avoir commis de grandes fautes. »

En outre de toutes ces considérations, j'oserais en aventurer une autre qui ne doit pas être oubliée. La continence est une épreuve, je l'accorde, une dure épreuve, une cruelle épreuve si l'on veut; mais, quel est donc l'objet ou le but d'une épreuve si ce n'est d'*éprouver*, d'essayer, de découvrir, de fortifier, d'attacher tout ce qui est précieux et de bon aloi, dans la chose qu'on éprouve? Est-ce que céder tout de suite est le vrai moyen pour subir une épreuve? Est-ce que déposer les armes à

la première menace du combat est une glorieuse manière
d'échapper à l'épreuve? Ce point de vue du sujet n'a pas
besoin d'être développé davantage ici.

La thèse qu'on peut soutenir en faveur des grands
avantages moral, mental et physique qu'on trouve dans
la continence précoce ne manque pas de hautes autorités
pour s'appuyer. Que le moins érudit des lecteurs veuille
bien chercher dans ses souvenirs, et sans plus d'efforts
il trouvera. Contentons-nous de citer la réponse de ce
Grec plein de sagesse à qui l'on demandait : « Quand
l'homme doit-il aimer? Un jeune homme, dit-il, pas encore; un vieillard, pas du tout. » Citons aussi les paroles
encore plus sages d'un Anglais : « Vous pouvez observer
que parmi les grands hommes dont le souvenir est venu
jusqu'à nous (soit parmi les anciens, soit parmi les modernes), il n'en est pas un seul qui se soit laissé aller aux
dernières folies de l'amour ; — ce qui prouve que les
grands esprits et les grandes affaires préservent des faiblesses de la chair... Combien les hommes devraient se
garder plus de cette passion que de toute autre! elle fait
non-seulement perdre les autres biens, mais elle se détruit elle-même. Quant à ces autres biens dont nous
parlons, la fiction du poëte exprime parfaitement ce que
nous entendons : « Celui qui a préféré Hélène a abandonné les dons de Junon et de Pallas; » car quiconque
s'adonne trop à sa passion amoureuse abandonne à la
fois et richesse et sagesse... Ils font mieux ceux-là qui,
ne pouvant se soustraire entièrement à l'amour, ne se
laissent pas du moins dominer par lui. » (Lord Bacon.)

Difficulté de rester continent. — Il règne sur ce sujet

une grande diversité d'opinions. — Un jeune homme, disent les uns, n'éprouve pas nécessairement des désirs sexuels, ou ceux qu'il ressent sont trop faibles pour le tourmenter; conséquemment, il n'a pas besoin de prendre des précautions ni d'être averti du danger qu'il court en satisfaisant ses instincts. Les souffrances qu'on endure pour rester chaste, disent les autres, non moins extrêmes dans leurs principes, justifient ou du moins excusent l'incontinence. Ma propre opinion est que, quand l'éducation d'un jeune homme a été convenablement dirigée et surveillée (c'est heureusement le cas pour un très-grand nombre), et que son esprit ni son corps n'ont pas été avilis par d'impures pratiques, c'est très-souvent pour lui une tâche comparativement facile d'être continent; cela n'exige de sa part ni grand ni extraordinaire effort. De plus, chaque année de chasteté volontaire rend la tâche plus facile par la seule force de l'habitude.

On ne peut cependant nier qu'un très-grand nombre de personnes plus ou moins pures souffrent, au moins momentanément et très-vivement. Lallemand a tracé la vivante image d'un jeune homme en proie à l'inquiétude sexuelle. Beaucoup de mes lecteurs, en rappelant leurs souvenirs de jeunesse, pourront en reconnaître l'exactitude.

« Il y a parfois un état constant de préoccupation érotique accompagnée d'agitation, de malaise, d'inquiétude. Il y a, enfin, un dérangement de toutes les fonctions de l'organisme, un état d'angoisse qu'on ne peut expliquer. — Cet état d'angoisse se manifeste particulièrement chez les jeunes pubères dont l'innocence a été préservée de toute initiation fâcheuse. Leur caractère s'aigrit, devient impatient et maussade. Ils tombent dans la tristesse et la mélancolie quelquefois, même dans le dégoût de la vie ; ils sont disposés à répandre des larmes sans aucune cause ; ils cherchent la solitude pour y rêver au grand mystère qui les absorbe, aux passions immenses, inconnues, qui font bouillonner leur sang ; ils sont en même temps inquiets et apathiques, agités et somnolents ; leur tête est en fermentation, et cependant alourdie par une espèce de céphalalgie habituelle. L'évacuation spontanée qui fait cesser cet état de pléthore est une véritable crise salutaire qui rétablit momentanément l'équilibre dans l'économie. » (Vol. II, p. 324.)

J'ai cité ce passage parce qu'il contient une belle description d'un état de l'esprit et du corps malheureusement trop commun, et qui forme une des plus grandes difficultés pour qu'un homme reste continent ; mais je suis loin d'admettre avec l'auteur que cette souffrance affecte particulièrement ceux dont l'innocence a été gardée de toute fâcheuse initiation. Au contraire, je puis dire par expérience que ceux-là sont justement, en général, trop heureux et trop bien portants pour être troublés par ces faiblesses importunes. Non, ceux qui sont les victimes ordinaires de ces troubles, ce sont les demi-continents ; ceux qui connaissent la meilleure route, qui approuvent celui qui la suit, et qui cependant s'engagent dans la mauvaise ; ce sont ces indécis qui, sans posséder la force de l'homme endurci dans le sensualisme ou de l'homme consciencieusement pur, endurent à la fois la souffrance du refus qu'ils se font à eux-mêmes, et les remords de leur abandon à leur passion. Ce sont ces hommes-là que Lallemand décrit si bien.

Les faits qui attestent la vérité de ce que j'avance sont innombrables. C'est une affaire de pratique journalière d'entendre les malades se plaindre que l'observation de la continence amène, après un certain temps, une grande irritation du système nerveux; de telle sorte que l'individu est incapable d'appliquer son esprit à quoi que ce soit. L'étude devient impossible, on ne peut tenir en place, les occupations sédentaires sont insupportables, et les idées sexuelles passent constamment dans l'esprit du malade. Quand ses plaintes sont faites on ne peut douter de l'aveu qui va venir, et qui explique suffisamment tous ces symptômes. Bien entendu, en pareils cas, le remède qu'on s'est prescrit a été fort efficace : le coït a rendu l'étudiant capable de reprendre ses travaux, le poëte ses vers, l'imagination fatiguée du peintre a, grâce à ce remède, retrouvé sa chaleur et sa brillante palette, et l'écrivain qui n'était pas capable de lier deux phrases lisibles se trouve, après un soulagement des vaisseaux spermatiques, en état de dicter ses meilleures compositions. Chez de tels hommes la continence produira forcément cet état d'irritabilité. Cependant de pareils symptômes, quelque bien décrits qu'ils soient, n'engageront jamais un médecin à paraître sanctionner ou approuver que le malade continue à employer pour se guérir le fatal remède qui produit la maladie.

Je proteste sérieusement et solennellement contre la fausseté d'un pareil traitement. Il vaut bien mieux, je le répète, vivre dans la continence. Ceux qui sont tout à fait continents ne souffrent pas ou souffrent peu de cette irritabilité. Mais chez les incontinents, aussitôt qu'un peu de pléthore des organes spermatiques se présente, les souffrances que nous avons décrites l'accompagnent; et si, comme certaines personnes l'affirment, leur recette produit de l'effet, il est nécessaire d'y revenir aussi souvent que le même inconvénient se fait sentir. L'attention à suivre un régime convenable, le recours à la purgation s'il est nécessaire, les exercices gymnastiques, l'empire sur soi-même, délivreront des symptômes d'une manière plus certaine, et les précautions mentionnées ailleurs empêcheront le retour de la pléthore séminale, qui est la cause de l'irritabilité.

La vérité vraie sur cet état est que les hommes sont souvent trop contents de trouver une excuse pour donner libre cours à leurs instincts, au lieu d'essayer de les régler ou de les maîtriser. Je ne doute pas que ces souffrances sexuelles ne soient souvent exagérées sinon inventées dans ce but. Mais en supposant que cette souffrance fût réelle, le dernier remède que le malade voudrait employer sera précisément celui que recommanderait tout d'abord un véritable médecin, c'est-à-dire abstinence, observation d'un régime, exercice, enfin, un genre de vie convenable. L'unanimité des témoignages en faveur du remède si agréable, si recherché, et l'absence d'autorité qu'on puisse citer en faveur de celui qui exige de contraindre désagréablement ses désirs, s'expliquent facilement : c'est qu'on n'a pas expérimenté l'un et l'autre système.

Si un homme désire éprouver la souffrance sexuelle

la plus aiguë, il ne peut employer un plus sûr moyen
que d'être incontinent avec l'intention de devenir de nouveau continent quand il aura jeté « sa folle avoine. » Les
difficultés qu'on éprouve pour rompre avec une habitude
qui s'enroule si facilement autour de chaque fibre de
l'homme sont telles qu'on pourrait, sans exagération,
crier à n'importe quel jeune homme qui prend la carrière du vice : « Vous entrez dans un chemin où vous
irez toujours forcément en avant, quelque vif que puisse
être votre désir de retourner sur vos pas. Vous feriez
mieux de vous arrêter dès maintenant. C'est la seule
chance qui vous reste. »

Quel sens terrible ont ces mots du sage pour celui
qui les comprend! Pas un, s'il avait à recommencer sa
vie, ne prendait la route qu'il a suivie.

L'incontinence accidentelle rend plus pénible, par la
suite, la lutte nécessaire pour rester pur : on en voit les
preuves éclatantes chez ceux que le veuvage a récemment privés des plaisirs sexuels ou chez les hommes mariés qui ne peuvent approcher de leurs femmes.

Mon ami, le docteur ***, a souvent occasion de soigner
des maladies graves de la matrice; il a parfois affaire aux
femmes des membres du clergé anglican et des dissidents. Dans de pareilles maladies, il faut, pendant des
mois entiers, que les hommes n'approchent pas de leurs
femmes. Il me disait qu'il avait été souvent surpris en
voyant combien souffraient ces messieurs par suite de
leur célibat forcé, ajoutant qu'en toute autre circonstance
ces hommes, alors si faibles et si inquiets, étaient déterminés et énergiques. Et, en effet, il n'est pas étonnant

qu'il en soit ainsi si l'on considère la position de pareils
hommes. Ils peuvent, pendant des années, avoir satisfait
avec modération leurs passions sexuelles; ils ne se sont
pas mortifiés en se restreignant sur la nourriture, en prenant de l'exercice ou en se privant de voir leurs femmes.
Les sécrétions de la semence se font chez eux avec la régularité qui résulte du régime sain du mariage. Repré-
sentez-vous ces hommes-là, arrêtés tout d'un coup dans
leur manière de vivre et forcés de livrer bataille à leurs
instincts! La religion, la moralité, les empêchent plus
que d'autres de chercher la satisfaction de leurs besoins
dans un commerce illicite. L'ignorance où l'on est au
sujet de la passion sexuelle, l'erreur dans laquelle on
se trouve sur les effets de l'abus des organes génitaux,
aggravent leur souffrance, et il n'est pas difficile de
supposer que des affections du cerveau peuvent résulter
de cet état de surexcitation générale.

Ces remarques ne sont pas faites dans le but d'excuser
ou de pallier l'incontinence. Ce sont, il faut bien s'en souvenir, les plaintes des hommes incontinents, et je les
mentionne ici pour montrer combien il est plus facile de
s'abstenir entièrement qu'il ne l'est de maîtriser cette
passion quand elle a été une fois excitée et satisfaite. Le
véritable remède à la souffrance sexuelle, c'est de rester
continent (en employant, s'il le faut, tous les aides hygiéniques en notre pouvoir), c'est surtout de ne pas être
incontinent en essayant de guérir l'incontinence.

L'homme incontinent s'abandonne à un esclave qui,
bientôt devenu maître, sera comme Cicéron l'appelait :
« un terrible maître. » L'esclave de ses passions n'a pas

une vie tranquille, son existence elle-même peut courir des dangers. Souvent le malade devient la victime de la souffrance sexuelle. Que d'affections de cette nature ont amené des suicides! Que de misanthropes n'ont-elles pas faits! Il y a plus d'une cellule habitée par des hommes qui, n'ayant pas su refréner leurs passions, se sont jetés au couvent comme dans un lieu de refuge, et ont enfin trouvé dans le jeûne, la pénitence, la prière, un soulagement à leurs souffrances.

Une des grandes difficultés qu'on a à vaincre quand on veut garder la continence, surtout quand on ne l'a pas toujours observée, c'est la crainte de voir s'atrophier les organes génitaux, s'ils ne sont pas régulièrement exercés, et que l'impuissance ne devienne ainsi le résultat de la chasteté. Voilà pourquoi, disent les hommes, nous nous livrons à notre penchant pour la femme. Il n'est pas de plus grande erreur que celle-là; on dirait aussi bien qu'il est nécessaire de manger ou de marcher tout le jour, de peur que l'estomac et les muscles ne puissent plus agir. Il n'y a pas de vérité physiologique dans ce prétendu besoin d'exercice des organes sexuels, et je constate d'abord que je n'ai jamais vu un seul exemple d'atrophie des organes reproducteurs qu'on dût attribuer à cette cause. On s'est plaint, il est vrai, d'atrophie, mais dans quelles circonstances? La cause la plus opposée à la continence, l'abus, l'avait produite; l'organe épuisé cesse d'agir, et de là l'atrophie.

Considérée au point de vue physiologique, il est impossible que la passion vénérienne puisse être annihilée dans les adultes bien constitués; je l'établirai plus loin.

La fonction des organes s'accomplit toujours depuis la puberté jusqu'à la vieillesse. Le sperme est sécrété parfois lentement, quelquefois vite, le plus souvent sous l'influence de la volonté. Nous verrons tout à l'heure que lorsque les vaisseaux séminaux sont pleins, les pollutions nocturnes sont fréquentes : cela suffira pour prouver que les testicules sont toujours capables de fonctionner quand ils sont sollicités. Donc aucun homme continent ne doit être affecté par cette crainte imaginaire de l'atrophie des testicules, parce qu'il vit chastement. C'est une invention des hommes de plaisir, une impertinente excuse de leur incontinence qu'aucune loi physiologique ne justifie. Les testicules ont d'ailleurs bien soin de nous rappeler qu'ils continuent leur action sans entraves.

La continence n'a pas pour conséquence l'impuissance : cela est plus que démontré chez l'animal. M. Warnell, professeur à l'École vétérinaire, me parlait dernièrement d'un cheval entier qu'un de ses amis montait quand il allait à la chasse. Cet animal ne saillit jamais, il était cependant calme en présence des juments, et suivait régulièrement la chasse. Quand il eut vingt ans, on le fit saillir pour la première fois, et il devint un bon étalon.

Aucun secours, — tout homme sage doit le comprendre, — ne doit être méprisé dans la bataille de la vie, que nous avons tous à livrer. Et, dans cette lutte, pour conserver sa pureté, effort si difficile à la jeunesse, ce n'est pas une chose de peu d'importance que de rechercher quelle aide nous pourrions avoir, où et comment la trouver. Dans un traité pratique, cette question mérite bien quelque développement.

RELIGION. — L'influence de la religion doit être naturellement placée au-dessus de toute autre assistance. Nous ne voulons pas parler de la superstition à laquelle s'adressent ces paroles du poëte satirique :

> Humana... cum vita jaceret
> In terris, oppressa gravi sub relligione.

Mais de cette religion élevée dans laquelle la plus grande béatitude est promise « aux purs du cœur. »

Il n'entre pas dans mes vues de traiter de l'influence directe du sentiment religieux sur l'individu. La nature même de cette influence est dans ce moment l'objet de trop ardentes controverses.

Il n'est cependant pas sans intérêt pour le sujet que je traite d'examiner les points de vue différents sous lesquels les deux grandes scissions de l'Église occidentale chrétienne envisagent la continence.

Je ne puis m'empêcher d'observer que les ministres autorisés du protestantisme *moderne* n'abordent ce sujet qu'avec une certaine crainte ou répugnance qui porterait presque naturellement à croire à un manque de sympathie pour ceux qui ont besoin de tant d'efforts pénibles pour surmonter leurs penchants et pour obéir aux commandements qui imposent aux chrétiens, conséquents avec leurs croyances, une pureté si stricte.

Il en est à peu près de même parmi les Pères de notre Église. On regrette souvent, en lisant ces écrits, qui empruntent à leur antiquité, à l'assentiment de tous, à la sainteté et à l'éminence de leurs auteurs, et à tant d'autres motifs respectables, une si haute autorité, de ne pas y trouver une discussion franche et amicale du sujet qui nous occupe. Cette accusation, il est vrai, ne peut être portée contre tous ; plusieurs, parmi ces Pères, ont parlé en faveur de la continence avec courage et vérité.

Il était loin de mon idée, quand je commençai cet ouvrage, de me poser comme un donneur d'avis religieux. Mais je reçois si souvent de douloureuses lettres de jeunes gens qui me demandent comment faire pour résister à l'aiguillon de la chair, que j'ai voulu connaître l'opinion des Églises actuelles d'Angleterre sur un sujet si délicat. Je me suis convaincu, après m'être adressé à des personnes compétentes, que les docteurs de cette Église ne jugent pas convenable d'être très-explicites sur l'observation du septième commandement. Un digne prêtre me renvoya au chapitre des jeûnes et des vigiles qui se trouve dans nos offices ; mais, après une étude attentive, je ne pus découvrir quels conseils ou quels secours un laïque de grande piété pourrait trouver dans cette lecture ; je parle, bien entendu, de quelqu'un qui voudrait se prémunir contre les attaques de la nature et de l'imagination.

Le contraste qu'on remarque entre le sens élevé et la sagesse des plus anciens écrivains ecclésiastiques qui ont traité de ces matières et quelques modernes qui les abordent aujourd'hui, est vraiment pénible. Le conseil le plus secourable qu'un membre excellent et élevé du clergé peut donner à ses frères qui se débattent contre les tentations charnelles consiste en ceci : « ... Un homme est tourmenté la nuit par de mauvaises pensées ; qu'il veuille bien se croiser les bras sur la poitrine et s'étendre comme s'il gisait dans son cercueil : qu'il essaye alors de penser à l'état dans lequel il se trouvera quand il sera ainsi étendu dans la tombe. Si des pensées aussi graves ne chassent pas ses mauvaises idées, qu'il quitte sa couche et s'étende sur le parquet. »

Il y a juste assez de vérité et d'opportunité dans cette leçon, comme le lecteur attentif pourra en juger tout à l'heure, pour nous faire regretter que l'écrivain ecclésiastique n'ait pas eu le courage ou le savoir nécessaire pour aller plus loin et rendre le conseil utile et praticable.

Je ne sache pas qu'on trouve dans les écrits des prêtres les plus éminents des différents corps dissidents d'Angleterre, ou des communautés protestantes de l'Europe des dissertations sur la concupiscence qui puissent servir de secours réel pour conserver la continence, quoique ce sujet y soit quelquefois abordé.

L'Église de Rome, avec cette sagesse pratique qui la caractérise si souvent, et que le protestantisme ne peut se refuser de reconnaître, a, dans plusieurs de ses instructions aux pénitenciers et dans son enseignement orthodoxe, reconnu pleinement et avec une charité sympathique l'existence et la force des souffrances produites par les appétits sexuels, et elle a aussi constaté l'absolue nécessité d'une pureté parfaite pour ceux qui voulaient recueillir les bienfaits de la continence.

Emploi de la volonté. — Le soin de montrer d'une manière plus directe les secours qu'on peut trouver dans la religion pour conserver la chasteté appartient à ceux qui sont autorisés spécialement pour traiter un pareil sujet. Beaucoup de conseils efficaces peuvent d'ailleurs, en dehors de la religion, être donnés au jeune homme qui, averti, — comme j'ai dit qu'il était nécessaire qu'il le fût, — des effets désastreux des jouissances précoces, veut rester continent. Son but, — comme le nôtre à son égard, — doit être de garder un esprit pur et sain dans un corps sain et pur. Si l'on dirigeait, d'après ce but arrêté, les exercices de l'esprit et du corps, l'on réduirait grandement, pour la plupart des cas, les difficultés qu'on éprouve à vivre chastement. Le conflit entre l'âme et la chair en révolte s'apaiserait ; les sens reconnaîtraient le souverain pouvoir de la raison, on serait maître de soi-même sans lutte ardente et pénible.

La première chose nécessaire pour le triomphe, c'est la puissance de l'esprit en face des circonstances extérieures, ce que nous appelons une forte volonté. Sans cette active énergie de nos facultés intellectuelles et morales que nous devons employer à diriger, à contrôler et à maîtriser complétement en nous tous les instincts de la bête, la vie de l'homme n'est plus qu'une course sans objet ; ballottés, sans gouvernail, livrés à la merci de chaque passion, de chaque penchant qui souffle, nous courons à un naufrage presque certain.

C'est une solennelle vérité que la souveraineté de la volonté, ou, en d'autres termes, que le pouvoir de l'homme sur lui-même dans quelque circonstance qu'il se trouve, et l'acquérir n'est qu'une affaire d'habitude. Chaque victoire augmente la force du vainqueur. De longues années d'un courageux empire sur lui-même rendent un homme presque sûr de résister à toute tentation; sa force de caractère, décuplée par l'habitude de la vie, le guide avec une énergie qui ne fléchit jamais dans la voie chaste qu'il a choisie. Le mot même dont nous nous servons, *continence*, exprime admirablement l'empire ferme et vigilant avec lequel sa volonté, disciplinée et bien conduite, saisit et dirige toutes les circonstances et les influences qui assaillent l'existence.

Chez un autre, la première petite concession, la première bataille perdue par la volonté contre la tentation, n'est que le commencement d'une longue série de défaites. Chaque lutte devenait plus pénible parce qu'il avait succombé dans les précédentes; chaque défaite amoindrissait encore le reste des forces, annihilait sa résistance. Et maintenant, avec la plus poignante de toutes les souffrances au cœur : le mépris de soi-même, avec une volonté désormais trop-faible pour dire : je ne veux pas, cet homme courbé sous l'empire tyrannique des mauvaises passions qu'abhorre ce qui peut rester de bon en lui, se traîne affaissé et trébuchant vers la tombe.

Je vais plus loin, j'affirme que la forte discipline de la volonté a un effet direct et physique sur le corps. L'homme qui peut commander même à ses pensées gardera plus facilement sa continence que celui qui ne le peut pas. Celui qui sait, quand les tentations de la chair l'aiguillonnent, se déterminer à appliquer son esprit à d'autres pensées et qui peut ainsi employer toute la force de sa volonté à détourner le danger, possède sur son corps lui-même un empire qui rendra la victoire dix fois plus facile pour lui que pour cet autre qui, incapable de maîtriser la moindre excitation physique, quoique déterminé à ne pas céder, doit soutenir la lutte et endurer dans leur plénitude toute l'intensité des souffrances sexuelles.

Le docteur Carter, dans son *Traité sur l'hystérie*, fait quelques observations saisissantes sur l'effet de la tension continuelle de l'esprit vers les mêmes idées, tension qui produit une congestion émotionnelle des organes. Nous citons ces réflexions qui jettent une vive lumière sur cette partie de notre sujet : « Les glandes soumises à la congestion émotionnelle sont celles qui, en sécrétant leurs produits en quantité plus grande, servent à satisfaire la sensation excitée. Ainsi le sang est dirigé aux mamelles par l'émotion maternelle, aux testicules par l'émotion sexuelle, aux glandes salivaires par des odeurs appétissantes. Dans chacun de ces cas, observons-le, la demande soudaine qui est faite par l'émotion peut produire une condition exsangue des autres organes, et arrêter ainsi quelque fonction qui s'accomplissait activement à ce moment-là, comme, par exemple, celle de la digestion. »

Le même docteur cite un exemple très-remarquable de l'influence émotionnelle chez une femme : « Une dame surveillait son petit enfant qui jouait près d'une fenêtre à guillotine ; le lourd châssis glisse dans ses rainures, tombe sur la main de l'enfant et lui écrase trois doigts. A cette vue la mère se trouve tellement saisie de frayeur et de douleur, qu'elle reste clouée en place sans pouvoir secourir son enfant. Un chirurgien est appelé, il panse le blessé, puis se tourne vers la mère qu'il voit assise gémissant et se plaignant d'une vive douleur à la main; il l'examine; les trois doigts correspondants à ceux blessés chez l'enfant sont gonflés et enflammés, quoiqu'ils n'eussent rien avant l'accident. Après vingt-quatre heures, des incisions y furent pratiquées; du pus en sortit, des escarrhes furent ensuite enlevées, et les doigts guérirent enfin après avoir suivi le cours des blessures ordinaires.

«Il ne peut y avoir de doute que, dans ce cas, l'émotion de la mère, en voyant les doigts mutilés de son enfant, ne fût dirigée vers les parties correspondantes de son propre organisme, et, sous cette réaction violente, il se produisit, dans la circulation ou la nutrition, un changement suffisant pour exciter une action inflammatoire aiguë. »

En traitant ce sujet avec plus de soin, nous trouverons beaucoup de faits dans lesquels il y a de fortes raisons pour croire à l'action de l'influence émotionnelle, et nous verrons qu'une attention longtemps dirigée sur certains organes, par les hypocondries et chez d'autres, a produit des dérangements étranges dans le système nerveux et circulatoire.

Pour éviter les conséquences de cette loi, il faut éloigner constamment toute pensée impure. Que le jeune homme ait assez de volonté pour écarter de son esprit des images charnelles, et beaucoup de souffrances lui seront épargnées. Il sera ainsi à l'abri de tentations nées de l'excitation anormale des organes reproducteurs, produite par la tension prolongée de l'esprit vers les mêmes sujets.

Le véritable point de départ pour gouverner sa volonté, c'est de commencer de bonne heure. Si un jeune homme met bien dans sa tête que de pareilles satisfactions accordées aux sens sont basses et dégoûtantes, et qu'il prenne la ferme et énergique résolution de ne pas se déshonorer en cédant au mauvais penchant, l'avenir le plus brillant et le plus heureux est ouvert devant lui.

Un de mes malades m'a fourni un exemple frappant de ce que peut faire une ferme résolution : « Vous pourrez être un peu surpris, monsieur Acton, me dit-il, si je vous affirme qu'avant mon mariage j'avais toujours eu une vie parfaitement pure. Pendant mon séjour dans les universités, mes passions étaient très-violentes, parfois presque indomptables, mais j'ai la satisfaction de penser que j'en vins toujours à bout. Ce ne fut pas cependant sans grands efforts : je me soumis à prendre de violents exercices physiques ; je fus le meilleur rameur de mon année, et lorsque j'étais envahi par un violent désir sexuel, je me précipitais hors de chez moi pour aller faire de l'exercice. Je sortis ainsi toujours vainqueur de ces luttes ; jamais je n'ai vu de femme avant mon mariage. Vous voyez quelle robuste santé j'ai, c'est l'exercice qui m'a toujours sauvé. »

Je puis ajouter que cet homme honorable réussit dans ses examens, et a atteint les plus hautes positions de sa profession. C'est une nouvelle preuve de ce que peuvent faire l'énergie du caractère, une indomptable persévérance et une bonne santé.

Je vais être maintenant obligé de présenter, comme contre-partie à ce tableau, l'état de l'homme qui s'abandonne sans frein à ses passions. Voici comment s'exprime Carpenter, dans la cinquième édition de son ouvrage, page 779 : « L'auteur voudrait conseiller à ses jeunes lecteurs, qui s'appuient sur les besoins de la nature pour excuser leur abandon aux passions sexuelles, qu'ils essayent d'appliquer complétement leur esprit à quelques-unes de ces nobles poursuites auxquelles leur profession les convie, puis qu'ils combinent avec ces efforts de l'intelligence de violents exercices du corps. Qu'ils fassent cela avant d'affirmer que leurs désirs ne peuvent être calmés, et que c'est pour cela qu'ils les satisfont. Rien ne contribue autant à accroître le désir que la continuelle direction de l'esprit vers les objets que l'on convoite, surtout sous l'influence favorable d'habitudes sédentaires. Rien, au contraire, ne réprime le désir d'une manière si efficace que l'exercice volontaire des facultés mentales sur des sujets étrangers à cette convoitise, et la dépense de l'énergie nerveuse dérivée dans d'autres canaux. »

Je pourrais aussi invoquer le témoignage du docteur Reid sur l'importance d'une volonté forte et bien dirigée :

« Comme médecin physiologiste, efforçons-nous de graver dans l'esprit des personnes prédisposées aux attaques d'aberration mentale et autres affections nerveuses cette importante vérité, qu'elles peuvent détruire par des actes déterminés, persévérants et continuels de la volonté les atomes flottants, les germes délicats, les premières étincelles de la folie. Plusieurs maladies mentales, encore à leur première période, promettent, lorsqu'elles sont dans des circonstances favorables, une cure facile, si l'esprit a été habitué pendant la jeunesse à contrôler, à maîtriser ses idées, si le malade possède une volonté ferme et s'il s'en sert pour arracher les racines à peine poussées de la maladie mentale. Nous aurions moins de désordres dans l'esprit si nous savions acquérir plus de pouvoir volitif, si nous essayions de disperser par notre énergie les nuages qui s'élèvent accidentellement dans notre horizon, si nous rompions résolûment les premiers fils du réseau que la tristesse et la mauvaise humeur peuvent jeter autour de nous, si nous faisions un effort pour chasser les mélancoliques images que nous présente notre imagination en occupant constamment l'esprit d'autres sujets. »

On ne doit pas oublier que cet art de diriger sa volonté n'est pas sans apporter avec lui des récompenses immédiates et importantes. Sans ce pouvoir complet ou du moins sans un peu de cette puissance, les facultés de l'esprit, de l'exercice régulier desquelles dépendent notre succès dans n'importe quelle carrière et le développement général de notre intelligence, ne sauraient être bien cultivées. Mais combien surtout cet art est essentiel pour atteindre le vrai bonheur, qui dépend si largement de l'approbation de soi-même, comme on l'a déjà observé.

Exercice et genre de vie. — Ce n'est pas assez que de bien régler son esprit, de fortifier sa volonté. Le corps aussi doit être soumis à un régime déterminé avant qu'on puisse discipliner ses instincts toujours prêts à la révolte. Ce régime convenablement pratiqué ne doit violer aucune des lois naturelles de la santé; il consiste à se conformer strictement aux règles d'hygiène que la science a démontrées nécessaires pour que la santé et la vigueur du corps soient vraiment assurées.

Cette action de la religion et de la volonté peut, par exemple, être grandement aidée par une abstinence totale ou partielle de boissons fermentées et de viandes échauffantes. L'expérience nous apprend qu'en restreignant *avec discernement* la nourriture de l'homme, et comme quantité et comme qualité, tandis que le cerveau est tenu en exercice et le corps fatigué, on a bon marché des instincts animaux. Je suis donc forcé de croire que la combinaison d'une *bonne direction* spirituelle, morale et physique, conduirait aussi près qu'un homme peut le désirer d'un parfait résultat. Je souligne les mots avec discernement et bonne direction, parce qu'il est bon que je dise à tout le monde que la direction que je conseille, le traitement que je propose est sage et basé sur la science. Bien de dangers ont souvent accompagné les essais de macération sur soi-même, les jeûnes, les purgations, lorsque par ces pratiques on voulait combattre l'embonpoint trop développé, ou qu'elles étaient inspirées dans un but de mortification par l'enthousiasme religieux; il serait aussi dangereux de se soumettre aveuglément à un traitement s'il n'était basé sur la science pour garder la continence.

Dans tous les cas, au début du traitement, les conseils des hommes spéciaux sont désirables. Il s'agira de décider comment il faut commencer et puis de graduer son régime; quelle pression doit être exercée sur chaque tempérament, quand il faudra l'augmenter, quand la diminuer; quels devront être le genre et la durée de l'exercice; la quantité et la qualité de nourriture nécessaire pour tenir l'organisme en bon état et en équilibre.

Je suis convaincu, toutes autres considérations mises de côté, que si un ou deux jours de la semaine étaient employés par nous à des pratiques d'extrême modération, la santé et les mœurs publiques s'en trouveraient au mieux. L'écrivain qui traiterait un pareil genre de vie avec le savoir, le talent et l'élévation nécessaire pour le populariser aurait droit à nos remercîments comme un bienfaiteur public. Aujourd'hui tout ce qui, dans le monde, se trouve jouir d'une position aisée mange et boit trop. Nos excès en nourriture développent ces ventres bedonnants, ces constitutions pléthoriques qu'on rencontre si souvent. Ce résultat de notre gloutonnerie saute aux yeux; mais un autre que nous ne voyons pas, c'est la dépréciation de notre énergie mentale, et ce que je pourrais appeler un désir artificiel et imaginaire, qui nous fait paraître nos besoins sexuels plus grands qu'ils ne sont. Manger, boire et coïter sont pratiqués avec une régularité invariable par trop de gens des moyennes classes. Ils agissent ainsi sûrement, quoique peut-être lentement, contre le *mens sana in corpore sano* de la génération. Au contraire, le système opposé, le travail corporel et l'abstinence bien réglée, tend à l'affermir. Il faut toujours en revenir à ce bon et vieil adage : *Vivre avec un schelling et le gagner par le travail.*

Travaux et amusements sains et intellectuels. — Les moyens passifs employés pour se préserver des causes excitantes ne sont pas les seuls qu'on doive mettre en œuvre pour garder cet état de santé et d'empire sur soi-même que nous désirons pour le jeune homme. Une hygiène active est très-nécessaire. L'exercice, la gymnastique, un emploi régulier de son temps, tout ce qui peut diriger l'énergie vers le développement de la constitution qui se forme et sa consolidation, tout ce qui peut écarter l'esprit des idées génésiques, voilà ce qu'il faut encore. Le libertinage de notre époque pourrait, j'en suis convaincu, être de beaucoup diminué, si l'on trouvait à amuser aussi bien qu'à instruire les jeunes gens des grandes villes. Toute association ou institution qui encourage les jeunes gens désireux de vivre vertueusement, à s'unir les uns aux autres en observant les principes de la pureté et de la résistance aux passions, nous semble digne de soutien et d'encouragement. De tels cercles de jeunes gens sont de la plus grande utilité, même à ceux qui n'en font pas partie; ils rendent le vice, — celui du moins qui ne se cache pas, — de mauvais ton pour ne pas dire davantage. C'est un des bons résultats obtenus par les efforts dignes d'éloges faits depuis quelques années par les diverses associations chrétiennes de jeunes gens, fondées dans le but d'élever la pensée et les sentiments de la jeunesse d'Angleterre.

L'établissement de bibliothèques, de cours publics, de gymnases, d'endroits de saine récréation où les jeunes gens peuvent passer leurs heures de loisir d'une manière gaie et agréable, et être non-seulement grandement à l'abri de la tentation, mais directement placés sous des influences qui, bien plus que toutes les autres amoindrissent la force de la concupiscence, a produit les plus importants et les meilleurs résultats.

Toute mesure qui a ainsi pour but de donner une occupation saine et agréable aux jeunes gens, — comme, par exemple, les écoles du gouvernement pour l'enseignement artistique, l'ouverture des cours du soir au muséum de Kensington, — est un pas fait dans le droit chemin, et tend à réaliser le seul grand objet : l'amélioration morale du peuple.

On a, pendant ces deux dernières années, beaucoup écrit sur les avantages nationaux du mouvement des volontaires. A mon sens, ce n'est pas le moindre de ses avantages d'avoir facilité la continence parmi les jeunes gens, non-seulement par l'excellent effet produit par la manœuvre sur leur physique et leur santé, mais encore par l'occupation attrayante et nouvelle qu'elle a donnée à leur esprit et à leur corps. C'est une preuve remarquable de l'heureuse influence qu'un mouvement bien dirigé et judicieusement conduit peut avoir sur la génération naissante. L'oisiveté dans laquelle restent les jeunes gens après leurs heures de travail est une des principales causes de la dissipation et du libertinage qu'on leur reproche. Tout but dont la poursuite éloigne l'homme des basses fréquentations, et l'encourage à employer ses heures de loisir à de nobles et salutaires récréations partagées avec ses égaux, est aussi profitable à lui qu'à son pays. Le mouvement des volontaires n'eût-il pas produit de plus grand et de meilleur résultat, les familles de l'Angleterre ont encore des motifs bien suffisants pour l'entretenir. Aussi bien placé que je le suis pour scruter la vie privée des jeunes gens en Angleterre, je puis affirmer qu'il y a quelque chose de plus sain en eux depuis quelque temps.

J'attribue, en grande partie, cette amélioration au mouvement des volontaires, et je suis sûr que dans la suite des années, on reconnaîtra qu'il a exercé la plus salutaire influence sur les mœurs du pays.

Avant d'aller plus loin, il est deux sujets que nous devons mentionner ici, parce qu'ils se présenteront naturellement à l'esprit de n'importe quel jeune homme quand on lui parlera de la continence. Je fais allusion au célibat et aux promesses précoces de mariage.

Quand l'adolescent s'est expliqué pour la première fois (grâce aux sages conseils d'un père prévoyant et bon) la nature des nouvelles sensations sexuelles qu'il ressent en lui; quand il est à la fois garanti par d'affectueux avertissements contre les dangers dont il avait à peine soupçonné l'existence, et pressé d'adopter les moyens raisonnables pour leur échapper et les surmonter, sa première pensée peut être celle-ci : « Est-il réellement bon pour moi de passer plusieurs années de ma vie sans satisfaire ces instincts qui sont après tout naturels? J'ai entendu parler des maux du célibat, et je suis cependant forcé de l'observer. »

Sous peu encore une autre question plus difficile à résoudre se présentera à son esprit et il faudra y répondre. Une pure et innocente affection, éclose en son cœur, éveille dans son âme les meilleurs et les plus nobles sentiments. Il se réjouit d'avoir découvert dans la nouvelle sensation de plaisir qu'il éprouve un moyen de réconcilier le devoir et ses penchants. Il sent, et à bon droit, que la passion loyale et sainte qui fait sa joie est infiniment meilleure que toutes les satisfactions sexuelles illicites, et est par le fait une force plus grande contre ses mauvais penchants que n'importe quelle garantie. Ne peut-il pas joyeusement se fiancer à l'objet de son choix, même quand il devrait attendre plusieurs années pour que le mariage couronne ses espérances?

Je dirai quelques mots sur chacune de ces questions avant de quitter cette partie de mon sujet.

Célibat. — Le mot célibat est généralement employé pour signifier que la continence est imposée à une personne d'âge convenable pour se marier. La continence chez de petits garçons et de très-jeunes gens, n'est pas celle dont nous allons parler maintenant.

Naturellement toute personne raisonnable doit plaider pour le célibat chez les jeunes gens ou plutôt pour la continence la plus stricte, et admettre que le jeune homme ne doit pas seulement s'abstenir physiquement, mais encore posséder une volonté assez ferme pour ne pas permettre à sa pensée de s'arrêter sur les affections sensuelles. A cette condition seulement il peut exceller dans ses études. Mais comment cette règle doit-elle être imposée? Et à quel âge la continence devient-elle ce bien très-douteux appelé célibat? Telle est la question que nous devons examiner.

J'ai déjà, je crois, fait allusion à ce fait que les qualités ntellectuelles sont en raison inverse des appétits sensuels. Il semble presque que les deux sont incompatibles chez le même individu, la satisfaction des uns annihilant le pouvoir des autres. Aussi un grand nombre d'hommes de génie ont-ils fui le mariage; et plus d'un remarquable ouvrage a été écrit par un célibataire.

Newton et Pitt vécurent dans le célibat; Kant détestait les femmes, et c'est à cette observation, à cette vérité que les anciens faisaient allégoriquement allusion, lorsqu'ils donnaient à Minerve, la déesse de la sagesse, le surnom d'une femme privée de *seins*. Apollon et les Muses sont aussi représentés comme vivant seuls; les neuf sœurs étaient appelées chastes ou vierges.

Disons encore une fois avec Bacon : « Les grands esprits et les grandes affaires tiennent à l'écart cette passion, qui est le propre des faibles. Celui qui a préféré Hélène abandonne les dons de Junon et de Pallas... car quiconque aime trop l'amour quitte à la fois les richesses et la sagesse. — Ils font bien, ajoute-t-il, ceux qui ne pouvant se passer d'amour, savent cependant le dominer et le séparer entièrement des affaires sérieuses et des actions de la vie; car s'il se mêle aux affaires, il dérange la fortune des hommes et les rend tels qu'ils ne peuvent plus marcher vers leur but. »

Ce fut sans doute pour obéir à des considérations de cette nature que nos ancêtres ordonnaient que les agrégés de l'université vécussent seuls, libres des liens du mariage. De semblables raisons engagèrent probablement l'Église de Rome à prescrire à ses prêtres le célibat et les vœux de chasteté.

Que le clergé de l'Église romaine continue ou non de vivre dans le célibat, cela importe peu au public anglais; mais, pendant ces dernières années, l'attention a été fortement excitée par les discussions élevées sur la question de savoir si les agrégés des universités devaient se marier. Il n'entre pas dans mon sujet de me mêler à cette thèse académique, je dois me borner à traiter la question au point de vue médical et examiner si cette rigoureuse continence est, sous le rapport purement physiologique, un mal ou un bien.

L'expérience tend à démontrer que l'homme qui sait conserver la chasteté de sa pensée et de son corps est plus capable, s'il est doué d'une intelligence ordinaire, de se distinguer dans les carrières libérales que celui qui s'adonne à la fornication ou qui commet des excès conjugaux. — La plus stricte continence, appelez-la célibat si vous voulez, — convient donc mieux à tout homme engagé dans de sérieux travaux de l'esprit, dont la constitution n'est pas étiolée par les excès, ou qui n'est pas d'une nature faible et excitable. Quelques-uns d'entre eux sont, il est vrai, des tempéraments faibles, des sujets maladifs, qui ne peuvent rester continents sans s'exposer aux émissions nocturnes; et lorsque celles-ci sont fréquentes, elles mettent les facultés intellectuelles du malade dans un état pire que s'il était marié, et se livrait parfois au coït.

Dans ce cas exceptionnel, il n'est pas vrai de dire que le célibat soit l'état le plus favorable aux conceptions de l'intelligence. Je puis donner une preuve concluante de ce que j'avance.

Des personnes étudiant dans les universités vinrent dans mon cabinet se plaindre que, bien que menant une vie chaste, ils étaient tellement victimes des émissions nocturnes, qu'il leur était impossible de poursuivre quelques instants un travail intellectuel difficile ou continu. Leur mémoire s'affaiblissait et leur santé se dérangeait. Avec un traitement convenable, la santé, dans de pareils

cas, est rapidement retrouvée, et la puissance intellectuelle facilement recouvrée; mais il paraîtrait, d'après
ces faits, que le célibat n'est pas sans dangers pour des
tempéraments exceptionnels.

Ces dangers cependant, on ne doit jamais l'oublier,
attaquent très-rarement l'homme parfaitement continent; ils sont presque tou jours le châtiment de satisfactions autrefois données aux sens. Les hommes robustes, énergiques, sont rarement tourmentés de la
sorte, sans du moins qu'il y ait de leur faute; et,
en tout cas, l'incontinence n'est pas le remède qu'on
doit appliquer à pareil mal; mais bien plutôt l'exercice, le régime, les prescriptions hygiéniques, qui, généralement, améliorent la santé. On peut poser en règle
générale que, jeunes ou vieux, ceux qui ont toujours vécu
continents, tant qu'ils s'adonnent à l'étude et prennent
des exercices convenables, ne sont jamais tourmentés
par de violents désirs sexuels. Mais lorsque le grand
effort mental nécessaire pour arriver à l'agrégation
n'existe plus, les appétits sensuels s'éveillent, redoublent
de violence, et alors des souffrances véritables, la maladie même, peuvent s'en suivre. La résistance à ces
désirs amène des émissions nocturnes parfois assez
fréquentes pour détériorer sérieusement la santé. On dit
alors que le mal provient du travail pénible auquel on
s'est livré quelque temps auparavant, et le malade est
supposé souffrir d'indigestion, de maladie de cœur, de
faiblesse générale, etc.

Sous l'excitation nouvelle que donnent l'oisiveté et
une aisance comparative, les moins scrupuleux ont re-

cours à la fornication pour calmer leurs appétits. C'est le plus fatal des remèdes. Les annales universitaires peuvent fournir les tristes exemples de plus d'un homme qui aurait été une des gloires de l'Église, et que ses penchants impurs ont ainsi entraîné à sa perte.

Je suis d'avis qu'en général les lois de l'Académie qui imposent le célibat, aux adultes, ne sont pas bonnes. Je pense que les différents colléges feraient bien d'abandonner, à quelque prix que ce fût, ces derniers vestiges des institutions monacales, et de ne pas interposer leur autorité pour empêcher un homme intelligent de se marier lorsqu'il a pleinement atteint l'âge adulte.

J'ai eu occasion de rechercher les preuves et les origines différentes de scandales cléricaux, et j'ai des raisons de croire que les semences du vice peuvent avoir été jetées dans ces jours où un homme ne pouvant se marier parce qu'il perdrait les bénéfices si péniblement acquis de son agrégation, et ne pouvant modérer pendant plus longtemps ses sens en révolte, a été amené à les calmer par des moyens illicites. Il eût évité ces fautes si, comme d'autres, il avait pu trouver, dans le mariage, la légitime satisfaction de ses besoins.

Mariages précoces. — George Herbert dit dans son *Church-porch* (portique de l'église) : «Abstiens-toi entièrement ou marie-toi. Ton Dieu plein de bonté te donne le choix de la voie. Ne prends pas de détours, mais accepte joyeusement ce qu'il t'apporte. Ne te chagrine pas de ce que tes désirs vont par bonds et par temps d'arrêt. La continence a ses charmes. Pèse les deux, continence et incontinence; si cette dernière l'emporte, dis adieu au ciel.»

Pour les jeunes gens, les règles établies ci-dessus s'appliqueraient avec une égale force aux mariages précoces. Lycurgue défendait à tout homme de se marier avant trente ans, et en cela, comme en bien d'autres choses, l'antique législateur montrait sa sagesse. Naturellement le mariage, même pour un jeune garçon vaut mieux que la fornication ; mais le vrai remède, on ne saurait le répéter trop souvent, aux souffrances de la tentation chez le jeune homme, c'est la continence et non la satisfaction donnée au désir, quand même cette satisfaction serait légitimée, par le mariage.

Aucun médecin, je l'affirme, ne recommandera à la population de la métropole, population soumise avant tout au travail, de se marier de bonne heure. Le mariage n'est pas la panacée de toutes les misères terrestres ou le seul remède de tous les vices précoces. Il s'oppose souvent au travail et au succès dans la vie. Son seul résultat est que le pauvre homme (dénué sous le rapport pécuniaire), ne possède jamais la santé du corps ou le bonheur social qu'il aurait pu raisonnablement atteindre. Jusqu'à vingt-cinq ans je n'éprouve pas de scrupule d'imposer une abstinence entière au jeune fat qui soupire et minaude, au lieu de travailler d'une manière droite et pure, et de gagner *sa femme* avant qu'il puisse espérer de goûter quoi que ce soit du bonheur et des bienfaits de la vie conjugale.

Fiançailles précoces. longs engagements. — Dans un ouvrage publié sous le titre de *Conseils aux jeunes gens*, par la société chrétienne de jeunes gens, on recommande de se fiancer de bonne heure. L'auteur y dit, page 52 : « Que les affections soient engagées et que les vues futures du mariage occupent l'esprit, — si de telles promesses sont sincères, si elles sont gardées fidèlement, beaucoup d'avantages, outre ceux auxquels on a déjà fait allusion, en résulteront. »

Beaucoup de personnes vertueuses et bien intentionnées partagent cette opinion ; mais si nous les examinons au point de vue médical, il est fort douteux, pour ne pas dire plus, que ces fiançailles précoces soient à souhaiter pour un jeune homme qui a son chemin à faire dans le monde, et qu'il soit sage de se lier de trop bonne heure à une jeune fille, quelque pur et fidèle que soit d'ailleurs cet attachement.

Si un adulte est dans une position à se marier, qu'il le fasse. Si ses désirs sexuels sont violents et ses facultés intellectuelles peu étendues, un mariage précoce le mettra à l'abri de beaucoup de misères et de tentations. Toute l'expérience médicale prouve, cependant, que pour n'importe qui et surtout pour un jeune homme, contracter un long engagement avec une jeune fille sans aucune espérance immédiate de l'accomplir, est physiquement un mal sans mélange de bien. Il est mauvais pour n'importe qui, d'avoir des idées sexuelles et de nourrir dans son âme des désirs, dont l'objet est presque constamment devant ses yeux et qu'excitent encore chaque entrevue avec sa future. J'irai plus loin ; une correspondance fréquente est chose malsaine pour l'esprit parce qu'elle lui présente trop longtemps un ordre de pensées qu'il serait bon de ne pas avoir. J'ai des raisons pour dire que cet état constant d'excitation sexuelle a, non-seulement

causé des émissions nocturnes dangereuses par leur fréquence et leur caractère persistant, mais encore des
affections plus graves des testicules. Deux ou trois mois
d'attente augmentent graduellement ces fâcheux résultats; mais le danger et la souffrance peuvent naturellement devenir plus grands quand le mariage est retardé
pendant des années.

Cette partie de mon travail était sous presse lorsque
s'est présenté le cas suivant qui venait si exactement
à point, que je ne puis m'empêcher de le citer ici :
« Le malade, un jeune gentleman Irlandais de bonne famille, était fiancé; mais le mariage ne devait avoir lieu
que dans cinq mois. Il ne pouvait s'empêcher d'éprouver
une grande excitation des parties sexuelles, toutes les fois
qu'il voyait sa future. Les fâcheux inconvénients qui en
résultaient étaient la cause immédiate de sa visite. Les
fiancés demeuraient l'un près de l'autre et se rencontraient souvent. Sans que la dame s'y prêtât en quoi que ce
soit la surexcitation du jeune homme était à son comble.
Quand il l'avait quittée, il était sujet à de fréquentes émissions nocturnes : parfois ces pollutions avaient lieu en
présence de la jeune fille et se répétaient plusieurs fois de
suite; c'était, — à ce qu'il croyait, — ce qui l'avait affaibli.
Sans doute, il n'avait pas été continent auparavant; mais
quel que fût le véritable motif de son état, ces dérangements devaient durer quelques mois encore. Que fallait-il
faire? Je ne pus lui prescrire que de fuir la présence de
sa fiancée, de maîtriser ses sentiments, et d'écarter autant
que possible certaines idées. Je crains bien que mes conseils n'aient pas servi à grand'chose.

A mon avis la science n'a, comme la morale et la religion, qu'un seul conseil à donner à tous les jeunes gens, celui de vivre continents et de se préserver en pensées et en action de toute excitation sexuelle. L'adulte même qui ne serait pas en position de se marier ferait bien d'éloigner le plus possible de son esprit les pensées sexuelles. Il est sage pour lui de s'adonner entièrement à sa profession et de ne pas avoir à partager ses attentions entre sa fiancée et son succès dans le monde. Quand son avenir sera assuré, il sera temps de penser à la femme, et il se trouvera alors dans une situation plus favorable pour bien choisir la compagne de sa vie.

Ces longs et précoces engagements tournent aussi à mal au point de vue social. L'espérance qui fait attendre sa réalisation, torture non-seulement le cœur, mais encore elle aigrit le caractère. Des dissentiments, que l'intimité plus étroite du mariage n'aurait pas laissé naître ou qu'elle aurait effacés de suite, deviennent des sources permanentes de désagréments. Très-souvent les fiancés ont à regretter la perte d'une jeunesse qui se fût écoulée plus heureuse et plus utile, sans un engagement précoce et irréfléchi qui devait à la fin, et après beaucoup de souffrances, être brisé au soulagement mutuel des deux parties.

§ 3. Désordres dans la jeunesse.

INCONTINENCE. — Il y a tout avantage, nous l'avons déjà démontré, à exposer au jeune homme, avec sympathie et franchise, toutes les difficultés qu'il aura à surmonter pour rester continent, en lui montrant en même temp le bien immense qui en résulte. Il n'est pas moins, selon moi, de notre devoir, de l'instruire en détail des tentations si vives et des conséquences désastreuses de l'incontinence; et ici je voudrais protester une fois encore, contre ceux qui refusent de donner au jeune homme le moindre encouragement, et m'élever surtout contre ce funeste conseil de chercher dans la fornication le soulagement de ses besoins charnels.

Rien au monde ne pourrait m'engager à prendre sur moi cette responsabilité de recommander un coït illicite. Je mets de côté toute idée morale, et je reste convaincu qu'aucune considération, physiologique ou autre, ne peut justifier un médecin qui conseille un acte d'impureté ou qui atténue systématiquement la faute.

L'acte du coït, commis de loin en loin, n'est pas d'abord à désirer au point de vue médical; il stimulte l'appétit sans le satisfaire. De plus, chaque fornication peut être le commencement d'une liaison durable, et souvent remplie de conséquences pénibles. Si cette liaison se traîne et devient régulière, l'homme peut s'engager dans des liens qu'il sera difficile de rompre. La classe des personnes qui veulent bien accepter ses assiduités, en dehors du mariage, est presque toujours au-dessous de lui et par le rang et par l'éducation. Si sa maîtresse lui est fidèle, il est souvent porté à en faire ce qu'on appelle une *honnête femme*. Un mariage légal s'ensuit-il, l'infortuné reconnaît bientôt qu'il est sévèrement puni pour le reste de sa vie. Les exigences de la société sont telles que les hommes seuls peuvent le visiter chez lui, même si sa position sociale est bonne. Sa famille peut essayer d'arranger les choses ; la femme bien élevée ne veut jamais oublier les antécédents de la nouvelle épouse. Cette dernière mérite souvent une grande compassion quand, malgré ses excellentes dispositions pour se bien conduire, elle trouve l'entrée de la bonne société impitoyablement fermée pour elle. Son éducation manquée la tient au-dessous de sa nouvelle position ; elle se désole, devient acariâtre, maussade et regrette parfois son ancienne liberté. Ceux qui ont visité l'intérieur de pareils ménages savent combien rarement les mariages de cette sorte tournent bien. Quand, au contraire, le jeune libertin est assez heureux ou assez rusé pour éviter une liaison permanente, qu'agissant, à son avis, en homme sage, il court à l'aventure, satisfaisant ses passions de femme en femme, le jour n'est pas loin où il s'infectera du mal, surtout en Angleterre, où l'on croit encore qu'il est indigne de la société de s'occuper de la santé des prostituées[1].

Feu le P. Mathew connaissait bien ses compatriotes quand il leur enjoignait, non pas d'user modérément du gin, mais de s'en abstenir complétement. Il en est de même des plaisirs sexuels ; il est plus facile de s'en abstenir entièrement que de céder parfois à ses passions, puis de revenir continent pendant un certain temps. Le jeune homme est, dans ce cas, un *songe creux* qui voudrait

---

[1] Ceux qui voudront connaître une étude plus complète de ce sujet pourront la trouver dans le traité *De la prostitution en Angleterre,* par l'auteur, et ils verront quels dangers y courent ceux qui s'adressent à ces sortes de femmes.

ouvrir les portes aux flots de l'océan, puis essayer de poser des limites à l'inondation.

Le conseil médical ou scientifique, comme on voudra l'appeler, qui recommanderait au jeune homme de contracter une habitude aussi dangereuse est le pire et le plus cruel de tous ceux qui peuvent être donnés.

Il convient au rôle du médecin d'inculquer dans l'esprit inexpérimenté de son malade cette vérité, qu'au lieu d'être une simple satisfaction donnée aux passions, se commettre avec une prostituée est l'un des péchés les plus épouvantables, soit comme nature, soit comme résultat, dont l'homme puisse se rendre coupable.

C'est le ton adopté dans un célèbre article publié par la *Revue de Westminster :*

« ... Notre morale sera considérée par le prêtre comme étrangement relâchée, comme incompatible avec nos idées. Les hommes du monde, le commun des penseurs et la multitude qui suit le courant sans penser du tout, la regarderont comme sauvage et absurde; malgré cela, nous croyons cette morale d'accord avec la nature et les inspirations du bon sens. Nous considérons donc la fornication — et par ce mot nous entendons toujours le commerce impur avec des femmes qui se prostituent pour de l'argent, — comme la pire et la plus basse des irrégularités sexuelles, la plus révoltante pour des sentiments purs, celle qui indique le plus une nature vile, celle qui dégrade et contribue le plus à nous fermer l'entrée de l'autre vie; — comme le péché qui de tous flétrit le plus sûrement, le péché entre tous par qui s'éteint la lumière de l'âme.

« L'acte du coït, quand l'amour l'accompagne, — quoique blâmable par lui-même, et terrible dans ses conséquences, — est un péché selon l'*ordre de la nature*. Sa singularité et son abomination consistent en ce qu'il ôte à tous les sentiments de l'amour ce qui était donné à l'homme par la nature comme la dernière et la plus vive expression de l'amour passionné ; c'est qu'il sépare ce que Dieu a uni, c'est qu'il réduit la jouissance la plus vive de l'affection sans réserve à un plaisir seulement momentané et brutal ; c'est qu'il enlève au seul de nos appétits que la nature épure et spiritualise l'influence sainte des bons et tendres sentiments auxquels elle le lie, pour le rendre aussi bestial que le reste. C'est un échange volontaire de l'amour passionné d'un être spirituel et intellectuel pour la faim et la soif de la bête. C'est une profanation de ce que l'organisation la plus haute de l'homme le rend capable d'élever et de raffiner ; c'est l'introduction de la boue dans le pur sanctuaire des affections.

« Nous avons dit que la fornication réduit, abaisse l'expression la plus ardente de l'amour profond et dévoué à une jouissance purement bestiale. Elle fait plus que cela, non-seulement elle met l'homme au niveau de la brute, mais elle a un caractère si odieux qu'elle le met au-dessous, fort au-dessous de la brute. Chez l'animal, le coït est la simple satisfaction d'un désir naturel mutuellement ressenti. Dans la prostitution humaine, c'est, dans beaucoup de cas, et probablement dans la plupart, un désir brutal d'un côté seulement, et de l'autre côté une soumission répugnante et dégoûtante achetée pour de l'argent. Chez les bêtes, les sexes se joignent par un instinct

commun et une volonté commune; il était réservé à l'a-
nimal humain de traiter la femme comme la simple victime de ses appétits. » (*West. Rev.*, juillet 1850.)

A ces paroles éloquentes de l'écrivain indigné, ne pou-
vons-nous pas ajouter celles d'un poëte, d'un païen, plus
désintéressé dans la question et à coup sûr peu sévère en
pareille matière, de l'auteur de l'*Art d'aimer*, d'Ovide :

> Sumite in exemplum pecudes ratione carentes,
>   Turpe erit ingenium mitius esse feris.
> Non equæ munus equum, non tauro vacca poposcit,
>   Non aries placitam munere captat ovem;
> Sola viro mulier spoliis exultat ademptis;
>   Sola locat noctes; sola locanda venit.
> Et vendit, quod utrumque juvat, quod uterque petebat
>   Et pretium; quanto gaudeat ipsa, facit.

Donc, pour en finir, mon avis bien réfléchi, bien mûri,
est qu'il faut pour tous les jeunes gens aussi bien que
pour les enfants, une vie parfaitement chaste en pensées, en paroles, en actions. Cela est tout à fait possible. Les moyens que j'ai signalés pour y parvenir sont :
— fermeté et direction de la volonté; — occupation
constante à un exercice de l'intelligence et du corps; —
une hygiène convenable. Voilà, en laissant de côté le plus
grand préservatif de tous, le sentiment religieux, ce qui
doit suffire pour atteindre ce but : mener une vie chaste.

Je donne aussi bien sincèrement cet avis aux précepteurs et aux parents : qu'ils fassent cause commune
avec leurs enfants ou leurs élèves; qu'ils sympathisent
par le cœur avec eux; qu'ils leur expliquent franchement
le véritable état des choses, afin qu'ils les aident à garder
une vie pure.

Une grande divergence d'opinions peut exister sur la conduite que les parents et les précepteurs doivent tenir à l'égard des jeunes garçons. On ne peut cependant, sans danger, laisser des jeunes gens dans une profonde ignorance sur toutes les matières sexuelles, et attendre que l'expérience les instruise, ou qu'ils s'éclairent par les conversations vagues et ordurières qu'ils auront les uns avec les autres, ou bien avec des domestiques, ou bien encore par des renseignements équivoques et peu scientifiques puisés dans des comptes rendus de procès en divorce et dans des rapports de police. Peut-être quelques-uns des lecteurs n'ont jamais envisagé la question comme je l'envisage maintenant; mais ils ne peuvent pas ne pas avoir remarqué la curiosité des jeunes gens pour tout ce qui touche à cette matière, la pire et la plus inutile de toutes; et, au risque de me répéter, j'affirmerai de nouveau qu'il n'est pas bon que leur naturelle et ardente curiosité puisse seulement être satisfaite par des détails souvent disparates et faux. Par suite du manque d'instruction plus réelle qui eût pu servir à les guider dans le droit chemin, beaucoup ont été amenés, en obéissant à un sentiment de curiosité dont le principe n'était pas d'abord mauvais, à chercher des renseignements sur les rapports sexuels près des habitués mâles ou femelles des maisons de débauche; ou dans la littérature obscène qu'on trouve dans ces sortes de cercles, et qui transmet ses traditions d'un siècle à l'autre avec des additions et des exagérations qui rendent difficile de découvrir au milieu de la masse d'erreurs le grain de vérité qui toujours se cache dans une croyance populaire.

Quand un jeune homme est parvenu à l'âge de l'adolescence, je pense qu'il peut être mis en possession de renseignements qui lui montrent la passion sexuelle telle qu'elle est, avec les dangers qui en résultent, si on s'y abandonne, et qui lui indiquent les moyens de la retenir dans ses légitimes limites.

§ 4. Masturbation chez le jeune homme et chez l'adulte.

Il me paraît convenable de traiter ici complétement de la masturbation chez le jeune homme et chez l'adulte, quoiqu'on puisse objecter que ce vice ne constitue pas, à proprement parler, un désordre des fonctions reproductrices. On peut à peine admettre que c'est une maladie, et cependant ses résultats sont aussi désastreux que ceux de la plupart des maladies. C'est plutôt un genre d'incontinence habituelle qui amène fort souvent la maladie. Comme c'est surtout pendant la puberté que le fléau s'empare d'abord de ses victimes, il est bon de commencer son étude dès cette période.

J'épuiserai de suite le sujet afin de n'être pas obligé d'y revenir en traitant des désordres chez les adultes.

J'ai déjà défini cette habitude en l'étudiant chez les enfants qu'elle affecte souvent avant l'âge de puberté, et j'ai dit alors comment elle pouvait être comprise dans la définition générale de l'incontinence. Il me reste à faire voir quelles sont ses suites funestes lorsqu'on s'y livre après l'âge auquel commence la sécrétion du sperme. Quant aux remèdes contre ce vice, ce sont presque les mêmes que l'on doit employer contre toute espèce d'incontinence.

Il est difficile de s'entourer d'un grand nombre de renseignements certains sur un sujet aussi triste. Les honteuses victimes de ce vice, tant qu'elles sont capables de donner quelques renseignements, sont rarement disposées à faire des aveux. De plus, peu d'auteurs parmi ceux qui pouvaient éviter cette tâche, se sont même aventurés à réfléchir sur un mal à la fois si répandu et si déplorable.

Il y a cependant un écrivain dont les confessions extraordinaires ne sont pas d'une mince valeur, car elles font voir à la fois la facilité terrible avec laquelle ce vice abject peut rendre un être humain son esclave, et l'espèce d'obscurcissement de jugement qui finit par être le lot des victimes de cette abrutissante pratique.

Les *Confessions* de J. J. Rousseau nous montrent un philosophe qui n'avoue pas qu'il pratiquait habituellement la masturbation, mais qui décrit de la manière la plus claire les causes qui tendaient à exciter ses sensations sexuelles, et nous dépeint avec calme le moyen par lequel sa jeune imagination surexcité exagérait les plaisirs que le vice lui donnait. Il semble cependant ignorer que l'état si misérable de son corps et de son esprit, qu'il va décrire et déplorer, est en quelque sorte la conséquence naturelle de cette funeste habitude. Ceci, du reste, ne doit pas étonner, puisque le médecin qu'il consulta n'attribua pas la maladie à sa cause réelle.

L'expérience acquise, l'étude scientifique de faits nombreux mieux observés et mieux interprétés, et les aveux

des malades qui ont péché et souffert comme J. J. Rous-
-seau, nous expliquent trop clairement l'origine de ses
souffrances.

Les *Confessions* du philosophe de Genève ne sont pas,
du reste, un de ces livres dont un jeune homme doit
rechercher la lecture; il contient beaucoup d'opinions
très-réfutables et dangereuses, et peint une phase de la
société qui n'a pas pu durer longtemps. Mais, comme
J. J. Rousseau nous y décrit, l'ayant lui-même éprouvé,
la condition particulière à laquelle la masturbation réduit un homme, quelques extraits de ce livre peuvent ne
pas être ici hors de leur place. J'ai déjà mentionné la
cause à laquelle il attribue lui-même le commencement
de l'habitude. Par une étrange complaisance pour lui-
même, il se croit pur et chaste au moment où il avoue la
pratique de son abominable vice.

« Avec, dit-il, un sang brûlant de sensualité presque
dès ma naissance, je me conservai pur de toute souil-
lure jusqu'à l'âge où les tempéraments les plus froids et
les plus tardifs se développent. »

Et, chose remarquable, pendant qu'il se confesse de
cette turpitude comme d'un vice, il semble encore sou-
pirer après la vieille excitation, et il demeure comme
frappé d'une myopie morale qui l'empêche de voir ou
sa mauvaise nature, ou le danger qu'il courait :

« Bientôt rassuré, j'appris ce dangereux supplément
qui trompe la nature et sauve aux jeunes gens de mon
humeur beaucoup de désordres aux dépens de leur santé,
de leur vigueur, et quelquefois de leur vie. Ce vice, que
la honte et la timidité trouve si commode, a de plus un

grand attrait pour les imaginations vives : c'est de dis-
poser pour ainsi dire à leur gré de tout le sexe, et de
faire servir à leurs plaisir la beauté qui les tente, sans
avoir besoin d'obtenir son aveu. »

Si quelque lecteur trouve le passage trop séduisant
pour avoir été admis ici, l'extrait suivant lui offrira l'antidote. Personne, je pense, ne devra vraisemblablement
être fasciné par cette vive peinture du plaisir, quand il
lira la description également frappante du châtiment
presque immédiat de l'abominable pratique. Aucun jeune
homme ne voudrait pour rien au monde sciemment se
réduire, dans la société, à une condition pareille à celle
dont il nous fait ce navrant tableau.

« J'étais embarrassé, tremblant; je n'osais la regarder,
je n'osais respirer auprès d'elle; cependant je craignais
plus que la mort de m'en éloigner. Je dévorais d'un œil
avide tout ce que je pouvais regarder sans être aperçu,
les fleurs de sa robe, le bout de son joli pied, l'intervalle d'un bras ferme et blanc qui paraissait entre son
gant et sa manchette, et celui qui se faisait quelquefois
entre son tour de gorge et son mouchoir. Chaque objet
ajoutait à l'impression des autres. A force de regarder ce
que je pouvais voir, et même au delà; mes yeux se trou-
blaient, ma poitrine s'oppressait, ma respiration, d'instant en instant plus embarrassée, me donnait beaucoup
de peine à gouverner; et tout ce que je pouvais faire était
de filer sans bruit des soupirs fort incommodes dans le
silence où nous étions assez souvent. »

Les derniers résultats contiennent cependant les plus
terribles enseignements. Le misanthropique philosophe

scruté son caractère moral et mental avec un mélange étonnant d'aveuglement et de perspicacité et une recherche minutieusement malsaine. Il n'a pas apparamment concience d'avoir indiqué la cause suffisante de la tendance dont il parle ni d'avoir donné une explication vraie des faiblesses, des folies qu'il déplore, de son peu de courage, de son tempérament et de son esprit efféminés. Tout cela fait frémir de dégoût, et tout cela, après tout, n'est seulement que la preuve du degré de plus en plus honteux d'affaissement moral et mental auquel on peut descendre.

Voici comment il se dépeint lui-même et nous présente ce qui, après avoir fait la part du mensonge et de l'illusion, peut passer pour le portrait achevé d'un masturbateur à mi-chemin de la ruine :

« On dirait que mon cœur et mon esprit n'appartiennent pas au même individu. Le sentiment, plus prompt que l'éclair, vient remplir mon âme; mais, au lieu de m'éclairer, il me brûle et m'éblouit. Je sens tout et je ne vois rien. Je suis emporté, mais stupide; il faut que je sois de sang-froid pour penser. Ce qu'il y a d'étonnant est que j'ai cependant le tact assez sûr, de la pénétration, de la finesse même, pourvu qu'on m'attende : je fais d'excellents impromptu à loisir, mais sur le temps, je n'ai jamais rien fait ni dit qui vaille. Je ferais une fort jolie conversation par la poste, comme on dit que les Espagnols jouent aux échecs. Quand je lus le trait d'un duc de Savoie qui se retourna, faisant route, pour crier : *A votre gorge, marchand de Paris*, je dis : Me voilà.

« Cette lenteur de penser jointe à cette vivacité de sentir, je ne l'ai pas seulement dans la conversation, je l'ai même seul et quand je travaille. Mes idées s'arrangent dans ma tête avec la plus incroyable difficulté : elles y circulent sourdement, elles y fermentent jusqu'à m'émouvoir, m'échauffer, me donner des palpitations; et, au milieu de toute cette émotion, je ne vois rien nettement, je ne saurais écrire un seul mot; il faut que j'attende. Insensiblement ce grand mouvement s'apaise, ce chaos se débrouille, chaque chose vient se mettre à sa place, mais lentement, et après une longue et confuse agitation. N'avez-vous point vu quelquefois l'opéra en Italie? Dans les changements de scène, il règne sur ces grands théâtres un désordre désagréable et qui dure assez longtemps; toutes les décorations sont entremêlées, on voit de toutes parts un tiraillement qui fait peine, on croit que tout va renverser : cependant peu à peu tout s'arrange, rien ne manque, et l'on est tout surpris de voir succéder à ce long tumulte un spectacle ravissant. Cette manœuvre est à peu près celle qui se fait dans mon cerveau quand je veux écrire. Si j'avais su premièrement attendre, et puis rendre dans leur beauté les choses qui s'y sont ainsi peintes, peu d'auteurs m'auraient surpassé.

« De là vient l'extrême difficulté que je trouve à écrire. Mes manuscrits, raturés, barbouillés, mêlés, indéchiffrables, attestent la peine qu'ils m'ont coûtée. Il n'y en a pas un qu'il ne m'ait fallu transcrire quatre ou cinq fois avant de le donner à la presse. Je n'ai jamais pu rien faire la plume à la main vis-à-vis d'une table et de mon papier; c'est à la promenade, au milieu des rochers et des bois, c'est la nuit dans mon lit et durant mes insomnies, que

j'écris dans mon cerveau : l'on peut juger avec quelle
lenteur, surtout pour un homme absolument dépourvu
de mémoire verbale, et qui de la vie n'a pu retenir six
vers par cœur. Il y a telle de mes périodes que j'ai tour-
née et retournée cinq ou six nuits dans ma tête avant
qu'elle fût en état d'être mise sur le papier. De là vient
encore que je réussis mieux aux ouvrages qui demandent
du travail qu'à ceux qui veulent être faits avec une certaine légèreté, comme les lettres, genre dont je n'ai jamais
pu prendre le ton, et dont l'occupation me met au supplice. Je n'écris point de lettres sur les moindres sujets
qui ne me coûtent des heures de fatigue, ou, si je veux
écrire de suite ce qui me vient, je ne sais ni commencer
ni finir, ma lettre est un long et confus verbiage ; à peine
m'entend-on quand on la lit.

« Non-seulement les idées me coûtent à rendre, elles
me coûtent même à recevoir. J'ai étudié les hommes et
je me crois assez bon observateur : cependant je ne sais
rien voir de ce que je vois ; je ne vois bien que ce que je
me rappelle, et je n'ai de l'esprit que dans mes souvenirs.
De tout ce qu'on dit, de tout ce qu'on fait, de tout ce qui
se passe en ma présence, je ne sens rien, je ne pénètre
rien. Le signe extérieur est tout ce qui me frappe. Mais
ensuite tout cela me revient ; je me rappelle le lieu, le
temps, le ton, le regard, le geste, la circonstance ; rien
ne m'échappe. Alors, sur ce qu'on a fait ou dit, je trouve
ce qu'on a pensé, et il est rare que je me trompe.

« Si peu maître de mon esprit, seul avec moi-même,
qu'on juge de ce que je dois être dans la conversation,
où, pour parler à propos, il faut penser à la fois et sur-le-

champ à mille choses. La seule idée de tant de convenances, dont je suis sûr d'oublier au moins quelqu'une, suffit pour m'intimider. Je ne comprends pas même comment on ose parler dans un cercle, car, à chaque mot, il faudrait passer en revue tous les gens qui sont là; il faudrait connaître tous leurs caractères, savoir leurs histoires pour être sûr de ne rien dire qui puisse offenser quelqu'un. Là-dessus, ceux qui vivent dans le monde ont un grand avantage : sachant mieux ce qu'il faut taire, ils sont plus sûrs de ce qu'ils disent; encore leur échappe-t-il souvent des balourdises. Qu'on juge de celui qui tombe là des nues; il lui est presque impossible de parler une minute impunément. Dans le tête-à-tête, il y a un autre inconvénient que je trouve pire, la nécessité de parler toujours : quand on vous parle, il faut répondre, et si l'on ne dit mot, il faut relever la conversation. Cette insupportable contrainte m'eût seule dégoûté de la société. Je ne trouve point de gêne plus terrible que l'obligation de parler sur-le-champ et toujours. Je ne sais si ceci tient à ma mortelle aversion pour tout assujettissement, mais c'est assez qu'il faille absolument que je parle pour que je dise une sottise infailliblement.

« Ce qu'il y a de plus fatal est qu'au lieu de savoir me taire quand je n'ai rien à dire, c'est alors que, pour payer plus tôt ma dette, j'ai la fureur de vouloir parler. Je me hâte de balbutier promptement des paroles sans idées, trop heureux quand elles ne signifient rien du tout. En voulant vaincre ou cacher mon ineptie, je manque rarement de la montrer.

« Je crois que voilà de quoi faire assez comprendre

comment, n'étant pas un sot, j'ai cependant souvent passé pour l'être, même chez les gens en état de bien juger . d'autant plus malheureux que ma physionomie et mes yeux promettent davantage, et que cette attente frustrée rend plus choquante aux autres ma stupidité. Ce détail, qu'une occasion particulière a fait naître, n'est pas inutile à ce qui va suivre. Il contient la clef de bien des choses extraordinaires qu'on m'a vu faire, et qu'on attribue à une humeur sauvage que je n'ai point. J'aimerais la société comme un autre, si je n'étais sûr de m'y montrer non-seulement à mon désavantage, mais tout autre que je ne suis. Le parti que j'ai pris d'écrire et de me cacher est précisément celui qui me convenait. Moi présent, on n'aurait jamais su ce que je valais, on ne l'aurait pas soupçonné même. »

Après tout, l'humanité s'accommoderait encore de la masturbation, si elle se bornait à produire sur l'esprit les effets qu'on vient de lire, quelques humiliants qu'ils soient; mais une expérience de tous les jours nous apprend que cette mauvaise habitude est accompagnée de conséquences physiques déplorables. On peut encore venir à bout de ces conséquences, tant qu'on n'arrive pas au moment où, résultat invariable, la masturbation est devenue une habitude invétérée.

D'abord on ne remarque qu'une petite irritation du canal, on éprouve parfois quelque peine à uriner, et un désir fréquent de vider la vessie. Le méat du conduit devient rouge et l'éjaculation, qui auparavant exigeait pour se produire un long frottement, se fait maintenant immédiatement. La sécrétion est aqueuse, même légèrement sanguinolente, et l'émission accompagnée de spasme. On éprouve comme une sensation de pesanteur dans la prostate, le périnée ou le rectum; des douleurs anormales se font sentir dans les testicules. Les émissions nocturnes, excitées par des rêves érotiques, deviennent très-fréquentes. Ces rêves sont d'abord accompagnés de sensations voluptueuses; plus tard, le malade s'aperçoit seulement de l'éjaculation en se sentant inondé de sperme. D'autres fois, la semence n'est pas lancée en jets, elle coule imperceptiblement; dans certains cas, elle se rend dans la vessie pour sortir avec l'urine. Des malades vous diront que les émissions ont cessé de se présenter, mais qu'en allant à la selle, une quantité de fluide visqueux, variant depuis une goutte jusqu'à une cuillerée à thé, découle de l'extrémité du pénis avec les dernières gouttes d'urine venant de la vessie. Si on recueille ce fluide, ou si, le laissant tomber sur un morceau de verre on l'examine ensuite au microscope, on y trouve des spermatozoaires en nombre plus ou moins grand.

L'habitude vicieuse, ayant arrêté la croissance, détruit la santé et l'intelligence du malade, ne détermine plus la moindre sensation; cessant ainsi quelquefois d'être une satisfaction par elle-même, on l'abandonne, parce qu'elle ne procure plus de plaisir. L'épuisement du système continue cependant tel que nous l'avons décrit, et ce qui dépendait d'abord d'une excitation artificielle et accidentelle passe à l'état chronique, à cause de l'irritation ou de l'inflammation de l'urèthre, des vésicules séminales et des conduits spermatiques. Les testicules, gravement irrités, rejettent, par une brusque émission, la semence qu'ils sécrétaient. La membrane muqueuse est plus sensible que d'habitude, elle acquiert une grande irritabilité, comparable à celle qu'on observe souvent dans la vessie, et cette irritabilité est plus ou moins générale. Je dois noter ici que des sensations agréables accompagnent rarement l'expulsion de cette semence mal conditionnée. L'abus a sans doute déjà émoussé les sens. Lallemand pense du moins qu'il y a seulement sensation de plaisir lorsque la semence bien élaborée est émise. Le malade est alors fréquemment réduit à un état d'impuissance complète.

Nous n'avons pas besoin de suivre ici davantage les progrès physiques de la maladie; les symptômes subséquents seront décrits d'une manière plus détaillée au chapitre de la spermatorrhée.

Pronostic. — Mon opinion est que ce n'est pas chose facile que de renoncer à la pratique de la masturbation, quand une fois la mauvaise habitude s'est invétérée. Le jeune libertin ne fait souvent qu'un vieux débauché. J'ai connu des garçons de grande énergie et de bonne volonté qui m'ont avoué avoir toujours succombé jusqu'à ce que les remèdes, dont je parlerai plus tard, soient venus à leur aide. Le manque de résolution est nécessairement une cause de chute, et là où il y a une prédisposition héréditaire à une excitation sexuelle, la tâche est souvent trop grande si l'on n'a recours aux avis et aux bons offices d'un médecin éclairé.

Si la lutte qu'a à soutenir le jeune homme pour se débarrasser de ses habitudes vicieuses est pénible, l'expérience m'a démontré qu'après une très-longue pratique de la masturbation, il est douteux que l'organisation physique du malade puisse se refaire de nouveau. Le regard morne et hébété abaissé vers la terre et fuyant toujours devant l'œil scrutateur qu'il craint de rencontrer, l'aspect cadavéreux, la maigreur, sont autant de symptômes qu'on peut garder jusqu'à la tombe[1]. J'admets que les soins peuvent beaucoup pour remédier aux désastres de l'intelligence qui sombre toujours chez de pareils sujets. Si l'on peut ranimer l'esprit, on fait bien, mais la tâche est rude, et pendant une série d'années, soyons en bien persuadés, les facultés intellectuelles seront affaiblies. J'ai vu des cas dans lesquels un traitement éclairé avait pris le dessus sur cette direction mauvaise et précoce du système nerveux; mais le cerveau n'a jamais entièrement retrouvé ses facultés originelles. La restauration d'une intelligence exige l'existence entière d'une génération, et, si l'on n'y prend soin, si les parents n'y veillent pas, il y aura encore des rechutes.

[1] J'ai recueilli, au mois de juillet 1861, une observation qui vient à l'appui de cette opinion. J'avais traité, il y avait plus de six ans, un jeune homme d'une affection provenant des suites de la masturbation. Il venait alors me demander mon opinion sur la convenance qu'il y avait pour lui de se marier. Son intelligence et son physique, autrefois très-attaqués, s'étaient remis, mais il avait conservé cette physionomie particulière caractéristique pour lui. Ces yeux étaient caves, baissés; sa démarche était lente: l'expression de sa physionomie n'était pas naturelle et ne ressemblait en rien à la physionomie calme, au regard ferme des autres hommes. En présence de tels symptômes je ne crus pas devoir lui conseiller le mariage. Il lui fallait une stricte continence et non des occasions continuelles d'émissions séminales. Je doutais d'ailleurs que quelques années de mariage lui fissent perdre son air hagard, et en voyant son regard baissé et toujours fuyant, je craignais qu'il n'eût pas encore terminé sa lamentable histoire.

Je dois cependant dire au lecteur que, sur ce point, mon opinion n'est pas partagée. Je l'exprimais, il y a quelques jours, à un habile physiologiste, il me dit qu'il croyait que la moitié des enfants se masturbaient plus ou moins, et, suivant lui, les conséquences de ces plaisirs solitaires étaient très-légères. Il voyait beaucoup de jeunes gens dont l'esprit était vivement frappé et qui le consultaient; mais, d'après lui, ils exagéraient leurs souffrances, comme les écrivains qui ont traité ce sujet ont exagéré les effets de l'abus de soi-même. Qui de ce gentleman ou de moi a raison? C'est ce que je laisse au lecteur à décider. Je voudrais pouvoir être d'accord avec lui, malheureusement les faits que j'observe journellement viennent corroborer l'opinion émise par la science. Je pourrais parler avec Lallemand d'une grande quantité de brillantes intelligences à jamais perdues; de la tache hideuse faite par ce vice sur l'âme vierge du jeune homme; je pourrais parler de chocs, d'ébranlements, dont jamais le système nerveux ne peut se relever, de maladies, conséquences de cette fatale habitude et que aucun traitement ne peut guérir, quoiqu'à dire le vrai, la science puisse beaucoup pour soulager quand ces symptômes se présentent.

L'une des principales causes qui empêchent la guérison et qui s'opposent à l'action des remèdes, c'est le chagrin, l'horreur, le remords que le malade éprouve. Tissot a parfaitement décrit ces causes et ces effets dans son livre de l'*Onanisme*, publié il y a plus d'un siècle; ses observations sont aussi vraies, aussi justes aujourd'hui qu'alors : « Quand le voile est enlevé, y dit-il, ils voient leur conduite dans toute sa hideur. Ils se trouvent coupables d'un crime dont la justice divine ne veut pas suspendre le châtiment et qu'elle punit de mort; d'un crime qui, même chez les païens, était considéré comme grand :

> Hoc nihil esse putas? Scelus est, mihi crede, sed ingens,
> Quantum vis animo concipis ipse tuo.
>
> MARTIAL.

« La maladie ne peut être soulagée par la sympathie de ceux qui l'entourent. La honte oblige le malade à cacher son crime à tous les yeux jusqu'à ce que quelque tourment insupportable le force à le révéler. Beaucoup meurent, en effet, parce qu'ils n'ont pas eu assez de courage pour dévoiler la cause de leurs souffrances. Je reçois souvent des lettres de gens qui me disent : « Je voudrais plutôt mourir que « de paraître devant vous après un tel aveu. »

« Sentant qu'il peut être honni par la société si sa honte est connue, cette idée le poursuit sans cesse : « Il « me semble, dit un de mes correspondants, que chacun « lit sur ma figure la cause de ma maladie, et cette idée « me rend la société insupportable, et, ce qui est plus « effrayant, je n'ai aucun prétexte pour me justifier, au- « cun motif de consolation. »

Je n'ai pas besoin de dire qu'au lieu d'exciter ce découragement maladif, il est du devoir du médecin de tenter, par tous les moyens possibles, d'assurer le malade qu'il sera entouré d'aides sympathiques et dévoués, d'essayer par tous les moyens d'écarter de lui les malheureuses idées qui l'obsèdent. Car, disons-le, quand un homme se laisse aller à ce cercle d'idées, la démence est proche, il court à grands pas vers la folie la plus déplorable et sans espoir.

§ 4. Folie résultant de la masturbation.

La folie est la suite fréquente de la masturbation. C'est un fait aujourd'hui hors de doute. Depuis la dernière édition de cet ouvrage, le docteur Ritchie a scrupuleusement étudié cette question dans un traité fort remarquable qu'il a intitulé : *Recherche sur une cause de folie chez le jeune homme.* Nous lui empruntons le passage suivant qui commence lui-même par une citation empruntée par l'auteur au livre d'Esquirol sur les maladies mentales.

« La masturbation, le fléau de l'espèce humaine, est plus souvent qu'on ne pense cause de folie, surtout chez les riches; » et, plus loin, Esquirol ajoute : « La masturbation dont nous avons parlé sous un autre rapport est signalée dans tous les pays comme une des causes fréquentes de folie; quelquefois c'est le prélude de la manie, de la démence et même de la démence sénile; elle jette dans la mélancolie, conduit au suicide; elle est plus funeste aux hommes qu'aux femmes, » etc.

CLASSE DES PERSONNES ATTAQUÉES. — « On est naturellement porté à penser, dit le docteur Ritchie, que de pareils cas de folie doivent surtout se développer dans des familles où les jeunes gens reçoivent une éducation strictement religieuse, et l'expérience confirme, en effet, cette supposition. Ceux que leurs habitudes solitaires entraînent à la folie, les faits le démontrent, ont généralement, d'après toutes les apparences, mené une vie sévèrement morale, et étaient connus pour ajouter une grande importance à l'accomplissement des devoirs extérieurs de la religion.

« Nous verrons plus tard avec plus de détail, que, — surtout dans les attaques aiguës de folie amenées par l'onanisme, — la religion paraît être un des principaux sujets de conversation du malade et de ses illusions. »

SYMPTÔMES PRÉMONITOIRES. — « Lorsque son fils, peut-être hélas ! son enfant unique, aura été conduit à la maison de santé, la mère s'écriera qu'on ne peut s'expliquer cette folie. Lui, si bien élevé, si studieux, si tranquille ; il ne cherchait pas la compagnie des jeunes gens gais et bruyants, des paresseux, des écervelés ; mais il restait tranquillement à la maison plutôt que d'aller se mêler aux amusements de ceux de son âge.

« Une enquête plus approfondie eût montré que la jeune victime était peut-être bien douée, adroite dans ce qu'elle faisait, mais avait peu d'amis et évitait volontiers les personnes du sexe. S'il avait été tout autre, on aurait pu trouver dans les irrégularités de sa vie une cause de folie chez un garçon à peine sorti de l'enfance. Mais, un jeune homme si tranquille, si soigneusement élevé ! la pauvre mère ne sait que supposer.

« Elle se rappelle ensuite que depuis quelque temps, son fils changeait presque graduellement. Ses manières, son aspect, sa tenue n'étaient plus les mêmes qu'autrefois. Il était devenu si maussade, si irritable, si taciturne, si apathique, sans soins pour sa personne ; il semblait si indécis, si incertain dans ses actions, hésitant, sans cesse, paraissant enfin se déterminer pour une chose, puis changeant d'idée avant de l'avoir exécutée; il n'avait pas en soi la moindre confiance. Plus tard, cette apathie, cette insouciance pour sa toilette, cet oubli de la propreté est devenu encore plus grand; il a mis encore plus d'indécision et de lenteur dans ses actions.

« Puis son irritabilité, augmentant encore, s'est changée parfois en violence. Ne procédant que par accès et par bonds, il délibère, hésite longtemps, puis se hâte d'exécuter ce qu'il a médité. L'œil hagard, hébeté, perdu, il semble incapable de prendre le moindre soin de sa personne ou de ses affaires. Et tout cela, ajoute la mère, est arrivé sans cause apparente à laquelle on puisse l'attribuer, si ce n'est peut-être à ses *habitudes trop studieuses*. Enfin, on ne peut le garder plus longtemps dans ce fâcheux état; il est ingouvernable à la maison; on est obligé de l'éloigner, de s'en séparer ! »

Symptômes généraux. — « Lorsque le visiteur pénètre dans une maison d'aliénés, un groupe de gens à part attire d'abord son attention. Il forme un contraste frappant avec les insensés en proie aux accès et avec les convalescents. Ne cherchant pas à se divertir, ces malades vivent seuls au milieu des autres, choisissant pour leurs promenades les parties les moins fréquentées, les coins les plus tranquilles du préau; ils ne causent avec personne, ne se plaisent avec personne; seuls, ils se promènent; seuls, ils s'assoient, et, s'ils ouvrent un livre, ils ne parlent à personne de ce qu'ils peuvent y avoir lu. Leur unique désir paraît être de vivre entièrement isolés au milieu des autres; ils ne recherchent aucune des joies de la société et ne témoignent nulle disposition pour se choisir un camarade.

« La pâleur du teint, la maigreur du corps, la démarche traînante, la main moite de sueur et de fièvre, le regard égaré, tout cela indique le malheureux fou adonné à la masturbation. Apathie, absence de mémoire, manque de réflexion, et en général manque de manifestation de l'esprit et d'empire sur soi-même, incohérence de langage, répugnance pour tout ce qui exige l'action; tel est l'ensemble des symptômes caractéristiques de la démence chronique produite chez le jeune homme par la masturbation.

« Un grand relâchement des sécrétions cutanées se remarque dans le cas qui nous occupe, comme dans toutes les maladies épuisantes. Le moindre effort couvre le malade d'une sueur abondante, la paume de la main est le siége principal de cette sécrétion anormale; il est rare de la trouver sèche chez un masturbateur; une sueur froide, humide, gluante y existe toujours, et cela fait qu'il est très-désagréable de prendre la main d'une de ces personnes. Le tissu adipeux est très-peu développé, chose assez remarquable, à cause du peu d'exercice que prendraient ces malades, si on les abandonnait à eux-mêmes.

« Peu de traits compléteront cette description : la démarche de l'onaniste est lourde et traînante, son regard est détourné ou baissé vers la terre; il ne regarde jamais en face. Si on l'interroge, il répond avec un certain embarras dans la parole, et en tenant ses yeux constamment baissés et fuyant le regard qui les cherche. »

Diagnostic. — « En règle générale, l'organisation physique est peu développée. Les muscles sont menus, mous et flasques ; le corps est maigre, le tissu adipeux, rare ; le teint est changeant, rouge par moments, plus ordinairement pâle ; le regard n'est pas constamment détourné, mais chez tous on trouve la cornée terne, l'œil sans expression et sans vie.

« Les accès sont accompagnés d'idées noires, mélanco·liques, ayant souvent, sinon dans la plupart des cas, un caractère religieux, et d'une inclination prononcée vers le suicide, ou vers la mutilation. Si ces symptômes se présentent chez un jeune homme de moins de vingt et un ans, pâle, amaigri, faible, sans éclat dans la cornée, ni expression dans la physionomie, et qui n'offre d'ailleurs aucune trace de maladie cérébrale organique, le diagnostic est certain : c'est une démence, suite de l'onanisme. »

Pronostic. — « Cet état ne se prolonge pas plusieurs jours. Si la cause cesse, l'abrutissement diminue. L'envie de prendre du repos est plus marquée, le sommeil plus naturel et plus réparateur. L'appétit renaît, les sécrétions sont plus actives ; le malade porte un peu plus d'attention à sa toilette, devient plus propre ; son obstination décroît ; puis, par degrés, le désir de la conversation lui revient ; il peut la soutenir, et enfin, quoique bien lentement, l'esprit et le corps retrouvent leur santé.

« Tel est dans les cas favorables, le résultat d'un traitement rationnel ; mais il arrive trop souvent qu'un nouvel accès de démence ordinaire ou chronique s'empare du malade, et avec ces rechutes s'éloigne l'espoir de la guérison.

Rechutes. — « Si l'on raisonne sur leur état avec ces malheureuses victimes lorsqu'elles sont reçues dans une maison de santé, tant que leur raison ne leur a pas entièrement échappé, elles entrent complétement dans vos vues; elles vous expriment leur gratitude de vouloir leur conserver encore un peu de raison; elles témoignent une profonde horreur pour leur conduite, versent des larmes de repentir; et cependant, aussitôt qu'elles se croiront hors de tout contrôle, elles retomberont dans leur vieille habitude et se presseront de satisfaire la passion qui les tue. Il leur manque la force de volonté; la pernicieuse habitude a sapé leur énergie.

« Peu d'accidents sont plus capables de causer des ennuis et de cruels désappointements au médecin, aucun n'est plus propre à exciter sa pitié et ses regrets comme de voir qu'une guérison qu'il tenait pour certaine est détruite, entravée ou retardée par l'acte préventif du malade lui-même. Cette cause de rechute n'est généralement pas connue, excepté par ceux qui ont fait une étude particulière des habitudes des fous; mais, en l'admettant comme possible, on s'expliquera facilement bien des rechutes auxquelles on ne s'attendait pas et qui n'avaient pas de raison d'être.

« Quand on a observé, dès les premiers degrés de la folie, une tendance à se masturber, on peut sûrement établir ainsi le pronostic : Ce malade n'est ni épileptique, ni sujet à la paralysie (chez les jeunes gens le premier de ces cas est plus ordinaire). Lorsqu'on le met au lit, il est dans un état de *mieux* bien avoué; le lendemain, au lever, on le trouve plus mal. Quelque cause a donc agi

pendant la nuit? En supposant qu'il n'y ait eu ni excitation, ni accès, la probabilité de la masturbation se présente; il ne faut pas chercher ailleurs la cause du mal. »

TERMINAISON. — « Dans la démence aiguë ou nouvelle,
l'état du malade est vraiment digne de compassion. Son
existence paraît purement végétative, et, dans des cas
bien marqués, l'obstination du caractère est presque la
seule indication d'une affection mentale, qu'on ne sait à
quoi attribuer. Puis le malade semble perdre la parole,
il est égaré, incapable de prendre le moindre soin de lui-
même. Il devient comme une statue qui n'entend, ne
sent, ni ne comprend. Sa résistance est passive, quelquefois violente. S'il est au lit, il ne voudra pas se lever
pour qu'on le lave et l'habille; s'il est debout, il ne voudra
pas se mettre au lit en temps convenable ou souffrir qu'on
le déshabille. Il faut qu'on s'occupe de tout ce qui le
regarde; négligeant sa personne et sa toilette, il ne fait
pas le moindre effort pour parler, et quand on lui adresse
la parole, il sait et entend qu'on lui parle sans paraître
comprendre ce qu'on lui dit. Il refuse de manger.

« Ceux qui savent ce que prépare l'avenir au masturbateur répéteraient volontiers ces mots si pleins de cœur,
d'Ellis : — « Je voudrais prendre avec moi les tristes vic-
« times de la masturbation dans mes visites journalières
« (à l'hôpital d'Hanwell), je voudrais pouvoir leur mon-
« trer les terribles conséquences qu'ils ignorent devoir
« être le résultat de leur vice. Je leur ferais voir des
« hommes heureusement doués par la nature, nés pour
« être l'ornement et les bienfaiteurs de la société, et tom-
« bés aujourd'hui dans un tel état de dégradation phy-

« sique et morale, qu'en les voyant le cœur est navré;
« et, supplice infernal, ces malheureux conservent en-
« core, avec les derniers restes d'une intelligence qui
« s'éteint graduellement, la conscience que leur dégra-
« dation sans espoir est la terrible, mais juste récompense
« de leur mauvaise conduite. »

Tendance au suicide. — Voici comment s'exprime le docteur Ritchie sur ce point : « Le suicide se présente surtout
chez ceux dont la folie a un caractère mélancolique.

« Différentes causes peüvent être alléguées pour expliquer ce penchant au suicide; je crois que dans le plus
grand nombre de cas il faut chercher la cause immédiate
et déterminante, dans le sentiment de dégoût, mêlé de la
crainte des conséquences de leur mauvaise conduite,
qu'éprouvent les malades. Le sentiment de leur indignité
s'élève dans leur âme, ils voient qu'ils ont commis une
faute impardonnable, qu'ils ont péché contre l'Esprit-
Saint, que leur conduite les exclut des félicités que prépare aux élus la vie future, et, sous cette impression qu'ils
sont sans espoir pour ce monde et pour l'autre, ils tentent
souvent de mettre un terme à leur existence. Parfois une
hallucination de l'organe de l'ouïe vient hâter leur résolution.

« Nous devons cependant observer que le suicide est
le plus souvent la conséquence de folies provenant d'autres causes que de la masturbation. »

Mutilation de soi-même. — « Un autre caractère de cette
folie, c'est la tendance qui pousse le malade à se mutiler,
et souvent, les rapports le démontrent, il y réussit. Il fait
ainsi preuve d'un jugement qui n'est plus sain, et veut

venger sur les organes supposés coupables les fautes d'un esprit mal réglé[1]. »

Comme nous l'avons dit en beaucoup de cas, les idées prennent un caractère religieux, et on est ainsi porté à regarder la religion comme la cause de la folie chez la plupart des malades. Lorsque se manifestent les craintes d'avoir perdu le bonheur éternel, le désespoir d'avoir commis un péché impardonnable, et que, ne connaissant pas la véritable cause de cet état mental, on ne peut s'expliquer les reproches qu'ils se font sur leur conduite passée, on est tout porté à croire que ce jeune homme dont la vie s'est écoulée aux yeux de tous d'une manière

[1] Au moment même où l'excellent traité que je viens de citer en partie était sous presse, un gentleman occupant un rang élevé dans sa profession, vint me demander lui-même de lui signer un certificat pour qu'il pût entrer dans un asile. C'est un cas fort triste pour lui-même et qui peut être cité comme exemple des idées et des singulières souffrances qui affectent les malades parvenus à cet état. Voici son histoire que je n'ai pu recueillir qu'avec quelque difficulté : il avait de bonne heure contracté l'habitude de la masturbation ; malgré cela, il se maria et vécut assez heureux avec sa femme, remplissant, m'assura-t-il, d'une manière satisfaisante son devoir de mari. Il advint cependant que ses forces faiblirent, et au sentiment de son impuissance se joignit le cri de sa conscience qui lui disait d'attribuer son malheur à l'abus qu'il avait fait de lui-même pendant sa jeunesse. Il résolut de se punir lui-même de son péché en se coupant les testicules. Le pauvre homme parvint à accomplir cette affreuse mutilation, et il était en partie guéri lorsqu'il vint me demander de lui donner le moyen d'entrer dans un asile. Il était calme et se trouvait alors, je le suppose, dans une période à peu près lucide. Il déplorait amèrement ses premières fautes et ne croyait pas les avoir expiées en se mutilant. Sachant qu'il ne possédait aucun contrôle, aucun empire sur lui-même, il voulait se mettre sous une surveillance sévère et constante, de peur de commettre un plus grand attentat contre sa personne. On m'a dit depuis qu'il avait attenté à ses jours.

si irréprochable, et qui pourtant s'accuse et se dit condamné, ne souffre que par suite de son exaltation religieuse, tandis que le remords et la crainte ont plus à faire chez lui que la conviction ou un véritable sentiment religieux.

Si l'on faisait une enquête sur les cas de folie qui se sont développés dans ces derniers temps à la suite des meetings qui ont eu lieu en Irlande et dans la Grande-Bretagne, on trouverait probablement qu'ils n'ont pas eu d'autre cause que la masturbation.

Les tentatives de mutilation, de lacération des parties génitales, proviennent chez certains, nous l'avons vu, de l'idée d'appliquer au crime, au péché, le châtiment qu'il mérite. D'autres malades veulent, en commettant ces actes de violence et de destructivité, se prouver à eux-mêmes, et convaincre ceux qui les entourent, qu'ils possèdent encore une certaine énergie, une certaine force de volonté.

Pour le traitement à appliquer dans ces cas déplorables, je renverrai le lecteur au traité du docteur Ritchie. Il n'a pas grande confiance dans la probabilité de la guérison. Il a apparemment étudié de pareils cas sur un théâtre plus large que celui que j'ai eu occasion de voir, et dans un état avancé les remèdes ne sont pas d'une grande efficacité. Je décrirai cependant d'une manière complète le traitement qui me semble le mieux approprié au chapitre de la Spermatorrhée.

TROISIÈME PÉRIODE

AGE ADULTE

Pour plus de précision et de clarté, je diviserai cette étude en deux parties. Dans la première, je décrirai d'une manière générale l'état sexuel chez l'adulte; dans la seconde, j'examinerai plus en détail l'organe constitutif et les conditions nécessaires de l'acte sexuel, c'est-à-dire l'érection, l'éjaculation et l'émission de la semence. Dans chacune de ces divisions je suivrai autant que possible la méthode que j'ai adoptée jusqu'ici, appelant d'abord l'attention sur le mécanisme des différentes fonctions à l'état de santé, et ensuite sur les diverses complications et les désordres qui peuvent empêcher ou gêner l'exercice normal de ces fonctions.

§ 1. Fonctions normales.

Virilité chez l'adulte. — Le commencement de l'état adulte constitue chez l'homme une période qui n'est pas moins critique que celle de la puberté. La croissance générale est complète; les os, tendres encore chez l'enfant, se sont durcis et ont constitué la charpente solide et élastique de l'homme. Les facultés intellectuelles doivent être alors à leur apogée; la volonté, guidée par le jugement, doit commander; un reste de l'énergie et de l'enthousiasme du jeune homme anime encore tout l'être. De plus, et c'est ce qui nous touche surtout en ce moment, les facultés viriles qui sont écloses à l'âge de puberté, se sont développées avec la jeunesse, ont mûri, elles sont capables d'exercer leur puissance pour obéir à ce commandement de la nature : Crois et multiplie.

A un certain moment de la vie de l'homme, — généralement entre vingt-cinq et trente ans, s'il a été chaste jusque-là, — il lui arrive de ressentir un grand changement dans ses penchants sexuels. Ce ne sont plus maintenant les rêveries-fantastiques du jeune garçon; il se sent capable d'éprouver la passion mûre, sérieuse, réfléchie, qui convient à l'homme fait. Le désir de satisfaire ce penchant si naturel et si vif enflamme encore tout son être de la même ardeur; mais ce n'est plus seulement dans un but de jouissance; à l'idée de plaisir se mêle en lui le besoin du chez soi, le désir d'avoir une femme, des enfants : je parle ici, il faut se le rappeler, de ce qu'éprouve l'homme pur et continent.

Cependant, qu'on ne s'y méprenne pas, quoique épurée et fortifiée par ces éléments moraux, la passion du sexe, chez l'adulte continent, est très-violente. Elle ne ressemble pas du tout aux désirs maladifs du voluptueux efféminé ou aux rêveries moitié poétiques, moitié insensées du jeune garçon. Elle exige des efforts énergiques pour être maîtrisée, et veut que la prudence la guide quand l'homme est capable et a le droit légitime de la satisfaire.

J'examinerai d'abord les désirs sexuels chez l'adulte,

et peut-être, dans le cours de cette étude, émettrai-je quelques aperçus, formulerai-je quelques suggestions qui ne seront pas sans utilité, et mettront le lecteur à même de juger et de décider avec sagesse dans quelques-unes des conjonctures les plus importantes de la vie.

FONCTIONS NORMALES. — Déterminons d'abord le vrai caractère physique des désirs sexuels : « Ils sont, dit Carpenter, éveillés chez l'homme par un instinct qu'il partage avec les animaux de classes moins élevées. Cet instinct, comme les autres penchants, est excité par des sensations, et celles-ci peuvent tirer leur origine des organes sexuels eux-mêmes, ou bien être produites par les impressions perçues par tout autre organe spécial. Chez l'homme, la vue et le toucher exercent sur ses désirs sexuels la plus puissante action; chez plusieurs animaux, l'odorat et l'ouïe ont le même pouvoir. Il n'est pas invraisemblable qu'un certain état d'excitation morbide de la sensibilité ne produise en nous les mêmes effets.

« Si la sensibilité se localise, les appétits sexuels peuvent être grandement excités; chacun en a fait l'expérience. La satyriasis est le fait le plus remarquable de cette espèce. Cette affection parfois terrible des organes de la génération est produite par quelque cause évidente d'irritation du système général, comme le prurit ou une congestion vive, etc.

« Le cervelet n'est plus généralement regardé comme le siége des sensations sexuelles [1]; on le place avec plus

---

[1] M. Flourens a enlevé le cervelet à des coqs; après cette opération ils éprouvaient des désirs amoureux, mais sans pouvoir les satisfaire. Dans plusieurs animaux la quantité du cervelet n'est pas en pro-

dé probabilité dans la partie centrale ou quelque portion de la moelle allongée. »

« De même que les désirs vénériens, dit Roubaud, sont instinctifs chez les animaux à la saison du rut, de même aussi, chez les jeunes mâles humains, ce désir s'éveille au moment de la puberté, après de longs temps de continence ou après des intervalles d'un salutaire repos à la campagne. » Le même auteur pense que ces désirs ne répondent plus tard dans la vie à aucun appel, si ce n'est à ceux de la sensation ou de l'imagination.

Le sens de l'odorat agit surtout chez les animaux, l'odeur des organes sexuels de la femelle exerçant sur le mâle une attraction extraordinaire; mais tous les sens ont le pouvoir d'influencer les désirs de l'homme. « Il n'est pas douteux, ajoute Roubaud, que la volonté peut seule, sans le secours des sens, engendrer les désirs vénériens. Telle est sur eux la force de l'imagination, que, seule, sans avoir recours à l'instinct et à la sensation, elle peut produire non-seulement l'érection, mais l'acte même de l'éjaculation. »

On doit supposer qu'au moment où l'homme est physiquement dans le meilleur état pour procréer, la nature a mis en lui un violent désir, comme un aiguillon naturel qui l'excite à l'acte qu'il peut accomplir, non-seulement sans se nuire, mais même en y trouvant des avantages. L'*Encyclopédie anatomique* décrit ainsi cet état physique :

« Pendant la période d'excitation, les spermatozoaires

portion avec leur passion sexuelle. Chez l'étalon, la proportion du cervelet comparée au cerveau est de 1:7,07 et chez le castrat de 1:5,97.

deviennent rapidement adultes; les testicules et les vaisseaux sont gorgés de semences; l'individu est dans l'état d'un poisson plein de laitance ou d'un cerf dont les testicules sont gonflés par le rut.

« Il recherche alors instinctivement la société des femmes. Le hasard n'est pas pour autant qu'on pourrait l'imaginer dans ces sortes de choses, et les testicules peuvent être la cause de bien des actes blâmables dont on accuse le cœur.

« La présence de la femme augmente encore son excitation, et tout est prêt pour l'acte de la copulation. » (*Enc. An. Vesiculæ seminales.*)

Voici dans quelles conditions physiologiques se trouve l'adulte mâle : il sent que la VIRILITÉ est venue, il éprouve alors toutes les mystérieuses sensations qui constituent sa puissance virile.

Lallemand fait de la condition normale de l'adulte en bonne santé la description suivante :

« La virilité vient du latin *vir*, un homme : c'est le caractère distinctif du mâle, c'est la condition d'où dépend la conservation de l'espèce. Ce sentiment profond et moral est-il un résultat artificiel de l'éducation, des convenances sociales, des institutions, etc.? Non, certainement! car il est identique chez tous les hommes, chez tous les peuples. Il est même plus énergique ou du moins plus patent chez les gens ignorants, chez les hommes incultes, chez les peuples les moins civilisés. Il dépend donc évidemment de l'instinct de propagation, le sentiment le plus vif de tous après celui de la conservation. » (Vol. III, p. 124.)

Ce sentiment de la virilité est beaucoup plus développé chez l'homme que ne l'est celui de la maternité chez la femme. Son existence, en effet, semble nécessaire pour donner à l'homme cette conscience de sa dignité, de son rôle comme chef de la maison, de son importance, toutes choses absolument essentielles au bien-être de la famille, et par la famille au bien-être de la société elle-même.

C'est une précieuse faculté et un noble attribut dont l'homme doit être fier, tellement fier qu'il doit la respecter, la ménager, loin de la dépenser follement et de l'avilir. Plus d'un, cependant, abuse de sa virilité, l'épuise et la souille avec une insouciance qu'on ne peut attribuer qu'à l'ignorance de sa valeur, mettant ainsi en péril une faculté aussi précieuse en son genre que la chasteté, « la plus belle et la plus haute de toutes les vertus. »

Mariage. — À cette période de la vie, tout l'être de l'homme tend à user de ses facultés sexuelles alors en pleine maturité, non pas avec cette légèreté inconsidérée qui ne court qu'au plaisir, mais d'une manière sage, régulière et morale. À ce moment donc, mais *pas avant*, le médecin recommandera le mariage.

Le mariage est le meilleur remède et le plus naturel qui puisse guérir les souffrances sexuelles de l'adulte. C'est par lui-même un état qui — lorsqu'il est bien compris et heureusement assorti — assure non-seulement un bonheur plus durable et plus complet, mais encore une longue vie.

« Les nombreuses statistiques, dit Parise, qui ont été dernièrement établies, démontrent que les célibataires

vivent moins longtemps que les gens mariés. Cette assertion est seulement vraie dans le cas où les couples vivent
aimants et heureux ensemble, autrement les célibataires
auraient sûrement l'avantage.

« Dans un mariage heureux, tout conduit à la jouissance, au bien-être, à la santé, à la longévité, par une
existence calme sans chocs ni agitation; il y a un noyau,
un fonds de bonheur autour duquel se réunissent tous les
plaisirs possibles, et qui forcément éloigne ou adoucit les
malheurs auxquels l'humanité est soumise.

« Dans un mariage malheureux, quand les deux époux
se détestent, tout est souffrance, aigreur, colère, tourment, gêne, méfiance et inquiétude; aujourd'hui, de-
main, toujours et à tout moment, la coupe débordant
d'amertume approche et touche les lèvres! Y a-t-il une
constitution assez robuste, une santé assez forte, une âme
assez ferme pour résister à de si cruelles épreuves? »

Que tous les jeunes gens au-dessus de vingt-cinq ans
se marient aussitôt que leur position leur permettra d'a-
voir une femme, tel est mon avis. Tout tend à prouver
que la satisfaction légitime et modérée, donnée par le
mariage à la passion sexuelle, a les meilleures conséquences pour l'individu; et rien d'étonnant à cela, il obéit
ainsi au vœu de la nature et à ce premier commandement imposé par Dieu à l'homme lorsqu'il lui donna une
compagne : « Soyez féconds, multipliez-vous et remplis-
sez la terre. »

Empêchements au mariage, réels ou imaginaires. — C'est
un grand malheur et la cause de bien du mal que, dans
l'état présent de notre civilisation, il soit si difficile d'a-

voir le moyen d'entretenir une famille! Pour certaines classes, le manque de ressources empêche ou du moins restreint l'obéissance à cette loi du Créateur, et prive les malheureux des jouissances légitimes qui découlent de cette satisfaction donnée aux vues de la nature.

Mais, outre ces difficultés pécuniaires, il est encore d'autres empêchements au mariage : bien des hommes s'effrayent et se tourmentent cruellement, par suite de pressentiments ou de craintes nés d'une ignorance qui, pour quelques personnes, paraîtra à peine croyable. Néanmoins, c'est la mauvaise conduite ou ses suites funestes qui éloigne le plus grand nombre des liens du mariage. Peu de personnes peut-être se trouvent en rapport avec des jeunes gens qui ont la conscience timorée et l'âme tourmentée par des regrets, sans être frappés des mêmes faits que moi.

Lorsqu'un jeune homme a abusé de lui-même, et qu'il apprend les conséquences possibles de sa faute, il s'alarme et met sur le compte de la cause qui épouvante et remplit sa pensée la plus petite indisposition qui peut l'atteindre. Il se tâte sans cesse, doute de sa force, se méfie de sa santé, et, sous l'impression de ce sentiment hypocondriaque, il se forme bientôt la ferme conviction qu'il n'est pas capable de consommer le mariage. C'est là une crainte bien plus commune qu'on ne pense, et que grandissent encore les idées si fausses, les notions si vagues qui ont cours chez les jeunes gens sur les devoirs conjugaux. Pour cela peut-être les notions qui vont suivre auront-elles quelque valeur et quelque utilité pratique.

Il y a comparativement bien peu d'adultes qui, suivant moi, soient incapables de consommer l'acte essentiel du mariage. Je décrirai en détail les symptômes qui permettent de reconnaître l'impuissance réelle, et naturellement ceux qui en seront frappés ne pourront jamais recevoir de leur médecin le conseil de se marier. A ceux-là cependant, qui redoutent le mariage parce qu'ils se sont exagéré les devoirs sexuels qui incombent à un homme marié, je dirai : « Si une autorité médicale compétente sanctionne votre mariage, vous pouvez être complétement rassuré, la tâche vous sera légère. »

Quant à la terreur nerveuse qui — j'en connais plus d'un cas — paralyse les plus courageux, et les empêche d'affronter les tribulations inconnues de la couche conjugale, elle est vaine! Je puis donner, pour les réconforter, aux personnes qu'elle glace, l'assurance — si on peut se servir de cette expression — que l'épouse, encore vierge et timide, a souvent une plus grande frayeur que le tremblant et craintif époux.

La jeune et modeste fiancée, qui vient de passer par toutes les anxiétés et les fatigues des cérémonies nuptiales, qui vient de dire adieu à sa famille, à ses amis, est brisée de lassitude et d'émotions. Elle se trouve isolée, dans une position complétement nouvelle, et serait très-heureuse — j'ose l'affirmer d'après l'aveu d'un très-grand nombre — d'échapper pendant les premiers jours, au moins, à des épreuves qui mettent le comble à ses agitations.

Les hommes incontinents croient volontiers que, dans la vie nouvelle que va leur faire le mariage, ils seront forcés d'agir avec leurs femmes comme ils en agissaient

avec leurs maîtresses; c'est une erreur, une erreur honteuse. Le mari qui épouse une jeune fille, pure encore et
bien élevée, n'a pas à redouter d'avoir à satisfaire des
excitations sexuelles ou de trouver en elle quelque chose
qui tienne de la courtisane.

Statistique du mariage. — Si nous consultons la statistique, il semble que nous n'avons pas grand besoin de conseiller aux gens de se marier, excepté peut-être dans le cas
où ils sont assaillis de ces craintes sans fondement que je
viens de combattre. Avant d'aborder les questions intéressantes qui concernent le mariage en lui-même, il me
semble utile de placer ici quelques-unes des considérations que fait naître l'étude de ces tableaux statistiques.

Les mariages prématurés ne sont pas conseillés par les
médecins, et, comme on va le voir, les lois de la statistique sont d'accord avec cette opinion.

L'âge auquel les hommes se marient en Angleterre est
établi pour la première fois dans le recensement fait
en 1851. Je recommande à mes lecteurs l'extrait que je
donne de ce rapport officiel.

En prenant seulement les individus au-dessus de 20
ans, le nombre de célibataires mâles est de 1,689,116,
et celui des femmes non mariées de 1,767,194.

La proportion des gens mariés au-dessus de 20 ans est
de 62 sur 100 pour les hommes, et seulement de 57
pour les femmes. Plus d'un tiers de la population entière,
au-dessus de 20 ans, est marié; la proportion est de près
de 4 sur 6 parmi les hommes, et de 4 sur 7 parmi les
femmes.

Entre 20 et 40 ans, 52 hommes et 55 femmes sur 100

sont mariés. Entre 40 et 60 ans, 79 hommes et 70 femmes vivent dans les liens du mariage. Entre 60 et 80 ans, la proportion des gens mariés est de 65 pour 100 pour les hommes et de 42 pour les femmes. Enfin, entre 80 et 100 ans, il y a encore 37 hommes sur 100 qui sont mariés, on ne compte plus que 12 femmes sur 100.

L'âge le moins avancé auquel les mariages se contractent en Angleterre est de 26 ans pour les hommes et de 24 et demi pour les femmes. L'épouse est donc en moyenne de 2 ans et demi plus jeune que le mari.

La durée moyenne des mariages est en Angleterre de 27 ans. Un homme et une femme sont considérés comme jeunes de 20 à 40 ans; au delà de cet âge on les traite de vieux. On trouve, d'après cette distinction, qu'il existe dans le Royaume-Uni 1,407,225 jeunes filles et 359,969 vieilles célibataires, 1,413,912 jeunes gens et 275,204 vieux garçons.

Sur 100 hommes de l'âge de 20 ans et au-dessus, 31 sont célibataires dans la Grande-Bretagne; sur 100 femmes du même âge, 29 sont encore filles. A Londres, à Bath et à Cheltenham, le nombre des filles disponibles s'élève à 40 sur 100.

Sur 100 familles, 20 sont sans enfants, 80 ont des enfants vivants.

En 1851, on enregistra, en Angleterre et dans le pays de Galles, 615,865 naissances; 573,865 furent déclarés comme enfants légitimes, 42,000 comme enfants naturels. Il existait 2,553,894 femmes mariées âgées de 15 à 55 ans; les célibataires, veuves ou filles, étaient au nombre de 2,449,669.

Les naissances ont été ainsi de 224 par 1,000 femmes mariées, et de 17 par 1,000 femmes célibataires. Et, en admettant que le nombre proportionnel des grossesses soit égal chez les femmes qui s'exposent à l'acte de l'homme, soit en légitime mariage, soit en dehors des conditions légales, on trouve que 186,920 femmes doivent mener une vie irrégulière.

Ces chiffres, comprenant la population entière, ne peuvent servir à la statistique de la haute société, ils donnent seulement l'état actuel des gens mariés en général.

Nous faisons une remarque assez importante sur l'époque de l'année où les naissances sont le plus nombreuses. Il paraît qu'en Angleterre les conceptions dépassent au printemps de 7 p. 100 les moyennes du reste de l'année. M. Villermé a fait cette même remarque en France pour le mois de mai. Dans les régions du nord, à Saint-Pétersbourg par exemple, il n'y a pas d'époque pour la conception. Les mœurs sans doute y changent les lois de la nature et avec elles les résultats de la statistique. L'hiver y est la saison des bals, des fêtes, des plaisirs, et l'homme est ainsi aussi excité à l'amour pendant cette rigoureuse saison qu'il peut l'être pendant son été septentrional.

Le même auteur a encore observé, en consultant la statistique criminelle, que les rapts ont lieu le plus souvent au printemps ou pendant l'été. Ces faits sembleraient indiquer que l'homme, comme les animaux inférieurs, est soumis à une espèce de saison de rut.

Choix d'une épouse. — La question la plus importante pour l'homme, celle qui se présente la première avec l'idée de mariage, et qui peut, si elle est mal résolue, entraîner aux erreurs les plus fatales, est peut-être la moins étudiée. — Quelle sorte de femme faut-il épouser?

Oh! je sais que dans beaucoup de cas, sinon dans la plupart, tout conseil sur ce point est complétement inutile. On est épris d'amour, et la moindre critique sur l'objet aimé serait ressentie comme une injure personnelle. Pour des amoureux si pleins de feu, tout ce que je puis dire est sans valeur; mais il pourrait se trouver des jeunes hommes qui, après avoir passé une jeunesse assez chaste pour que le désir d'une femme n'ait pas même souillé leur pensée, se trouvent maintenant en position de se marier, et ceux-là ne seront peut-être pas fâchés de recevoir quelques avis pour les guider dans cette chose si nouvelle, si difficile, si importante pour eux, et si chanceuse : le choix d'une épouse. Peut-être pourra-t-on même désigner aux soupirants, plus jeunes et plus ardents à suivre leur impulsion, non pas tant la femme qu'ils doivent choisir que l'espèce de femme qu'ils ne doivent pas prendre.

L'âge doit être d'abord considéré, et je pense qu'il devrait y avoir toujours une différence d'environ dix ans entre l'âge du mari et celui de sa femme. Les femmes vieillissent beaucoup plus vite que les hommes, et comme les fonctions particulières du mariage devraient cesser presque en même temps chez les deux époux, un intervalle comme celui que j'indique est évidemment à désirer.

Cependant, si un homme veut se marier jeune, tant d'inconvénients peuvent résulter de son mariage avec une enfant de quinze ou seize ans, qu'il vaut toujours mieux,

en pareil cas, qu'il cherche une compagne à peu près de
son âge.

L'homme ne saurait être trop attentif à choisir une
femme bien constituée et d'une santé robuste. Il doit
remarquer toutes les particularités qui peuvent dénoter
une santé vigoureuse ou maladive, et discrètement s'informer si la famille de celle qu'il désire n'a pas eu
quelques-uns de ses membres atteints par des maladies
ordinairement héréditaires. La folie, la phthisie, le
rachitisme sont de puissants motifs pour l'engager, et
pour lui et surtout pour les enfants qui pourraient en
naître, à ne pas conclure un tel mariage.

Aucune de celles — on peut l'affirmer avec toute assurance — qui ont eu une enfance souffreteuse et maladive
ne fera une bonne épouse. J'irai plus loin : les femmes
au teint pâle, à la figure sans couleur, avec une peau
qui ressemble à de la cire, même en supposant qu'elles
se portent bien, ont rarement des enfants sains. Il est si
important de choisir pour future compagne de sa vie,
pour mère de ses enfants, une femme d'une santé assu-
rée, que j'irai plus loin encore, et à tout homme qui me
consulterait sur pareil sujet je conseillerai de choisir
une robuste et simple fille des champs, surtout si lui-
même doit habiter la ville. Les enfants issus de parents
habitant constamment les villes sont très-difficiles à
élever, tellement difficiles, que certains auteurs ont établi
que les familles qui ne quittaient jamais Londres s'étei-
gnaient après trois générations.

Une autre question est intimement liée à celle de la
santé : c'est celle de l'éducation, celle du passé de la jeune

fille. Il est à peu près inutile d'engager les hommes à éviter autant que possible une belle-mère commune ou de mauvais caractère. Mais le désir naturel qu'on a d'échapper à des rapports désagréables ne doit pas faire oublier qu'une jeune fille appartenant à une nombreuse famille sera toujours plus saine, mieux portante, plus avenante, et d'un caractère mieux fait qu'une enfant unique. Quant aux talents, quant à l'intelligence, à la fortune? Les hommes n'ont, là-dessus, guère besoin de conseils. Les femmes lettrées ne doivent pas, à mon sens, être recherchées pour épouses, et les grands talents d'agrément survivent si rarement à la première année de mariage, que les hommes ont tort de les préférer à un bon caractère, à des dehors affables, à une douce disposition à la gaieté.

Pour ce qui est de la fortune, ce n'est pas à moi, médecin, de donner des conseils à ce sujet. Cependant je me permettrai de dire que, si le genre de vie que j'ai indiqué comme le meilleur a été suivi, si le jeune homme a vécu d'une vie chaste moralement et physiquement jusqu'à ce qu'il soit arrivé à une position qui lui permette d'entretenir une épouse, il me semble qu'il aurait tort de donner à la fortune une trop grande part dans le choix qu'il fera. On voit plus de femmes dépenser leurs propres biens et les revenus de leurs maris, qu'on ne voit d'intérieurs heureux grâce à la dot qu'elles apportent.

Pour le rang et la position sociale, il est à désirer que les deux époux soient d'égale naissance. Mais, s'il faut qu'il y ait une différence, mieux vaut que le mari soit de moindre condition. Les hommes peuvent s'élever — et cela arrive souvent — de la plus humble origine à des positions sociales bien au-dessus du rang de leurs épouses, quelque grande que fût la différence qui les séparât dans le principe. Cela n'arrive que très-rarement aux femmes. Elles restent, généralement, jusqu'à la fin les mêmes que socialement elles sont nées. L'argent peut beaucoup, mais il fera difficilement monter un degré de l'échelle sociale à la femme d'une naissance vulgaire, ou qui a mal débuté dans la vie, quelque grandes que puissent être d'ailleurs la fortune et la position du mari, quelque irréprochable qu'elle soit comme épouse. Peut-être pourrait-elle, jusqu'à un certain point, cacher son passé aux hommes; la curiosité, plus maligne, des femmes qu'elle rencontrera dans le cercle des relations où vit son mari le découvrira toujours.

On m'a souvent demandé : Toutes choses étant égales, faut-il que j'épouse une beauté? Je réponds : Oui! si la beauté dont vous parlez veut bien vous accepter. Que les gens disgraciés sous le rapport des agréments physiques parlent comme ils le voudront sur les avantages durables de l'intelligence et des charmes si fugitifs de la beauté; à mon sens, une certaine beauté est dans beaucoup de cas nécessaire pour rendre un mariage heureux. J'ai pu pénétrer dans la vie privée de bien de ménages appartenant à tous les rangs de la société et cette étude m'a démontré qu'après un bon caractère, rien n'est capable d'assurer le bonheur domestique comme une jolie figure, surtout si elle est d'un genre à ne pas se faner trop vite. Les avantages physiques, nous le savons tous, sont dans le monde le meilleur des passe-ports. Voyez même les enfants — ce sont à coup sûr les témoins qui, entre tous, ont le moins de préjugés — eh bien, ils diront avec candeur qu'ils aiment celui-là ou celle-ci à cause de sa jolie figure. Il n'est pas sage de déprécier ou de prétendre rabaisser les avantages physiques d'une femme. Celle que la nature a favorisée sous le rapport de la beauté a mille avantages sur les autres femmes; elle ne sentira pas s'élever au fond de son cœur ces sentiments de méchanceté envieuse, d'intrigue et de bassesse contre lesquels pourront avoir à lutter ses sœurs moins bien partagées.

Puis les charmes d'une jolie femme font bien vite oublier ces petits nuages qui se présentent si souvent dans le mariage. Les sens de l'homme sont émus par la beauté lorsqu'une autre influence ne pourrait le toucher. Il serait curieux de rechercher, et la chose en vaudrait peut-être la peine, si même dans les plus basses classes une jolie femme a été jamais maltraitée par son mari, excepté quand il était ivre. A l'état de nature nous voyons les animaux choisir pour s'accoupler les femelles qui ont les plus jolies formes; l'instinct semble les guider pour qu'ils perpétuent la beauté des races et rendent l'espèce aussi parfaite que possible. Il serait bon pour beaucoup de raisons que les humains suivissent plus souvent cet exemple.

Je ne veux pas exagérer l'importance de ces observations ou de toutes autres considérations de même nature qu'on pourrait faire sur ce sujet, et les jeunes gens qui sont pour se choisir une épouse doivent bien se garder de les grossir encore dans leur esprit. Pour ceux cependant

qui désireraient, en pareille occurrence, consulter une
autorité, je puis les renvoyer à la *République de Platon* et
à la *Nouvelle Atlantide*; là ils verront quels soins minutieux le philosophe grec et Bacon recommandaient qu'on
prît pour choisir dans leurs républiques idéales celles qui
devaient être les mères et les nourrices des citoyens.

RAPPORTS SEXUELS DANS LE MARIAGE. — Après ces prélimi-
naires nous arrivons à considérer l'acte essentiel, le devoir
principal du mariage. Ce n'est que rarement, et alors
par incident, qu'on traite de ces matières dans un livre.
L'ignorance et les fausses idées sur ces sortes de choses
causent cependant beaucoup de mal et bien de misères
domestiques. Il est généralement admis, je crois, que
l'instinct seul enseigne aux adultes comment doit s'accomplir l'acte sexuel. Mais, d'après différents faits que
j'ai pu recueillir, j'oserais dire que beaucoup d'individus
seraient complétement ignorants sur la matière, si des
habitudes d'incontinence n'eussent instruit leur jeunesse, ou qu'ils n'eussent pu s'éclairer en regardant
comment procédaient les animaux.

IGNORANCE DES GENS MARIÉS SUR LES SUJETS SEXUELS. — Ce
titre fera sourire quelques lecteurs; ils ne sont pas médecins. Plus d'un parmi ceux-là mêmes qui laissent croire
le plus volontiers à leurs exploits sont fort embarrassés
la nuit de leurs noces, on peut en rire; mais il faut éclairer ceux qui doivent de pénibles mécomptes à la réserve
la plus digne et la plus respectable.

J'eus à soigner, il y a quelque temps, un membre de la
Société des Quakers, marié depuis plusieurs années. Le
mariage n'avait jamais été consommé, et je crois que

l'ignorance presque incroyable montrée en cette circonstance sur les devoirs conjugaux n'était pas le moins du monde affectée.

Je pourrais remplir uu volume d'anecdotes à peine croyables, attestant l'ignorance de quelques époux.

Le docteur D***, accoucheur distingué, rapporte qu'il trouve quelquefois, chez des dames qui viennent le consulter pour des affections utérines, l'hymen encore intact plusieurs mois après le mariage. Il est alors obligé d'opérer chirurgicalement, ou, par préférence, d'amener sa rupture par la dilatation du vagin. Le mari et la femme supposaient cependant, que dans l'acte de coït tout s'était passé dans l'ordre et d'une façon normale.

Parfois les animaux font preuve de la même ignorance. Je vis dernièrement une chienne suivie par un jeune chien qui n'avait jamais copulé et avait été élevé dans la maison. Quoique la femelle fût en chaleur et que le jeune mâle fût tout à fait excité, il ne savait évidemment pas comment s'y prendre, et deux essais n'aboutirent point. Cela arrive cependant très-rarement chez les bêtes; la nature n'a pas seulement donné ces instincts à l'animal adulte, elle pourvoit encore à leur satisfaction, et cela de la manière la plus étonnante.

ATTRACTION SEXUELLE. — Les moyens qu'emploie la nature pour attirer les sexes l'un vers l'autre sont une des choses les plus curieuses qu'offre l'étude de la zoologie. Tout le monde sait que la lumière phosphorescente répandue par certains insectes est le signal donné au mâle que la femelle est apte à l'amour. Le ver luisant (*lampyris noctiluca*), l'insecte le plus lumineux qu'on rencontre communément dans nos pays, ressemble à la chenille. C'est la femelle d'un coléoptère ailé, et elle diffère tellement dé ce mâle qu'il a fallu, par une observation minutieuse, les surprendre au moment du coït et les suivre dans toutes les phases de leur développement pour s'assurer que l'insecte ailé et le ver phosphorescent formaient les deux sexes d'une même espèce. Une pièce de couleur pâle qui termine le dessous de l'abdomen de la femelle est le siége de la lueur qu'elle répand et qui n'a d'autre but que d'attirer le mâle. Dans la plupart des espèces, sinon dans toutes, cette lumière est plus éclatante chez la femelle, et ne brille que durant la saison où les sexes doivent s'unir. Elle resplendit surtout au moment de la rencontre. C'est le flambleau d'hyménée qu'allume à l'approche de la nuit la femelle condamnée à ramper sur le sol, et qui, phare certain, guidera vers elle le mâle errant dans l'espace, quelque obscure que soit la place où elle se trouve.

Devoir conjugal. — De même que j'ai conseillé la continence absolue aux jeunes gens et aux célibataires, de même je conseille et je voudrais persuader dans leur intérêt aux gens mariés d'être modérés dans leurs plaisirs conjugaux. Le médecin seul peut savoir — et il ne voit pas tout — toutes les souffrances et les misères qu'entraînent chez les jeunes gens mariés les désirs mal réglés et la satisfaction sexuelle désordonnée. (Voyez *Excès conjugaux*.) L'antiquité avait compris la nécessité de régler jusqu'à un certain point les devoirs conjugaux; beaucoup d'ordonnances existaient dans ce but chez les anciens peuples; en voici des exemples : nous traduisons librement les passages suivants de l'*Uxor hebraica* de John Selden, liv. III, chap. vi. (Édit. 1646, vol. II, pag. 717 et 720.)

« La dette conjugale doit être régulièrement payée par l'époux proportionnellement à l'énergie que lui laissent ses occupations. Suivant le *Misna*, on permettait à un homme de s'abstenir pendant une semaine ou deux sous prétexte de vœux religieux d'abstinence. — Les docteurs de la loi étaient exemptés; — une dette hebdomadaire était imposée aux artisans; mais un acquit journalier était exigé des jeunes et vigoureux époux n'ayant pas d'occupation. Les conducteurs de chariots (employés pour transporter les marchandises) étaient tenus de payer la dette une fois par semaine; les chameliers (métier qui entraînait avec lui beaucoup de fatigues et de voyages), une fois en trente jours; les marins une fois en six mois. Tout ceci d'après le rabbin Elliezer. »

Solon exigeait que la dette fût payée trois fois par mois, et il ne faisait de différence pour personne.

Mottray rapporte, dans ses *Voyages* (vol. Ier, p. 250), que la loi turque oblige les époux à cohabiter avec leurs épouses une fois par semaine; s'ils négligent de remplir ce devoir, la femme peut déposer une plainte devant le magistrat.

Je pense que, pour des hommes comme ceux qui vivent à Londres, par exemple, il est bien suffisant de se livrer au coït une fois tous les sept ou dix jours; plus, ce serait trop. Lorsque je suis consulté par des personnes dont les désirs naturels sont violents, je conseille à celles qui veulent maîtriser leurs passions de copuler deux fois dans la même nuit. J'ai, en effet, remarqué que chez beaucoup d'individus, un seul acte ne vidait pas d'une manière efficace les réservoirs spermatiques, et que dans les vingt-quatre heures suivantes de violents désirs sexuels reparaissaient; mais si deux éjaculations ont eu lieu dans la même nuit, on peut alors maîtriser ses désirs pendant dix ou quinze jours.

L'avantage d'un second coït sera considéré plus loin sous un autre point de vue. Là j'observe qu'un seul conduit afférent est vidé à chaque émission. Je crois que l'oubli d'une pareille règle est une cause fréquente de stérilité chez la femme quand les zoospermes ne sont pas tout à fait formées.

Jeremy Taylor, dans ses *Règles et exercices pour vivre saintement*, a un chapitre intitulé : *Règles à observer par les gens mariés ou chasteté matrimoniale*. Ce chapitre mérite une lecture attentive. Je veux en extraire quelques passages :

« Il faut, y est-il dit, que, dans leurs libertés légitimes, les époux soient bien certains d'observer l'ordre de la nature et d'obéir aux desseins de la Providence. C'est un mauvais époux celui qui traite sa femme comme un homme traite une courtisane, sans autre but que le plaisir. Sur ce sujet, notre meilleure règle à suivre est celle-là : dans la satisfaction sexuelle, il y a, comme lorsqu'on boit et lorsqu'on mange, un appétit à satisfaire, et cela ne peut se faire sans qu'on y trouve plaisir. Cependant, puisque ce désir et cette satisfaction ont, de par la nature, d'autres fins que le plaisir, ils ne doivent jamais être séparés de ces fins-là, mais être toujours joints avec l'une ou l'autre d'elles comme au désir d'avoir des enfants, ou d'éviter de voir d'autres femmes, ou de se distraire des tracas des affaires, ou de se faire chérir l'un de l'autre. La sensualité ne doit jamais être seule en jeu ni l'acte séparé des fins qui le sanctifient.

« La modestie et la décence doivent régner dans les rapports les plus intimes des époux ; ils ne doivent jamais tomber dans le dérèglement par suite de moyens inconvenants. Qu'ils se souviennent toujours de s'en tenir au plus simple, au plus naturel, au plus régulier, au plus sûr. Il convient à la chasteté matrimoniale que les époux se restreignent et soient modérés dans leurs plaisirs légitimes. Quoique en cette matière on ne puisse pas plus donner une règle universelle à suivre par tout le monde, qu'on ne peut ordonner à tous de manger et de boire en même quantité, cependant on peut dire aux gens mariés qu'ils ne devraient user de leurs droits que de la manière suivante :

« 1° Qu'ils soient assez modérés pour que leur santé ne s'en trouve pas mal ; 2° qu'ils ne consacrent pas trop de temps à exercer ces droits ; qu'ils ne leur sacrifient pas surtout celui qui doit être employé à travailler à notre salut ; 3° quand l'exercice de ses droits est demandé, qu'on obéisse autant qu'on le peut dans la mesure précédente ; 4° que l'acte se fasse avec une affection modérée, qu'on écarte ces désirs qui transportent et ces applications trop sensuelles. Que l'homme écoute pour cela l'autorité des principes religieux et les conseils de personnes prudentes et sages. Que toujours il se souvienne que le mariage doit satisfaire les besoins naturels du corps et non pas les appétits factices de l'esprit. C'est triste, en vérité, de voir des gens mariés penser que le mariage leur a ouvert toutes grandes les portes des libertés sexuelles; ils s'y précipitent sans retenue ni mesure, et, usant immédiatement de leurs droits légitimes, ils trouvent à la fin la récompense de leur intempérance et de leur dérèglement. Qu'ils soient donc tous modérés dans le désir, modestes dans l'action. Socrate avait coutume de dire que les femmes favorisées par la nature du côté de la beauté devaient prendre garde que leurs charmes ne fussent souillés par des pratiques inconvenantes, et que les femmes disgraciées du côté de la beauté devaient se relever par d'excellentes manières. A cela Plutarque ajoute que, si une épouse est laide, elle devrait considérer combien plus laide encore elle serait si elle manquait de modestie; mais si elle est belle elle devrait considérer combien de charmes aurait sa beauté si elle y ajoutait la chasteté. »

Copulation. — Afin de pouvoir étudier le cas dans lequel l'acte du coït n'est pas convenablement accompli, il est nécessaire de comprendre clairement en quoi consiste l'acte de la copulation.

Voici comment il est décrit par Carpenter : « Lorsque, poussé par l'excitation sexuelle, le mâle cherche à s'unir par le coït à la femelle, le tissu érectile des organes génitaux est gonflé de sang, et leur surface acquiert une plus grande sensibilité. Cette sensibilité semble surtout s'accumuler sur le gland du pénis. L'excitation est augmentée par la friction du gland contre les parois rugueuses du vagin, et l'impression qui est alors ressentie devient si

forte, qu'elle produit un ébranlement général de l'être, et
amène, par l'intermédiaire de la moelle épinière, une
contraction des fibres musculaires des conduits afférents
et des muscles qui entourent les vésicules séminales et
la glande prostate. Ces réservoirs déchargent leur contenu dans l'urètre, qui, par une action convulsive des
muscles compresseurs du canal, chasse et projette le
sperme avec une certaine force. Maintenant, quoique les
sensations dans cet acte soient ordinairement accompagnées d'un vif sentiment de plaisir, il y a des preuves
suffisantes que ces sensations ne sont pas essentielles à
l'accomplissement de l'acte, et que l'impression portée
à la moelle épinière n'a pas besoin de donner naissance
à une sensation voluptueuse, afin de produire la contraction reflexe des muscles éjaculateurs. » (Cinquième
édition, p. 795.)

Les contractions musculaires qui produisent l'émission
de la semence sont excito-motrices de leur nature; elles
sont indépendantes de la volonté; elles ne peuvent être
arrêtées quand elles sont en pleine excitation, et (comme
les contractions de la déglutition) une irritation locale
particulière peut seule les déterminer.

Comme on vient de le dire, l'acte sexuel est ordinairement accompagné d'un vif plaisir. Lorsqu'on considère
les risques qu'affrontent les animaux pour satisfaire leurs
passions, et la téméraire insouciance avec laquelle le mâle
le plus sauvage accourt vers sa femelle apprivoisée quand
elle se trouve en chaleur, il semble qu'aucune jouissance
n'est comparable à celle-là. Il y a toute raison de croire
que c'est l'acte de l'émission seul qui cause la sensation

de plaisir chez les animaux, qui (comme cela se présente chez plus d'une espèce d'oiseau), n'ont pas d'organe qui pénètre dans la femelle. Cette sensation est cependant d'une durée instantanée ; comme une batterie, elle s'épuise en une étincelle. Telle est cependant l'intensité de l'excitation nerveuse, qu'il est bon pour l'homme qu'elle ne soit que momentanée, beaucoup plus de malheurs seraient sans cela la conséquence d'actes répétés.

Parise remarque avec raison « que, si les moments de plaisir aussi bien que les tourments qui accompagnent l'amour duraient plus longtemps, aucune force humaine ne serait capable de les supporter, à moins que notre constitution actuelle ne fût changée. »

Une espèce de sauvegarde naturelle nous a été donnée contre l'épuisement nerveux qui suit de si vives excitations : elle se trouve dans la diminution rapide des sensations pendant les actes successifs de copulation. Chez les personnes qui répètent fréquement le coït dans la même nuit, les sensations voluptueuses diminuent en effet si rapidement, que l'acte lui-même finit par ne donner aucun plaisir.

Le plaisir sexuel semble être soumis aux mêmes lois qui régissent nos autres jouissances : « Les sentiments de plaisir ou de peine correspondent, dit Carpenter, à des sensations qui ne peuvent (pour la plupart d'entre elles au moins) s'expliquer autrement qu'en posant comme principe qu'une loi de notre nature établit une association nécessaire entre la sensation qu'éprouvent les sens et les sentiments qui remplissent l'âme. On peut établir en règle générale que l'excitation trop violente de n'importe quelle sensation est désagréable, même lorsque cette sensation, éprouvée modérément, pourrait être la source d'un extrême plaisir ? »

Par ces sages prévisions la nature même nous indique qu'il ne faut pas commettre d'excès. Quand nous entendons des gens se plaindre de ce qu'ils n'éprouvent plus aucun plaisir dans l'acte du coït, nous pouvons être sûrs, et ce que je viens d'établir en est la meilleure preuve, que les lois de la nature ont été violées.

L'explication physiologique de la sensation voluptueuse qui accompagne la copulation a peut-être été donnée par Kobelt dans le passage suivant : « L'accumulation du sang amène partout où elle se présente dans le corps une augmentation graduelle de la sensibilité. Mais, dans ce cas, la verge et surtout le gland, en passant de l'état de non-érection à l'état de gonflement complet, devient le siége d'une *sensibilité spécifique* complétement nouvelle, qui jusqu'à ce moment était à l'état latent. Tous les phénomènes qui accompagnent l'acte réagissent sur les centres nerveux par suite de cet état de choses. Il paraîtrait qu'en sus des nerfs de la sensibilité générale qui accomplissent leurs fonctions à l'état de repos, et aussi pendant l'érection, quoique d'une manière différente, il doit y avoir dans la verge des *nerfs de plaisir* qui n'agissent qu'à la condition indispensable d'un état d'orgasme du gland. Ensuite, l'érection, l'orgasme disparu, les nerfs détendus reviennent à leur premier état d'inaction et s'endorment jusqu'à ce qu'une excitation nouvelle vienne les réveiller.

« Ils seraient alors dans la même condition que le reste de l'appareil génital, leur irritabilité cesserait avec la consommation de l'acte et avec cette irritabilité, l'appétit vénérien cesserait aussi de se produire et d'amener avec lui la même série de phénomènes à chaque nouvelle excitation. » (Kobelt, pag. 55.)

Plusieurs auteurs étrangers soutiennent, comme semble l'établir le passage que je viens de citer, que la principale source du plaisir sexuel réside dans le gland. Sans doute cet organe, on ne saurait le nier, a une part considérable dans les sensations éprouvées ; cependant, par suite de faits que j'ai observés, je suis porté à penser que cette part est moins grande qu'on ne le suppose généralement. Il y a quelque temps, je soignais un officier à son retour de l'Inde, il avait perdu la presque totalité du gland. Le malade recouvra complétement la santé ; les parties malades se cicatrisèrent et une partie considérable du corps de pénis lui resta. Je trouvai à ma grande surprise, que non-seulement le coït pouvait s'effectuer, mais que la même somme de plaisir qu'auparavant était éprouvée. Il m'assura, en effet, que l'acte sexuel, autant qu'il pouvait en juger, ne différait pour lui en rien de ce qu'il était avant la mutilation.

Durée de l'acte. — Il est sans doute bon, comme on l'a remarqué pour l'être humain, que l'acte ne dure qu'un court espace de temps, quelques minutes, quelques secondes. Chez les animaux, les plus grandes différences existent sur ce sujet.

Ainsi, je lis dans la description des préparations anatomiques du collége des chirurgiens, que « le coït chez le kangourou, et probablement chez d'autres marsupiaux, est de longue durée ; pendant l'acte, le scrotum disparaît et semble être retourné en partie par la violente rétraction des testicules contre l'os marsupial. » (N° 2477, *Cat. phys.*, Owen.)

J'ai dernièrement étudié l'acte de copulation du papillon du ver-à-soie. Le mâle est plus petit et de couleur plus sombre que la femelle. Aussitôt qu'il quitte la chrysalide il est prêt à l'acte ; il agite ses ailes avec un bruissement particulier et tourne autour de la femelle. Ils s'approchent alors dos à dos, se joignent et la copulation dure des jours entiers. Aussitôt que les sexes se séparent, les mêmes faits se répètent et un nouvel accouplement a lieu. Il semblerait presque que la courte existence de ces insectes se passe en copulations. Dans tous les cas que j'observai, les femelles moururent les premières ; mais les mâles, quoique survivant, semblaient engourdis, pouvaient à peine se mouvoir, étaient évidemment épuisés par suite de leurs efforts pour se reproduire.

Je signalerai la copulation prolongée des chiens ; chez quelques autres animaux, elle se fait avec une rapidité étonnante. Elle a lieu si vite chez les cerfs que l'on assurait dans le temps que jamais l'acte du coït n'avait pu être observé même par les gardes les plus âgés. Le professeur Owen m'a dit que l'on pouvait en être témoin dans le parc de Richmont. Voici à peu près comment ont lieu ces curieux accouplements. — On voit le mâle creuser des trous de deux ou trois pieds dans quelque partie isolée du parc ; c'est là qu'il amène les femelles. Elles s'y placent une à une. Le mâle écarte alors tous ses rivaux ; il prend ensuite son élan et d'un bond monte la femelle. En un instant l'acte est accompli ; la femelle couverte se retire pour être remplacée par une autre. Le professeur Owen ne sait comment expliquer pourquoi le mâle creuse ces trous dans la terre. Rien, en effet, dans sa conformation ou dans celle de la femelle, n'exige que celle-ci soit placée sur un plan plus bas que celui duquel il se précipite. Toutefois, quoique l'acte en lui-même soit instantané, l'excitation qui le précède est de longue durée; il est possible que l'érection ne dure qu'un instant, de là l'opportunité de cette préparation et de cette position.

M. Thompson, le dernier directeur du *Zoological Garden*, m'a assuré qu'il avait observé l'acte de la copulation chez les cerfs à l'état sauvage et lorsqu'ils étaient enfermés. Il dit aussi que l'acte ne dure qu'un instant, mais qu'il n'est pas besoin pour son accomplissement d'une disposition particulière du terrain. La girafe, qu'il a aussi observée, n'a pas non plus besoin de prendre une position particulière.

EFFET DE L'ACTE. — L'effet immédiat de l'acte chez le mâle mérite quelque attention. Même chez le plus robuste, chez le mieux portant, un sentiment de fatigue suit toujours la copulation.

Cet énervement est frappant chez quelques animaux. Le lapin, par exemple, après chaque acte sexuel tombe sur le côté, ses yeux se convulsent, ses pattes de derrière sont agitées par des spasmes. Ces phénomènes, et tous ceux qui leur correspondent chez les autres animaux, sont causés par la commotion nerveuse qui affecte particulièrement la moelle épinière.

En frappant un homme bien portant, généralement ce

choc le rend languissant et lourd pendant quelques instants.

Cette fatigue temporaire n'a pas échappé à l'observation des anciens : « *Læta venire Venus tristis abire solet,*» disaient-ils ; et ils ajoutaient : *« Post coitum omne animal triste, nisi gallus qui cantat.* »

Le paroxysme du système nerveux produit par le spasme sexuel est tellement violent, que son effet immédiat peut être quelquefois dangereux. Des hommes sont morts pendant l'acte même, frappés comme l'insecte qui périt après avoir accompli son office fécondateur.

De temps à autre nous apprenons que la première nuit du mariage le lit nuptial a été pour le mari le lit de mort, et il n'est pas rare d'entendre parler d'enquêtes faites sur des hommes trouvés morts dans des maisons de tolérance sans que leur cadavre présentât les moindres traces de violence ou de poison. La cause de ces morts est le choc nerveux, qui, se faisant subitement, foudroie une constitution faible ou maladive.

Quelque exceptionnels que soient ces faits, ils doivent servir d'avertissement, et nous montrer qu'un acte assez violent pour détruire les faibles ne doit pas être pratiqué d'une manière inconsidérée même par les plus forts.

Lallemand indique, avec son éloquente perspicacité ordinaire, quelle pierre de touche doit servir à l'homme pour mesurer ses forces et régler leur dépense. « Quand, dit-il, l'acte est suivi d'un sentiment de joie, d'un bien-être général aussi bien que d'une nouvelle vigueur ; quand la tête se sent libre et dégagée, le corps plus élastique et plus léger ; quand une disposition plus grande à l'exercice ou au travail intellectuel se fait sentir; quand les organes génitaux montrent un accroissement de vigueur et d'activité, nous pouvons inférer qu'un impérieux devoir a été satisfait dans les limites nécessaires à la santé. L'heureuse influence que tous les organes éprouvent est semblable à celle qui suit l'accomplissement de chaque fonction nécessaire à l'économie. »

Toute la gravité, toute la *vitalité* — pour parler ainsi — de l'acte de la copulation se fait voir dans les changements remarquables qui l'accompagnent et qui en sont la conséquence chez les animaux d'un ordre inférieur. Nous ne pouvons savoir si quelque altération correspondante à celle dont nous parlons s'opère chez l'homme; mais nous observons que, dans la saison du rut, la viande du mâle est dure, maigre, a une saveur désagréable, qu'elle devient ensuite molle, flasque, et que le poil perd son lustre et sa beauté. Après la saison de la copulation chez les oiseaux les plumes sont hérissées et tombent; le cerf perd ses cornes et le sang est employé à refaire une nouvelle matière osseuse.

« C'est avant la saison du frai que nous préférons le hareng, et c'est seulement lorsqu'il est rempli de laitance que nous aimons le maquereau. Un saumon qui est épuisé n'est plus une bonne nourriture. Les vives couleurs de la truite, tous les pêcheurs l'ont remarqué, disparaissent alors, elle reste languissante, appauvrie, jusqu'à ce qu'elle ait recouvré ses forces vitales.

Répétition de l'acte. — L'effet de la répétition de l'acte est grandement différent suivant les personnes qui le commettent. Tel individu sera accablé pendant plusieurs jours après un seul effort, par suite même d'une émission involontaire; tel autre n'éprouvera pas la moindre fatigue, quoiqu'il ait répété l'acte sexuel plusieurs fois dans la même nuit ou pendant plusieurs nuits consécutives. Cependant, en règle générale, l'acte ne doit être répété que rarement. Chez les nouveaux mariés, l'acte est naturellement beaucoup plus fréquent, aussi arrive-t-il souvent que la conception n'a pas lieu pendant les premiers mois du mariage, parce qu'alors probablement la semence du mâle, trop rapidement élaborée, ne contient que peu de spermatozoaires parfaits. Dans de tels cas, ce n'est que lorsque l'ardeur du premier amour s'est apaisée, et que les zoospermes ont eu le temps de se développer complétement, que la fécondation suit le coït.

Toutefois la nature ménage une espèce de temps d'arrêt à la trop fréquente répétition de l'acte, par suite de l'effet que la grossesse produit chez la femme, et par le pouvoir que prend celle-ci sur le mari.

Quand la femme a conçu, elle n'éprouve pas pendant les neuf mois de gestation une grande excitation sexuelle. Les désirs vénériens ne se trouvant plus aussi sollicités, diminuent quelque peu chez l'homme; d'autres considérations purement morales contribuent à les amoindrir, et l'acte du coït n'a lieu que de plus en plus rarement. Lorsque les femmes allaitent, l'appel de fluide vital fait par les organes qui sécrètent le lait ôte toute force au désir sexuel, annihile l'excitation. Maintenant comme tout ce que nous avons lu, entendu dire, appris ou observé, tend à nous prouver que le désir a besoin, avant tout, pour se développer, d'être partagé, et que la réciprocité est nécessaire pour exciter le mâle, nous ne devons pas être surpris que les excès chez les gens mariés, qui ont souvent des enfants, soient comparativement rares, et que la passion chez l'homme devienne dans ce cas beaucoup moins exigeante.

La mauvaise disposition que présente périodiquement la femme pour la copulation est une puissante barrière opposée aux excès, presque une protection accordée à l'homme par la nature contre de trop longs entraînements. Nous ne trouvons pas d'ailleurs chez l'homme de besoin ou d'impulsion naturelle vers les grands excès de coït, vers les extravagances sensuelles. Naturellement apte et prêt à la copulation, à n'importe quelle heure de l'année, il n'est pas, à cause de cela, obligé de répéter l'acte autant de fois dans une courte période que les animaux forcés d'assurer en un temps fort limité la propagation de l'espèce. On croit que le bélier renouvelle la lutte de cinquante à quatre-vingts fois dans le cours d'une nuit. Les services de l'étalon devraient être bornés à un nombre de saillies déterminées, mais comme la saison de la monte ne dure que pendant deux ou trois mois, on lui présente beaucoup plus de juments qu'on ne devrait dans l'intérêt de sa vigueur et de la beauté des produits, et l'acte est nécessairement répété très-souvent et à de très-courts intervalles.

Si nous parlons de ces énormes facultés copulatives, ce n'est pas pour les donner comme exemples à suivre, mais comme contrastes à ce qui existe chez l'homme. N'ayant réellement pas de saison de rut (qui chez les animaux semble être une espèce de puberté périodique), il n'y a pas chez l'homme nécessité d'un emploi soudain et excessif de ses organes génitaux, et par conséquent, aucune réserve pour subvenir à ces dépenses. De tels excès seraient donc fort dangereux pour lui.

De plus, l'animal n'a pas les facultés intellectuelles de l'homme. La propagation de son espèce semble être à peu près l'acte le plus important de la vie. L'homme a, lui, autre chose à faire, un but plus élevé, et mettre toute l'énergie de sa nature au service de Vénus, c'est littéralement se dégrader soi-même et se mettre au rang de la brute ; c'est gâter et même détruire totalement les capacités morales et intellectuelles qui nous distinguent de la bête, et qui sont complétement incompatibles avec les excès sensuels.

Chez les animaux même la nature semble avoir mis une limite au coït, et dans quelques cas on trouve de très-curieuses précautions prises pour atteindre ce but.

Beaucoup de personnes, sinon tous les habitants de Londres, ont entendu l'infernal charivari que font les chats dans la nuit ou de bon matin, dans les rues et les squares; mais peu peut-être en connaissent la cause. Cet affreux vacarme provient, — je le tiens de ceux qui ont épié ces animaux, — des cris et des miaulements qui accompagnent chez eux l'acte de la copulation. Le cri vient de la chatte, et est sans doute la conséquence des souffrances qu'elle endure. Feu M. Quekett me montra, dans le muséum du collége des chirurgiens, le pénis d'un jeune chat. Dans le catalogue, M. Owen l'a inscrit : *Pénis de chat montrant les papilles calleuses du gland renversées.* Le pénis est couvert d'élévations ressemblant à

des épines qui, pendant le coït, doivent offenser cruellement la femelle. Ces espèces de callosités épineuses disparaissent chez le vieux chat. La même disposition se présente, mais une étendue plus grande encore chez le
cochon d'Inde. On suppose que cet état rugueux de l'organe du mâle excite, sinon la douleur, du moins la peine
la plus vive chez la femelle.

M. Thompson partage cette opinion que, dans la race
féline, c'est la femelle qui fait le bruit. Il observe que ces
hurlements s'entendent constamment dans l'accouplement des léopards, des tigres, des lions, etc., et qu'ils annoncent la conclusion de l'acte. Il est d'accord avec moi
en disant que la femelle doit se prêter à l'action du mâle
pour accomplir l'acte qui, dans cette classe d'animaux, se
prolonge plus longtemps que chez d'autres, à cause de la
disposition particulière de l'organe sexuel des femelles.

Les faits singuliers observés par M. Owen, quant à ce
qui regarde la copulation des araignées, doivent être attribués à quelque cause de la même nature. « Le mâle
jeune et inexpérimenté, dit cet ingénieux naturaliste, toujours plus petit et plus faible que la femelle, est souvent
victime de ses désirs et paye de sa vie ses offres témé-
raires. Le galant, qui a plus d'expérience, s'avance avec de
grandes précautions, touche avec grand soin, de ses longues pattes, les fils de la toile, ses palpes étendues et très-
agitées. La femelle indique son contentement en levant
ses pattes de devant hors de la toile. Alors le mâle
s'avance rapidement, ces palpes sont aussi étendues que
possible. Une goutte de clair liquide jaillit de chaque
pointe noueuse, où elle demeure attachée. Ces verges

se mettent elles-mêmes alors immédiatement en contact avec une espèce de mamelon charnu que la femelle
pousse dehors de dessous son abdomen. Après la consommation de l'acte, le mâle est quelquefois obligé de se sauver par une retraite précipitée. Ordinairement les instincts sauvages de la femelle, — *etiam in amoribus sæva,*
— sont capables de revenir, et on l'a vue quelquefois, la
copulation accomplie, sacrifier et dévorer son époux trop
lent à s'enfuir.

Il faut se souvenir que des espèces différentes obéissent à des lois différentes. Tandis que, d'un côté, le bélier
et le bouc peuvent coïter si souvent qu'ils exitent notre
étonnement, chez d'autres, un seul acte copulatif semble
satisfaire tous les besoins de la nature, et cela pour
un très-long espace de temps. Chez plusieurs espèces
d'oiseaux, par exemple, le coït est nécessaire une seule
fois en une saison. Dans bien des villages où les vieilles
femmes ne gardent qu'une seule dinde, cette femelle
n'est approchée qu'une seule fois par le dindon en une
saison ; cependant tous les œufs qu'elle pond pendant
l'année sont féconds. En pareil cas, tous les œufs ont dû
être imprégnés en une seule fois, ou bien les zoospermes
doivent être recueillis, entassés et conservés dans le
cloaque jusqu'à ce qu'ils soient nécessaires.

Je dois ici constater que les oiseaux n'ont pas de spermatheca, comme on en trouve chez l'abeille.

L'abeille offre l'exemple le plus remarquable d'une
imprégnation séminale poussée à ses dernières limites
d'efficacité. Dans un récent ouvrage de Siebold, traduit
en anglais par Dallas, et intitulé : *Sur la véritable parthé-*

nogénèse chez les abeilles et les papillons, nous trouvons une intéressante description de l'acte chez les abeilles :

« Il paraît que, tandis que chez les plus gros animaux, le mâle est plus fort et plus beau que la femelle, qu'ainsi, par exemple, le taureau est comme un roi au milieu des vaches, que le coq joue le même rôle au milieu des poules, chez les insectes le contraire paraît exister. Chez les guêpes, les frelons, les mouches, les fourmis, mais surtout chez les abeilles, c'est la femelle qui est la plus parfaite des créatures, et c'est autour d'elle que se rassemble l'essaim. La copulation, chez les abeilles, n'a jamais lieu dans la ruche. Quand, par un beau temps, la reine prend son vol pour se marier ou s'unir, elle fait choix d'un mâle (d'un bourdon), et le mystère s'accomplit dans l'espace. L'acte est rapide et court, tandis que d'autres insectes peuvent rester plusieurs jours en copulation. La reine des abeilles rentre à la ruche après ce seul acte de copulation ; l'orifice externe de l'appareil sexuel qui, avant, était fermé, est maintenant ouvert ; elle a rompu l'organe sexuel du mâle, qui reste dardé dans le vagin et en sort en partie.

« Les mâles perdent, du reste, assez communément chez les insectes, leur armature sexuelle dans l'action du coït, surtout chez les coléoptères. Dans le cas particulier observé par Siebold, le réceptacle de la semence (*spermatheca*), qui est vide chez tous les insectes femelles, vierges encore, était chez cette reine rempli en profusion de spermatozoaires.

« Dans la copulation de la reine, l'ovaire n'est pas imprégné, c'est le réceptacle séminal qui reçoit et se remplit de la semence du mâle. Par cette observation, la plus grande partie de ce qui restait obscur dans les mœurs physiologiques de l'abeille, pour ne pas dire tout, est expliqué, surtout comment il se fait que la reine peut pondre des œufs féconds au commencement du printemps, alors qu'il n'y a plus de mâles dans la ruche. La copulation s'opère une fois, et la provision de semence qu'elle reçoit dans ce seul acte lui suffit pour toute sa vie. Elle ne quitte plus jamais la ruche, excepté lorsque la colonie toute entière change de place. Quand elle commence à pondre on peut sans scrupule lui arracher ses ailes, elle demeurera féconde jusqu'à sa mort. Mais dans sa jeunesse une reine doit s'être envolée palpitante dans l'air sous l'étreinte du mâle, parce que là seulement la copulation peut avoir lieu. C'est pour cela qu'aucune femelle qui a eu ses ailes coupées dès sa naissance ne peut jamais être parfaitement féconde. Je dis parfaitement féconde, ou bien capable de produire des deux sexes, car, pour pondre des œufs de bourdon mâle — autant que mon expérience me permet de l'affirmer — cela ne demande aucune espèce de fécondation.

« Après cette seule fécondation, une reine peut, pendant un long espace de temps, quatre ou cinq ans, pondre à *volonté* des œufs de mâle ou de femelle. En remplissant son réceptacle séminal de semence mâle, elle a acquis la faculté de produire des œufs de femelle, qu'avant sa copulation et pendant que sa capsule était vide et par conséquent à l'état virginal, elle ne pouvait pondre que des œufs mâles. La possibilité de la semence conservée ainsi dans la spermatheca est un fait d'une

grande signification et d'une importance extrême. Il
peut, par analogie, faire comprendre que des animalcules séminaux vivront très-bien dans la partie supérieure du vagin, longtemps après qu'ils seront sortis des
organes sexuels du mâle. »

§ 2. Désordres chez l'adulte.

Excès conjugaux. — Jusqu'à présent nous avons principalement appliqué le mot *excès* à un plaisir sexuel illicite. Qu'il soit, en effet, pris d'une manière exagérée ou
avec modération, ce genre de plaisir est toujours un
excès regrettable si on le considère d'un certain point de
vue. Mais ces plaisirs illicites ne sont pas les seuls qui
présentent des dangers, et, au point de vue médical,
tous nos conseils et tous nos enseignements seraient
incomplets s'ils ne mettaient en garde les gens mariés
contre les excès sexuels qu'ils commettent trop souvent,
par suite de l'ignorance où ils sont de leurs suites funestes. Une surexcitation trop fréquente du système nerveux, et des émissions trop souvent répétées du fluide
séminal sont par elles-mêmes, nous l'avons vu, de véritables dangers; que cela arrive chez des gens mariés ou
chez des gens qui ne le sont pas, physiologiquement le résultat est toujours le même. L'homme marié qui abusera du
coït, parce qu'il pense que c'est pour lui un acte légitime,
supportera aussi sûrement et d'une manière aussi grave
les suites de ses excès que le débauché qui cherche hors
du mariage les mêmes satisfactions sensuelles. Peut-être
même souffrira-t-il davantage, parce qu'il ne saura pas

prendre ces précautions qu'on connaît et qu'on ne néglige presque jamais dans la carrière du vice. L'homme
et la femme ont souvent vécu dans la chasteté jusqu'à
leur mariage ; aimants et vigoureux, toutes les nuits sont
pour eux des nuits de plaisir; ils ignorent qu'ils se livrent
ainsi à des excès que leur système nerveux ne saurait
supporter, et qui, pour le mari au moins, peuvent entraîner la mort. Cette vie de plaisir dure jusqu'à ce que
l'homme, faiblissant et malade, demande avis au médecin; et alors il est frappé de stupeur en apprenant
quelle est la cause de son mal. Certains croient qu'on doit
accorder aux désirs sexuels une satisfaction aussi régulière qu'aux besoins de l'estomac, et que le coït doit
être aussi fréquent que les repas. Jusqu'à ce qu'on le
leur dise, ils ne pourront jamais penser qu'ils se rendent
coupables de graves, presque de criminels excès ; et cela
n'est pas étonnant, de pareils sujets sont rarement abordés
par le médecin qu'ils consultent.

Il y a quelques années, un jeune homme vint me consulter, se plaignant de ne pouvoir coïter et d'être affecté
de spermatorrhée ; son état était la suite des abus qu'il
avait commis sur lui-même. Il fut cautérisé, et je le perdis
de vue jusqu'en mars 1856 ; il était, me dit-il, alors à
peine capable de se mouvoir, son esprit s'affaiblissait, il
souffrait de vives douleurs dans le dos, et il désirait que
je lui répétasse l'opération.

En examinant et interrogeant le malade avec attention,
j'appris qu'il avait, après la première cautérisation,
retrouvé la faculté de coïter, et, chose étrange, qu'il
avait pris l'habitude de se livrer au coït trois fois par

semaine, sans se douter qu'il commettait un excès, et encore moins que sa faiblesse actuelle pouvait être attribuée à une telle cause.

C'est là un exemple — et ce n'est pas le seul qu'on pourrait citer — de gens qui, après avoir été affaiblis par des excès commis dans leur jeunesse, s'imaginent qu'ils sont aussi valides, aussi dispos que ceux qui n'ont jamais abusé d'eux-mêmes. Ils croient qu'ils peuvent impunément dépenser n'importe quelle somme de force vitale, et vont jusqu'à penser que l'acte vénérien violemment répété peut augmenter leur puissance sexuelle, absolument comme une gymnastique convenable donne du développement aux muscles. Ceci est une erreur populaire, il est bon de la détruire. On doit dire à ceux qui la partagent que l'ébranlement nerveux est très-violent chaque fois que le coït est accompli, que, de plus, la perte de la semence est particulièrement nuisible pour des organes déjà débilités, que c'est ainsi qu'on accélère l'arrivée d'une vieillesse prématurée et qu'on détermine les troubles, les maladies des organes génitaux, qui forcent de recourir au médecin.

Quelques mois après, je rencontrai le jeune homme dont je viens de parler; sa santé s'était remise et sa constitution fortifiée, grâce à l'abstinence, aux soins, aux toniques.

En 1856, un autre jeune homme, vivant à la campagne, vint me trouver; il avait vingt-trois ans et était déjà marié depuis deux ans. Il paraissait très-affecté; il me disait qu'il était nerveux, irritable, ne pouvait plus gouverner sa maison, et qu'il souffrait de vives douleurs dans le dos. Le moindre effort le mettait en sueur, il avait l'aspect d'un homme accablé de soucis. Je dois ajouter que pendant son enfance il était gravement atteint de scrofule. N'ayant jamais eu de femme avant son mariage, quoiqu'il eût à l'école pris l'habitude des plaisirs manuels, il craignit de passer pour un Joseph auprès de sa jeune épouse, et se crut obligé de payer sa dette régulièrement chaque nuit, tombant ainsi dans un excès dont il n'avait pas conscience. L'érection lui avait fait, enfin, défaut; l'émission n'arrivait qu'avec difficulté et fatigue, et chaque jour il se sentait de moins en moins capable d'accomplir ce qu'il considérait comme son devoir de mari. S'étant procuré mon livre, il venait me demander du secours; il fut très-surpris d'apprendre qu'il avait abusé de ses forces : il croyait qu'après le mariage le coït, quelque répété qu'il fût, ne pouvait être considéré comme un excès; et cela me fut dit si naïvement, que je fus bien obligé de croire à sa bonne foi. Il ne pouvait demeurer à la ville, mon traitement se borna à lui prescrire de modérer son zèle, de restreindre ses plaisirs, et je lui ordonnai le phosphore.

En septembre 1861, un habile médecin de la province m'envoya un gros et grand gaillard de quarante-cinq ans; il ne pouvait plus copuler, et l'un de ses testicules était devenu plus petit que l'autre. J'appris qu'il était marié et père de famille. Il avait largement donné satisfaction à ses appétits sexuels, jusqu'à ce que (il y avait quatre ans) une surexcitation nerveuse s'emparant de lui, il devint impuissant. Il me consultait plutôt pour obtenir quelque remède qui stimulât ses organes qu'un traitement qui combattît l'état nerveux et la débilité qui le faisait souffrir. Jusque-là, il est vrai, tous les efforts des médecins de campagne qu'il avait vus n'avaient tendu qu'à ce but. Au lieu de lui donner les excitants qu'il demandait, j'ordonnai à cet homme abstinence complète, lui affirmant que sa guérison dépendait de sa fermeté à suivre ce conseil; qu'il fallait, avant de songer à de nouveaux plaisirs, donner le temps à son système nerveux de se refaire, et c'est sur ce principe que je basai le traitement qui devait le guérir.

Souvent les gens mariés abusent très-longtemps de leurs organes sans s'apercevoir de désordres dans leur santé. Dernièrement, un médecin me disait que, pendant quatorze ans, il croyait n'avoir jamais laissé passer une nuit sans remplir son devoir conjugal, et que ce n'était qu'en lisant mon livre qu'il avait attribué ses souffrances aux excès qu'il avait commis.

C'est un étonnant contraste de voir un homme résister pendant quatorze ans à l'affaiblissement progressif de son système, tandis qu'un autre individu perd ses forces en vingt-quatre heures, et par suite d'une seule émission nocturne! Nous examinerons plus tard cette grande dissemblance. Mais, quel que soit l'état du système nerveux, les excès de coït ne demeureront jamais impunis, leurs effets se feront sentir tôt ou tard sur n'importe quel individu. Ils sont, à mon avis, une des causes les plus communes et les plus actives qui déterminent une mauvaise santé; les médecins n'y portent pas assez sérieusement leur attention.

Voici encore un exemple tiré de la personne même

d'un médecin. Je reçus la visite de ce confrère; il me dit qu'il souffrait d'une spermatorrhée; il y avait chez lui fai-blesse générale, inaptitude au travail, peu d'appétit, dé-goût pour le coït; il pensait qu'il perdait ses sens. La vue d'un de ses yeux était troublée, affaiblie. Un suintement occasionnait seul ses pertes séminales. Je lui demandai s'il avait commis des excès. Il me dit qu'étant jeune garçon, il avait abusé de lui, mais qu'il s'était marié depuis sept ans, qu'il était alors plein de cœur et de santé, que de-puis quelque temps seulement les troubles dont il se plai-gnait s'étaient manifestés. Je l'interrogeai d'une manière plus particulière, et il m'avoua que depuis son mariage il voyait sa femme deux ou trois fois la semaine, et sou-vent plus d'une fois la même nuit. Ce seul fait, je fus obligé de le lui dire, expliquait toutes ses souffrances. Les symptômes qu'il éprouvait étaient les mêmes qu'on trouve chez les enfants atteints d'onanisme; peut-être faudra-t-il des années, il est vrai, pour détruire la consti-tution d'un homme sain et vigoureux, mais on voit aussi qu'il se passe parfois longtemps avant que la constitution du jeune garçon qui se masturbe soit altérée, et cepen-dant les mauvais effets des excès éclateront fatalement tôt ou tard.

Depuis que j'ai fait mon étude particulière de ce genre de maladies, je me suis convaincu, je le répète, que beaucoup de troubles digestifs, de mauvaise santé géné-rale, d'hypocondrie, etc., proviennent d'excès sexuels. Les directeurs d'établissements d'hydrothérapie ont cer-tainement les mêmes idées sur ce sujet, sans cela ils n'auraient pas cru utile de séparer les gens mariés, qui viennent se soumettre à leur traitement. Si cette cause n'est pas plus généralement admise, cela vient du peu de dispositions qu'ont les médecins d'interroger, dans ce cas comme dans celui de la masturbation, les malades, de manière à ce qu'ils sachent clairement à quoi s'en tenir.

J'ai souvent été surpris du bien manifeste et immédiat que produit une complète abstinence, et en y joignant le simple traitement que je décrirai au chapitre de la spermatorrhée, j'ai réussi dans bien des cas où d'autres remèdes avaient été entièrement inutiles.

On peut demander ce qu'on entend par un excès dans les rapports d'homme à femme. La réponse est simple, — et cette définition doit s'étendre aux satisfactions données à toute autre passion, — un excès est ce qui compromet la santé. J'ai déjà prouvé que peu de gens mariés devraient se livrer à des rapports sexuels plus d'une fois tous les sept ou dix jours, et encore n'ai-je en vue que les gens vigoureux et pleins de santé. En général, un individu a commis un excès quand le coït est suivi de langueur, de tristesse et d'un certain malaise. C'est là la meilleure définition. L'homme en bonne santé, qui satisfait avec modération ses instincts sexuels, n'éprouve jamais ces mauvais effets.

On ne peut établir de règle invariable pour l'accomplissement d'un acte dont les résultats dépendent de tant de causes différentes, du tempérament, de l'âge, du climat, et d'autres circonstances, aussi bien que de la santé et de la vigueur des deux époux. Je maintiens cependant qu'il est impossible de conserver sa vigueur mentale et corporelle à un haut degré, si l'on ne s'adonne que modérément aux plaisirs de Vénus. Des principes d'un ordre plus élevé établissent d'ailleurs que l'homme n'est pas seulement sur la terre pour satisfaire ses appétits sexuels, et qu'on ne doit pas l'encourager à suivre cette voie.

IMPUISSANCE. — On donne le nom d'*impuissance* à tous les états organiques ou maladifs qui, chez l'homme ou chez la femme, s'opposent à l'union des deux sexes, empêchent le coït. Dans un langage moins précis, on pourrait définir cet état : inaptitude à consommer le mariage. Le nom de *stérilité* est réservé à tous ces états maladifs ou organiques qui, dans l'un ou l'autre sexe, empêchent la reproduction de l'espèce. Ce terme s'applique cependant plus spécialement à la femme : il est synonyme d'*infécondité*.

Le mot impuissance est ordinairement applicable à l'homme.

Je viens de traiter des funestes effets qui résultent des excès sexuels ; il me reste maintenant à examiner un mal aussi grand, l'absence totale ou partielle de la passion ou de la faculté elle-même. Peut-être pourrais-je mieux décrire cet état en le divisant en deux parties :

1° Absence du désir pour le coït, — indifférence sexuelle, — impuissance fausse ou temporaire ;

2° Absence ou manque de faculté, — inaptitude à consommer le mariage, — véritable impuissance.

Nous examinerons successivement chacun des cas que présentent ces divisions.

MAUVAISE DISPOSITION POUR LE COÏT CHEZ LES CÉLIBATAIRES. — Cet état peut naître d'une grande diversité de causes. Quelques hommes, par exemple, atteignent l'âge adulte sans avoir jamais éprouvé le moindre désir sexuel. Dans ce cas, le repos complet de la passion vénérienne, que nous avons dit être l'état particulier de l'enfance, se prolonge d'une manière anormale pendant la période de la jeunesse et même dans l'âge adulte.

Un phénomène aussi extraordinaire que le non-développement du désir sexuel doit être toujours un fait alarmant. Malheureusement, dans la plupart des cas, le médecin n'est pas consulté. Ni le malade, ni ses amis ne se doutent, en effet, qu'il y a dans cette absence de désir quelque chose d'insolite, que lorsque le hasard vient en révéler la gravité. Si parfois le chirurgien est appelé, il trouve un être grassouillet, sans barbe au menton, et souvent sans poils au pubis; les testicules et le pénis sont menus, presque à l'état rudimentaire, comme chez l'enfant; sa voix est faible, en fausset; nul mouvement sexuel ne l'agite. Par le fait, un homme en cet état se trouve dans des conditions semblables à celles d'un châtré ou d'un eunuque. Le manque de développement des testicules produit évidemment dans ce cas le même effet que la castration chez l'animal et chez l'eunuque.

Une autre cause bien différente peut produire une espèce d'impuissance temporaire, et qui, plus apparente que réelle, fait cependant naître bien de l'inquiétude et jette dans l'anxiété. Lorsqu'on s'absorbe dans de longs et pénibles travaux d'esprit, toute l'énergie vitale se porte au cerveau, la passion s'endort et semble s'éteindre, le travail de la pensée tue ou annihile le désir sexuel. Alors on s'alarme, mais presque toujours à tort. Je suis souvent consulté par des professeurs chargés d'un cours difficile dans les lycées, qui se plaignent d'impuissance; je dissipe facilement leur inquiétude en leur démontrant que cette impuissance n'est que temporaire et aussi facile à guérir que la cause en est simple. La nature a sagement décrété que les testicules ne sécréteraient pas continuellement, les efforts trop grands et continus du cerveau ou des muscles suspendent leurs fonctions; mais si les organes reproducteurs sont sains, que les excès ne les aient point affaiblis, la passion et la puissance sexuelles reparaîtront dans toute leur énergie aussitôt que, l'effort qui les annihilait cessant, les muscles et le cerveau rentreront dans leur état normal.

Le non-développement des organes de la reproduction, qu'il soit radical ou temporaire, se manifeste généralement par l'absence des attributs virils, et, entre autres signes, par une indifférence marquée pour les jeux et les exercices qui plaisent ordinairement à la jeunesse ou à l'adulte. D'autres causes cependant peuvent produire l'indifférence pour le sexe et le manque de vigueur virile; la plus détestable de toutes c'est la masturbation, dont nous avons déjà longuement traité. Un jeune homme qui a pris, encore enfant, l'habitude des plaisirs solitaires, et qui, adulte, continue à se livrer aux mêmes pratiques, n'éprouve, à l'âge où l'on se marie, aucun penchant pour le sexe. Son seul plaisir est celui qu'il se donne à lui-même, en présence d'une femme il est indifférent et inerte. Lallemand décrit ainsi les sentiments qu'éprouve l'onaniste pour le sexe :

« Le vice odieux qu'ils pratiquent tient à éloigner des femmes les masturbateurs effrénés. Dans le principe c'était aux femmes que se portaient leurs pensées, pour embellir un être idéal de tous les charmes d'une perfection idéale. Mais l'habitude change peu à peu la nature de leurs idées et ne leur laisse plus pour réalité que de l'indifférence. Enfin, plus tard, les érections deviennent trop fugaces et trop incomplètes pour qu'ils puissent songer désormais à des rapports sexuels. Mais ils peuvent encore se livrer à leur fureur, malgré la flaccidité presque absolue dans laquelle restent leurs tissus érectiles.

« Dès lors les plus jolies femmes ne leur inspirent plus que de la répugnance, du dégoût, et ils finissent par éprouver pour tout le sexe une aversion instinctive, une véritable haine; ils n'osent pas toujours exprimer toute leur pensée à ce sujet, dans la crainte de laisser soupçonner leur vice honteux et l'état humiliant où ils sont réduits; mais ils ne perdent aucune occasion de se venger de la répulsion qu'ils croient inspirer à l'autre sexe, et qu'ils lui inspirent, en effet, par une réciprocité instinctive presque inévitable. » (Vol. III, p. 114.)

Cette perversité des sentiments, ce honteux abus de l'excitation passionnelle amenant l'impuissance est un des plus tristes spectacles que présente l'humanité. Voici un exemple frappant de cette nature; je reçus il y a quelque temps ce billet :

« Londres...

« Mon cher monsieur, quelques minutes après que vous aurez reçu ce billet, j'arriverai. L'ivresse, un essai infructueux en voyant une femme m'ont fait revenir à une abominable habitude. Je suis déterminé dès à présent à m'abstenir entièrement de stimulants et aussi de femmes. Je me sens toutefois si radicalement incapable de revenir à la santé sans l'aide de l'opération locale, que je dois vous demander une fois de plus de l'accomplir. Je suis venu hier vous voir dans ce but. Si vous refusiez de le faire, la franchise me force à vous avouer que vous m'obligerez d'avoir recours à quelque autre praticien qui voudrait bien adopter le traitement local sous une forme ou une autre. Quant à ce qui touche à mes sentiments, je vous dirai seulement que la punition est presque au-dessus de mes forces. J'apporterai cette lettre moi-même et je serai probablement dans votre salon d'attente quand vous la recevrez. J'ai suivi cette marche comme la plus aisée pour vous dire une histoire qui eût été autrement longue et pénible à raconter.

« Je suis, » etc.

Celui qui m'écrivait cette lettre était un jeune homme de belle taille et de tournure convenable. Je l'avais déjà cautérisé plus d'une fois. Il m'assurait qu'en dépit de tous ses efforts il se masturbait en dormant, et que cela lui arrivait surtout après avoir bu du vin. Il ne trouvait pas de désir irrésistible pendant son temps de veille, excepté quand il avait échoué en essayant de voir une femme, alors, par une espèce de désespoir, il revenait à son ancienne habitude.

Pour éviter de se masturber pendant son sommeil, il se liait parfois les poignets avec une corde qu'il passait autour de son cou, de manière qu'il ne pût parvenir à toucher le pénis. J'ai connu ainsi plusieurs malades qui, pour trouver un remède ou une distraction à leurs mauvaises habitudes, avaient, contre leurs penchants, cherché la société des femmes, et qui, après avoir en vain essayé le coït, venaient me consulter, honteux d'avoir échoué, dégoûtés d'eux-mêmes, et presque poussés par le désespoir à demander au suicide la fin de leur malheur. D'autres m'ont avoué que malgré de grandes difficultés le coït s'était accompli, mais sans faire naître aucun sentiment de plaisir; de plus, comme leur main pouvait seule leur procurer encore quelque jouissance, ils avouaient qu'ils y étaient revenus, bien qu'ils en fussent tout à fait honteux. Par un phénomène étrange, mais très-commun chez ces gens-là, la masturbation apporte avec elle plus de jouissance que ne le fait le coït.

Nous verrons le même fait se présenter chez les femmes qui ont abusé de leurs instincts sexuels.

Le système nerveux, et particulièrement le nerf sympathique, a été sans doute si souvent surexcité qu'il ne veut plus répondre qu'à cette espèce particulière d'excitant auquel on l'a habitué, et que tous les autres ne lui font absolument rien.

Pronostic. — L'impuissance peut nécessairement avoir d'autres causes que celles que nous venons d'énoncer. Le développement des organes peut parfois être tardif au lieu d'être précoce, le jeune homme est alors simplement retardé dans sa maturité; et dans ce cas, avec un traitement convenable, l'impuissance doit disparaître. Si cependant, après examen, on trouve qu'au lieu d'être simplement petits, les testicules manquent, s'ils ne se présentent au toucher que comme des nodosités, si cette atrophie a été occasionnée par des humeurs qui dans l'enfance se sont portées sur ces organes; si d'autres affections inflammatoires ont, dans le jeune âge, atteint les testicules, ou que des accidents aient pu blesser ces parties, il est alors à craindre qu'il n'y ait plus de guérison, et que le malade ne soit condamné à rester toujours impuissant. Quelque terrible que soit une telle destinée, il est singulier de considérer l'indifférence qu'ont pour la perte, ou plutôt pour ce manque de testicules, les personnes qui nous occupent. Ils ne connaissent pas la valeur de ce qu'ils n'ont jamais eu et qu'ils ne posséderont jamais, et, béatement heureux, ils traversent la vie sans témoigner ni haine ni amitié pour le sexe qui éveille toutes nos passions.

MAUVAISE DISPOSITION POUR LE COÏT CHEZ LES GENS MARIÉS. — Ces mauvaises dispositions ne sont, dans la plupart des cas, qu'une maladie, une affection momentanée; mais chez quelques hommes elle peuvent causer une grande anxiété et les craintes les plus vives.

CAUSES. — Les hommes qui gagnent leur pain à la sueur de leur front ou par le travail épuisant de leur cerveau devraient bien savoir qu'ils ne sont pas toujours dispos pour remplir leur devoir conjugal. Il est certains moments où on ne pense que fort peu aux affaires sexuelles, on veut continuer son travail physique ou mental, et on ne songe pas à autre chose.

Après un laps de temps plus ou moins long, suivant les individus, les pensées sexuelles reviennent à l'esprit, et tel qui hier était indifférent à toute émotion sexuelle au point d'en être momentanément impuissant, se sent maintenant plein d'ardeur et de mouvements, entièrement disposé au coït jusqu'à ce qu'une bienfaisante tranquillité accompagne la perpétration de l'acte.

Cette tranquillité, ce repos des organes est beaucoup plus durable chez quelques hommes mariés que chez d'autres, et il persiste parfois assez longtemps pour donner de grandes craintes. Il y a des hommes mariés, aussi bien que des célibataires, qui éprouvent fort rarement le désir de voir des femmes; chez certains même, ce désir ne s'éveille jamais. On pourrait désigner sous le nom de *léthargiques* une classe d'individus qui, à moins d'être longuement excités, ne parviennent jamais à rien, de même que certaines personnes ont besoin pour manger de faire un effort. Dans ces différents cas, il y a sans nul doute une grande débilité sexuelle. Celui qui fête trop Bacchus a peu de goût pour les plaisirs de Vénus; et je suis certain que les grands fumeurs ne doivent pas être très-portés à brûler beaucoup d'encens sur les autels de la déesse; ceux qui sont jeunes ne doivent jamais éprouver des désirs sexuels bien ardents, et, s'ils sont âgés, leur convoitise doit vite s'éteindre.

Les plaisirs de la table s'emparent aussi de tout l'individu; le gourmand se soucie peu de toute autre jouissance. Chez tous ces gens l'appétit sexuel n'occupe qu'une place secondaire; il n'atteint jamais, il n'approche même pas de cette jouissance tyranique qui dans le cœur du voluptueux domine tout autre sentiment. Il serait, à la vérité, difficile de dire, dans la plupart de ces cas, si le tempérament sexuel de ces individus était faible dès l'origine, si d'autres instincts ne l'ont pas dominé, ou bien, si à leurs débuts dans la vie ils n'ont pas abusé des organes aujourd'hui alanguis.

Parfois aussi, on trouve des gens mariés qui ont pris leurs femmes en aversion, presque en dégoût, et qui par suite n'éprouvent plus le moindre désir vénérien. Ils auront échoué une fois avec elles dans l'acte du coït, et cela seul les empêche d'essayer une seconde fois, leur en ôte même l'envie et le pouvoir. Dans bien des cas de ce genre l'amour-propre seul les rend impuissants, surtout s'ils réussissent avec d'autres femmes. Il peut arriver que les excès conjugaux auxquels on se livre au commencement du mariage, deviennent pour plus tard une cause d'impuissance momentanée. Le manque de sympathie ou de sensibilité chez les femmes, est encore très-souvent un motif d'apathie, de froideur, d'indifférence, de frigidité de la part du mari.

Enfin, il arrive parfois que des hommes très-aimables, du reste, portent la considération et les attentions pour leur femme assez loin pour se rendre pratiquement impuissants, dans la crainte qu'ils ont de faire souffrir ou de froisser celle qu'ils aiment et qu'ils désirent. Un jeune homme d'un extérieur fort agréable, d'une physionomie pleine de douceur et ayant les façons d'un homme du monde, vint, il y a quelque temps, me consulter, me disant qu'il s'était marié tout récemment et qu'il n'avait pas pu réussir à s'acquitter de ses devoirs conjugaux. Je lui fis subir le traitement ordinaire; il alla mieux, et cependant l'acte ne s'accomplit pas encore d'une manière satisfaisante. Il m'en dit alors assez pour me faire penser qu'il n'était pas seul coupable de ce manque de réussite.

Après quelque hésitation, sa femme vint elle-même me consulter. Je vis alors une de ces jeunes et jolies femmes qui plaisent à première vue, mais excessivement nerveuses et aussi excitables que la sensitive. C'est un genre qu'on rencontre de temps à autre, et chez lesquelles la moindre approche de quoi que ce soit vers les parties sexuelles, met en alarme leur excessive sensibilité. D'abord, la simple application de l'eau froide ne put être supportée; mais, après quelque temps et avec des préparations convenables, je pus enfin lui faire prendre une lotion astringente. Après que l'excitation maladive fut un peu apaisée, l'hymen fut enfin trouvé, non-seulement entier, mais très-résistant, et présentant l'apparence d'un doigt en peau de chevreau lorsqu'il est étendu sur sa forme. La division de cette membrane et la dilatation du vagin accoutumèrent les parties sexuelles à supporter le contact, et une cure permanente fut effectuée.

J'ai des raisons pour croire que des cas de ce genre sont plus communs qu'on ne le suppose. La cohabitation ne doit guère être suivie de fécondation en pareil cas, surtout si l'époux a été auparavant continent, et si ses dispositions naturelles lui font craindre de faire de la peine à sa femme ou de la blesser, pendant qu'elle est dans un état de sensibilité peu naturelle et maladive. Il n'est pas improbable que des divorces n'aient eu d'autres causes que celles-là, surtout si l'intervention maladroite d'amis trop zélés envenimait, en l'exagérant, le dissentiment pénible qui existait entre les deux époux, et qu'ils avaient remarqué sans pouvoir le moins du monde en soupçonner la cause.

Absence de sensation sexuelle chez la femme comme cause d'impuissance. — J'ai déjà mentionné le manque de sensation sexuelle chez la femme ou sa froideur comme une cause fréquente d'impuissance apparente ou momentanée chez le mari.

L'ignorance profonde dans laquelle on est, et les fausses idées qu'on se fait si généralement des conditions sexuelles de la femme, amènent tant de malheurs, que je ne saurais trouver de raison plus puissante pour décrire ici, avant d'aller plus loin dans cette étude, le véritable état des choses.

J'ai recueilli et comparé l'opinion d'un grand nombre d'auteurs compétents sur ce sujet, et je puis résumer aussi brièvement que possible le résultat de mes recherches. La majorité des femmes ne sont pas, heureusement pour elles, tourmentées par les sensations sexuelles; ce qui est la condition habituelle de l'homme est l'exception chez la femme. Quelques femmes, il est vrai, sont dévorées d'appétits vénériens qui surpassent ceux des hommes, et lorsque ces cas se présentent et que les procès en divorce viennent les divulguer, le public en est vivement frappé; mais ils sont relativement fort rares. J'admets naturellement l'existence de l'excitation sexuelle qui se termine en nymphomanie, espèce particulière de folie que connaissent tous ceux qui ont l'habitude de fréquenter les hôpitaux d'aliénés. Mais à ces tristes exceptions près, il n'est pas douteux que la sensation sexuelle est souvent absente chez la femme, et qu'il faut qu'elle soit directement et considérablement excitée pour s'éveiller quelque peu. Puis, lorsqu'elle est éveillée, ce qui n'arrive pas dans beaucoup de cas, elle est très-modérée si on la compare à celle de l'homme.

Les hommes, et en particulier les jeunes gens, se forment les idées sur les sensations de la femme d'après ce qu'ils ont observé chez les courtisanes ou du moins chez les femmes communes et vulgaires. Il y a toujours un certain nombre de femmes qui, bien que n'étant pas ostensiblement au rang des prostituées, font de leur jolie figure une espèce de trafic. Elles veulent être admirées, elles aiment à attirer l'attention de ceux qui sont placés au-dessus d'elles dans la société. Tout garçon un peu sensible se laisse facilement prendre à ces manéges, et, qu'il soit entièrement subjugué par la coquette ou qu'il échappe à ses rets, il est porté à croire que cette femme, et par conséquent toutes les femmes, ont au moins d'aussi violentes passions que lui-même. C'est prendre, d'après une débauchée, une idée très-fausse de l'état de la sensation sexuelle chez la femme en général.

La fréquentation dans les rues de Londres, dans les casinos et dans d'autres lieux de débauche de prostituées qui simulent à s'y méprendre des sensations qu'elles n'éprouvent pas, contribue à augmenter chez les jeunes gens novices cette crainte dont j'ai parlé, et à les éloigner du mariage en leur faisant redouter les épreuves conjugales.

Les hommes mariés, les médecins, les femmes mariées elles-mêmes, tiendraient un langage bien différent de ces idées, et relèveraient facilement la nature de la femme des suppositions calomnieuses que font peser sur elle la conduite irrégulière et la lubricité de quelques malheureuses.

Beaucoup de femmes n'éprouvent jamais la moindre sensation vénérienne. D'autres, immédiatement après leurs menstrues, sont, jusqu'à un certain point, capables d'éprouver quelque chose ; mais cette aptitude n'est souvent que momentanée, et peut cesser entièrement jusqu'à la venue des menstrues suivantes. Les meilleures mères, les meilleures épouses, les plus sages ménagères, connaissent peu ou point la sensation sexuelle ; l'amour du chez soi, de leurs enfants, et des devoirs domestiques, sont les seules passions qu'elles ressentent.

En thèse générale, toute femme modeste désire rarement une jouissance sexuelle pour elle-même ; elle se soumet pour faire plaisir à son mari, et, n'était son désir de maternité, elle se soustrairait volontiers à ses caresses. Que les jeunes gens faibles ou nerveux ne soient donc pas détournés du mariage par quelques notions exagérées des devoirs qu'ils auront à remplir ; la femme mariée n'a aucun désir d'être mise sur le même pied qu'une courtisane.

Un exemple fera mieux voir qu'une longue dissertation l'état réel des choses.

En 185..., un avocat d'environ trente ans vint me trouver ; il se plaignait de débilité sexuelle. Je le questionnai, et j'appris qu'il était marié depuis un an, et que dans ces douze mois il n'avait vu sa femme qu'une fois, encore n'était-il pas sûr que l'acte eût été complet. Il amenait sa femme avec lui, car, me dit-il, elle désirait avoir une conversation avec moi. Je trouvai une femme

fort bien élevée, mais d'une excessive sensibilité; elle
me parla avec une liberté également éloignée de l'assurance et de la mauvaise honte. Elle me dit qu'elle
croyait de son devoir de me consulter; elle ne rougit
pas et n'hésita pas en me racontant ce qu'elle avait à me
dire. Je regrette que mes paroles ne puissent rendre ici
l'expression délicate qu'elle mit dans toute la conversation.

Son époux et elle-même, me dit-elle, se connaissaient
depuis l'enfance; ils avaient grandi ensemble, s'étaient
attachés l'un à l'autre, s'étaient mariés. Elle croyait son
mari affaibli; mais elle en était convaincue, cette faiblesse ne provenait pas d'excès. Elle pensait qu'il était
ainsi par nature. Elle lui était vivement attachée, et ne
se serait pas déterminée à venir me consulter, si elle
ne désirait, pour son mari surtout, avoir une famille
qui leur donnerait, — elle l'espérait, — un bonheur
mutuel, partagé. Elle m'assura que jamais elle n'avait
éprouvé de passion sexuelle, que si ce sentiment pouvait exister en elle, il était encore endormi. Son amour
pour son mari était tout platonique, et, loin de chercher
à stimuler sa froideur, elle doutait que ce fût à désirer
pour leur bien commun; elle l'aimait comme il était
et ne souhaitait qu'il fût autrement, que dans le désir
d'avoir un enfant.

Je crois que cette jeune dame est le portrait parfait
d'une épouse et d'une mère anglaise, bonne, sensible, se
sacrifiant volontiers, d'une telle pureté de cœur qu'elle
ignore complétement ce que peut être la jouissance sensuelle, attachée à l'homme qu'elle aime d'une manière si

désintéressée, qu'elle est prête à renoncer pour lui à ses propres désirs, à ses propres sentiments.

Il y a un grand contraste entre ces femmes mariées qui, par dévouement, se font violence en souffrant la cohabitation, et celles qui, par ignorance ou manque de sympathie, non-seulement ne montrent pas le moindre goût pour les plaisirs de l'amour, mais, à la moindre manifestation de ces désirs, ne se font pas scrupule de témoigner leur aversion. Sans doute cette répulsion provient souvent d'une cause morbide, et alors plus la maladie est soignée de bonne heure, mieux cela vaut; mais le plus fréquemment, et chez la plupart, cela dépend de l'apathie, de l'indifférence à plaire, de la mauvaise volonté à chercher à vaincre la répugnance qu'une femme éprouve naturellement pour la cohabitation.

PERVERSION DU GOUT SEXUEL. — Lorsque en outre de cette répugnance naturelle qu'éprouvent beaucoup de femmes modestes pour la cohabitation, nous rencontrons chez une d'elles une aversion persistante tellement forte, que rien ne peut la vaincre, ni l'habitude, ni les témoignages de tendresse de l'époux, un soupçon très-pénible se glisse dans notre esprit sur l'origine de cette froideur si invincible.

Voici un cas où ces soupçons semblèrent justifiés par les faits. Un gentleman vint me consulter sur le manque de goût pour l'acte sexuel qui existait chez son épouse. Il avait vingt-sept ans et était marié depuis quatre ; sa femme était à peu près de son âge. Quatre enfants étaient nés de leur union, mais elle ne manifestait aucune sensibilité sexuelle, quoique d'ailleurs elle fût vive, pleine de santé, et vécût à la campagne. Je lui suggérais différentes causes pour expliquer cette apathie, lorsque enfin il me demanda s'il était possible qu'une femme pût perdre son goût sexuel pour la même cause qu'un homme. « J'ai lu, me dit-il, la première édition de votre ouvrage, et, quoique vous ne fassiez allusion qu'incidemment à ce sujet, j'ai pu penser, par suite de ce que j'ai appris depuis mon mariage, que le manque de sensibilité sexuelle vient, chez ma femme, si cela est possible, d'abus sur elle-même. Elle m'a avoué que de fort bonne heure, et étant complétement ignorante des mauvais effets qui pouvaient en résulter, elle avait contracté de mauvaises habitudes dans sa pension. Cette pratique lui donne encore une certaine jouissance; il n'en est pas de même du coït, pour lequel elle éprouve une aversion déclarée, quoiqu'il ne la fasse pas souffrir. » Je lui répondis que les médecins qui sont consultés sur les maladies des femmes constatent souvent des cas semblables à celui de son épouse. Il paraît qu'à la fin le plaisir peut seulement naître de l'excitation maladive produite par la masturbation, et que les excitants naturels n'en procurent point. Un phénomène semblable se remarque chez les jeunes gens, et cet état de choses persiste tant qu'on s'adonne à ces mauvaises habitudes. Je craignais, d'après cela, que ces conjectures ne fussent vraies, et que la dame ne pratiquât l'abus sur elle-même plus souvent qu'elle ne voulait le dire. L'habitude de ces plaisirs solitaires est tellement destructive et s'enracine si profondément chez l'un et l'autre sexe, qu'elle continue même dans le mariage où elle n'a plus d'excuse, et qu'elle est préférée à n'importe quelle autre excitation sensuelle.

Les excès vénériens engendrent la satiété comme tout autre excès, et la satiété est toujours accompagnée par l'indifférence et le dégoût. Si les habitudes de masturbation ont pris de bonne heure, qu'elles se soient développées chez des sujets jeunes encore et bien éloignés d'avoir atteint leur maturité, il n'est pas surprenant de trouver des femmes qui, si elles ont possédé une certaine sensibilité sexuelle, l'aient émoussée prématurément. Sans doute cette aptitude aux jouissances sexuelles diffère grandement suivant les femmes, et quoique j'aie l'intention de ne traiter ici qu'incidemment de l'économie sexuelle chez la femme, je puis dire que les mêmes causes qui amènent chez l'enfant une précocité funeste, produisent les mêmes effets sexuels chez les jeunes filles. Cette tendance peut être réprimée par une éducation morale commencée de bonne heure, mais il n'est pas douteux qu'une prédisposition héréditaire n'ait autant d'influence sur la jeune fille que sur le garçon. L'entourage et les exemples qu'on reçoit peuvent aussi, suivant qu'ils sont bons ou mauvais, combattre ou aiguillonner ces penchants, et malheureusement, dans quelques familles, la chasteté chez la femme n'est pas la vertu dominante. Nous sommes loin toutefois de chercher à excuser une conduite légère en avançant que certaines femmes, en bien petit nombre, trouvent, comme les hommes, par suite d'une prédisposition héréditaire ou d'une éducation morale bien dirigée, fort difficile de maîtriser leurs passions, tandis que leurs sœurs, plus heureuses, n'ont jamais failli, n'ayant jamais été tentées.

Ceci n'attaque en rien la vérité du fait dont je voudrais

inculquer l'idée dans l'esprit de mes lecteurs, qu'en général les femmes n'éprouvent guère de grands penchants sexuels. Le nombre malheureusement énorme de celles dont la vie semblerait prouver le contraire ne doit pas être pris en considération; elles ont été jetées dans cette voie par des motifs plus ou moins vénals. La vanité, l'étourderie, la gourmandise, l'amour de la toilette, la paresse, l'abandon, le malheur, la faim, voilà ce qui fait les prostituées bien plutôt que la sensualité.

Véritable impuissance. Incapacité de consommer le mariage. — Nous avons maintenant à traiter de ces tristes cas dans lesquels l'absence de faculté sexuelle n'est pas momentanée ou accidentelle, mais permanente. — « La véritable impuissance, dit Lallemand, consiste dans l'incapacité de coïter, non pas une fois par hasard, mais habituellement; non-seulement quand l'homme a à faire aux courtisanes, mais avec celles qu'il aime le plus; non pas quand il se trouve dans des circonstances défavorables, mais pendant de longs espaces de temps, cinq, quinze, vingt ans; quand il est marié à une jolie et aimable femme dont le dévouement pour son mari n'a jamais été mis en question. »

Il n'est pas douteux que ce triste état de choses existe, et à Londres les médecins qui s'occupent spécialement des maladies des organes de la reproduction rencontrent souvent des cas dans lesquels une complète annihilation de tous les actes et de toutes les sensations sexuelles paraît exister. L'homme est alors réduit à ce que Roubaud appelle une syncope de l'organe générateur; ce cas extrême est cependant rare. Il arrive souvent, au moins en Angleterre, que les gens ont besoin d'être traités à cause de l'absence d'une, ou de plusieurs conditions nécessaires au coït. J'ai ouï dire qu'en Orient les Levantins sont parfaitement impuissants à l'âge de trente ans. Si ce qu'on rapporte est vrai, Hien-Fung, le dernier empereur de Chine, était dans une semblable condition. Les formes qu'affecte l'impuissance sont diverses, quoique le résultat soit le même pour toutes, c'est-à-dire qu'elles produisent l'incapacité radicale d'accomplir l'acte sexuel. Ainsi un homme peut être entièrement impuissant, qu'il ait ou qu'il n'ait pas d'érection accompagnant le désir; il peut en outre n'y avoir qu'une érection partielle durant un temps insuffisant pour l'acte; l'érection peut encore être si faible que la copulation est impossible ou imparfaite; l'émission peut être si vive qu'elle arrive avant la pénétration; pratiquement l'homme est alors impuissant. Il peut l'être encore parce qu'il n'y aura pas éjaculation, ou parce que l'émission, si elle a lieu, se fera après son essai de coït.

Causes. — Je crains bien qu'après avoir beaucoup réfléchi à tous les cas d'impuissance, nous ne soyons obligés d'en venir à cette conclusion : quand il y a désir et seulement manque de puissance, cet état de choses vient de l'abus des organes générateurs, abus dont les effets sont aggravés dans beaucoup de cas, par la crainte, par le trouble d'une conscience coupable, par la peur de ne pas réussir, par des habitudes d'intempérance, par un usage trop fréquent de tabac, par la timidité, ou bien par des excitations trop fréquentes et qui n'ont pas été suivies d'actes.

On ne connaît pas exactement comment agissent ces causes diverses pour produire l'impuissance. Il est cependant probable qu'elles déterminent des lésions accidentelles du système nerveux, plus spécialement de cette partie qui est sous l'influence du grand sympathique ou du système excito-moteur, et qu'à leur suite arrive l'impuissance.

CRYPTORCHIDES. — Les testicules restent parfois dans les cavités abdominales, c'est une cause d'impuissance partielle, presque invariablement accompagnée de stérilité. Je ne prétends pas dire que tous les individus dont les testicules ne sont pas descendus soient nécessairement impuissants; on cite plusieurs cas d'hommes dont le scrotum n'a jamais été garni et qui ont eu des enfants, mais j'ai rencontré plusieurs exemples, et j'en citerai dans lesquels l'impuissance vient entièrement de cette cause. Chez l'éléphant et quelques autres mammifères, chez les oiseaux, les reptiles, les cétacés, les testicules sont constamment placés dans l'abdomen, à côté des reins, des poumons, etc. Cela seul démontre que si les testicules de l'homme adulte sont commodément placés dans l'abdomen, ils peuvent aussi facilement sécréter la semence que s'ils étaient dans le scrotum ; mais s'ils se trouvent dans le canal inguinal ou dans l'aîne, il peut avoir existé — et dans la plupart des cas cela a eu lieu — une telle pression sur la glande, qu'elle aura perdu son pouvoir sécréteur.

Les éleveurs ne comptent pas du tout sur les animaux qui n'ont pas les testicules bien développés et normalement logés dans les bourses. Dernièrement cette anomalie congéniale a été en France l'objet d'investigations.

M. Godard a publié une étude très-intéressante sur cet état qu'il a appelé *Cryptorchidie* (nom composé du grec χρύπτειν, cacher, et ὄρχις, testicule). Ayant examiné un loup chez lequel les testicules n'étaient pas descendus, il observa que leur structure n'était pas fibreuse; ils n'avaient pas subi de dégénérescences graisseuses; le parenchyme était gris et plus sec que d'habitude, quoique d'une consistance naturelle; la glande était un tiers moins grosse que d'ordinaire; le sperme ne contenait pas de traces d'animalcules séminaux, mais simplement des cellules épithélielles. M. Godard observe plus loin que chez un homme cryptorchidique qu'il examina après sa mort, la section des testicules ne présenta aucune particularité. Le parenchyme glandulaire était de couleur ordinaire, les canaux sains et accessibles; le liquide qui en venait contenait des cellules épithélielles du sang et des globules graisseux; les canaux spermatiques renfermaient un liquide composé de globules graisseux de diamètres variés; il n'y avait pas d'animalcules, mais des cellules éphithélielles. Il étudia personnellement la liqueur spermatique de plusieurs hommes vivants qui avaient les deux testicules dans l'abdomen, et sa conclusion fut que chez les cryptorchides on ne trouvait jamais d'animalcules dans la sécrétion, à quelque examen qu'on soumît le fluide éjaculé. Il déduit de ces faits que les hommes dont les testicules sont arrêtés dans leur évolution sont stériles, mais non impuissants; que ceux qui ont pour leur appareil de génération seulement des canaux efférents, sont stériles et presque incapables de coïter. (*Comptes rendus des séances de la Société de biologie*, tome III, série 2, p. 315; 1856.)

Ma propre expérience médicale m'a convaincu que les cryptorchides n'ont pas d'enfants. Je reçus en 1861 un gentleman dont l'épouse ne pouvait avoir d'enfants; il me raconta qu'il était marié depuis plusieurs années, et que sa femme avait tous les signes extérieurs d'une personne capable d'avoir des enfants. Je fus de plus averti que cette dame avait consulté un célèbre médecin, et que c'était pour obéir aux conseils de ce docteur que le mari était venu me trouver. A ce moment, on ne soupçonnait pas que les testicules fussent absents ou même imparfaitement développés. Cependant, après examen, il me fut impossible de découvrir la moindre trace de testicule dans le scrotum, et une pression sur l'aine n'occasionna pas la moindre douleur au malade. Il y avait cependant des preuves nombreuses et manifestes que les testicules existaient quoiqu'ils ne fussent pas descendus; du reste, le malade ne différait en rien des autres hommes. Il m'assura que l'acte du coït, auquel il se livrait une ou deux fois par semaine, lui procurait une certaine jouissance, et que l'émission séminale était, il le supposait du moins, chez lui aussi abondante qu'elle devait l'être chez les autres. Plusieurs autres exemples, que je pourrais puiser dans ma pratique, me font douter grandement du pouvoir procréateur d'un homme chez lequel je ne trouve pas les testicules à leur place normale.

D'autres causes d'impuissance, ou plutôt de stérilité, peuvent encore être mentionnées; parmi elles on peut citer la mauvaise influence des hernies et des bandages herniaires. Ce sont là deux choses fort embarrassantes; elles gênent considérablement la circulation, par suite, la sécrétion du fluide vital doit s'opérer imparfaitement, et, en effet, beaucoup de personnes portant des bandages se plaignent d'altérations dans leurs facultés sexuelles.

J'ai vu de même le pouvoir sexuel presque perdu dans les cas graves de *varicocèle*; dans les cas ordinaires, cette faculté est seulement gênée. Je ne pouvais me dispenser de mettre cette affection au nombre des causes d'impuissance, quoique, par le fait, elle ne soit heureusement que temporaire, et qu'avec quelques précautions on puisse facilement se préserver de suites trop permanentes, et accomplir suffisamment les fonctions de la procréation.

Avant de terminer cette partie de mon sujet, je veux rappeler de nouveau à l'esprit du lecteur que tous les effets réels de l'impuissance peuvent être et sont constamment produits par l'action purement mécanique d'un rétrécissement du canal de l'urèthre, qui empêche l'émission de la semence. La description de cette maladie des organes reproducteurs ne doit pas être abordée ici. Le lecteur trouvera, s'il le désire, des détails plus étendus sur cette affection, dans mon *Traité des organes urinaires et reproducteurs*, page 81. L'imprégnation, et par suite la fécondation, est naturellement rendue impossible par un rétrécissement grave; la semence, au lieu d'être éjaculée avec force et en une seule fois, ne peut alors que couler goutte à goutte après que toute érection a disparu. De plus, le coït est souvent pénible et l'éjaculation accompagnée d'une sensation douloureuse. Cette forme d'impuissance est loin d'être incurable; un traitement convenable par la dilatation et d'autres moyens réussissant à détruire le rétrécissement. L'impuissance, provenant d'une cause semblable, de l'obstruction, est souvent observée dans l'espèce ovine. Les plus beaux béliers, ceux qui donnent les meilleurs produits, sont sujets à une espèce d'étranglement de l'urèthre, provenant des sédiments calcaires qui s'arrêtent et s'accumulent dans le canal.

La conformation particulière de la verge amène ce résultat. Le gland du pénis consiste en un gonflement ovoïde et ridé, ressemblant à la tête d'un serpent; de ce gland part un appendice long, mince et dur, que les bergers appellent le ver et qui se termine en pointe; le canal qui le traverse est très-petit. Parfois on remarque que le bélier paraît mal à son aise et devient de moins en moins apte à la reproduction. Si on l'examine, on trouve l'appendice vermiforme dilaté et durci par suite de l'accumulation de concrétions calcaires dans le canal de l'urèthre.

En bien des cas, il suffit, pour remédier au mal, de rouler l'appendice entre ses doigts en le pressant légèrement; cela le délivre de la strangurie et sauve l'animal. Mais très-souvent l'accumulation est très-forte, l'inflammation se développe, il faut ou tuer le bélier ou lui enlever une partie du ver; s'il lui en reste suffisamment, il pourra encore couvrir les brebis; et si le coït est devenu impossible, les éleveurs se servent de ces mutilés, appelés tourmenteurs, pour exciter les brebis et épargner quelques fatigues aux bons béliers. Ce sujet est si curieux qu'il mérite la grande attention que lui a accordée M. Simonds, professeur au Collége royal vétérinaire de Londres; c'est à ce savant professeur que je dois ces détails et d'autres fort nombreux et très-intéressants sur le sujet qui nous occupe; je saisis avec empressement cette occasion de lui rendre ce témoignage.

Dans sa physiologie comparée, Carpenter cite l'obésité comme une cause particulière d'impuissance. Voici ce qu'il dit à ce sujet : « On doit observer qu'il y a un certain antagonisme entre les fonctions de la nutrition et celles de la reproduction; l'une de ces fonctions est, en effet, exercée aux dépens de l'autre. L'appareil de la génération tire ses matériaux du système nutritif, la continuité de ses opérations dépend donc entièrement de son activité. C'est pourquoi, si l'action des organes de la génération est excessive, cette action enlèvera nécessairement quelque partie des aliments destinés à tout l'appareil humain en général. On peut partout observer que là où les fonctions de la nutrition sont particulièrement employées à soutenir l'individu, le système de la reproduction est d'autant moins développé, et *vice versa*. J'observe journellement des exemples de cet état de choses qui me le montrent comme une cause de spermatorrhée conduisant à la débilité des organes de la génération ou à l'impuissance. Les éleveurs des plus belles races connaissent parfaitement ces effets. Au Collége vétérinaire, j'ai eu bien souvent occasion de voir des exemples de ce que j'avance. On sait que chez les taureaux l'impuissance se présente rarement chez les espèces les plus communes. Ceux qu'on envoie au Collége, ne produisant pas d'élèves, se trouvent être des animaux du sang le plus pur; il ne faut pas s'en étonner, les compétiteurs

aux médailles se soucient fort peu d'animaux reproducteurs; ils veulent des sujets qui s'engraissent facilement.
Si l'on possédait la statistique des animaux primés, on
reconnaîtrait facilement que ceux qui les présentent sont
d'autant plus certains d'obtenir les grandes récompenses
que le mâle et la femelle sont moins prolifiques. Le
dicton vulgaire : « Il faut un chien maigre à une chienne
« chaude, » n'est qu'une manière crûment énergique
d'exprimer la même idée. »

La conclusion pratique qu'on doit tirer de ces observations est que le meilleur remède pour ce genre d'impuissance, c'est la prescription d'Abernethey : « Vivre
avec un shilling et le gagner soi-même par son travail. »
Il y a des raisons pour croire que, dans certains cas auxquels nous avons fait allusion, les testicules ont eux-mêmes
subi une dégénérescence graisseuse. Cependant, par suite
de plusieurs faits que j'ai observés dans ma pratique, il
y a tout lieu d'espérer que l'impuissance produite par
l'obésité n'est nullement désespérée pourvu qu'on suive
un traitement et qu'on se soumette à un régime *ad hoc*.
L'impuissance produite chez le mâle par le débordement
de la graisse peut donc être considérée comme un fait
établi. Il y a tout lieu de croire que les mêmes causes
amènent la stérilité chez la femelle.

Je causais dernièrement avec un riche fermier de
Suffolk; il me disait qu'il est souvent désappointé lorsqu'il veut obtenir des poulains de ses juments de travail. Cette année, sur vingt cavales, onze *ne retinrent
pas*, à son grand déplaisir et à son grand préjudice,
car un poulain d'un an vaut vingt livres et la jument ne

perd que deux mois de travail, l'un avant, l'autre après qu'elle met bas. Il attribue cette stérilité à la bonne condition, au bon état dans lequel ses charretiers entretiennent leurs bêtes; ils en sont fiers et se soucient fort peu de les voir pleines. Pour obvier à ce résultat, de nouveaux étalons furent présentés, mais le succès ne fut pas meilleur, aucune des onze juments ne devint pleine; les unes étaient vieilles, les autres jeunes, toutes restèrent stériles.

CONDITION ANORMALE DU TISSU ÉRECTILE. — Quand une impuissance bien démontrée existe, et qu'on ne peut l'attribuer, ni aux excès du jeune âge, ni à l'obésité, ni à toute autre cause accidentelle, il est nécessaire de porter une attention minutieuse à la structure des parties. On trouvera alors généralement que cette impuissance provient de quelque lésion, ou d'un développement imparfait du tissu érectile. Le pénis peut être par exemple d'une longueur inusitée, mais mince, particulièrement à la base. Certains, encore, seront surmontés d'un gland en forme de champignon s'étalant largement au-dessus du corps caverneux, et presque toujours découvert ou du moins imparfaitement couvert du prépuce. Ces membres énormes, qui semblent s'amincir à mesure qu'ils approchent du point de leur insertion, sont invariablement flasques et sans vigueur. Les érections sont rarement complètes, particulièrement vers la base. Aussi, là où cette conformation existe, on constatera sans nul doute une impuissance permanente et sans espoir. Voici les remarques de Lallemand à ce sujet : « La consistance du tissu érectile diffère aussi beaucoup chez les individus du même âge, indépendamment de leur volume et de leur forme. Toutes les fois que j'ai trouvé le pénis pendant sur le scrotum, les corps caverneux vides, flasques, sans résistance, sans élasticité sous le doigt, j'ai toujours remarqué que la fonction était peu énergique, la résistance aux causes de pollutions très-faible, et la guérison difficile. » (Vol. II, p. 187.)

Des organes très-menus, ridés, rudimentaires ou décrépits produisent l'impuissance. Voici encore comment Lallemand décrit cet état : « Il y a un développement contre nature du prépuce dépendant sans doute de l'exiguïté du pénis; — l'état rudimentaire du tissu érectile et des testicules annonce nécessairement peu d'énergie dans les fonctions de ces parties fondamentales de l'appareil génital. » (Vol. II, p. 185.)

Parfois, au contraire, le pénis est dur, peu élastique, l'enveloppe est ferme, indurée, peu contractile. L'abus, un usage trop fréquent, amènent ordinairement un pareil état; parfois aussi, un épanchement de sang ayant eu lieu dans le tissu trabéculaire, l'inflammation a déterminé un dépôt de la lymphe qui, n'ayant pas pu être réabsorbé, conserve la forme de petites masses durcies. Ces dépôts enlevant à l'enveloppe du pénis son élasticité, l'organe ne peut plus exercer son pouvoir érectile et l'individu est impuissant. Quand on pense à toutes les conditions complexes si variées et si concordantes qu'exige l'acte sexuel pour qu'il soit parfaitement accompli; on s'étonne que l'impuissance ne soit pas plus commune. Ainsi, pour que l'acte du coït soit complet, il faut qu'il y ait : 1° excitation du gland du pénis; 2° épanchement du sang à travers l'organe; 3° contraction des muscles bulbo-caverneux; 4° épanchement de sang de la bulbe dans le corps spongieux de l'urèthre; 5° compression de la veine dorsale du pénis par la partie antérieure des muscles bulbo-caverneux. Et si l'un de ces phénomènes est empêché ou arrêté, l'impuissance en est nécessairement le résultat. Si, par exemple, le plexus veineux qui compose le corps spongieux de l'urèthre présente des tumeurs variqueuses, ou bien si le muscle est paralysé, le sang n'affluant pas au gland en quantité suffisante, l'excitation primitive n'existera pas, l'éréthisme n'aura pas lieu. A mesure que cessera la sensibilité du gland, l'érection cessera aussi.

PRONOSTIC. — En considérant la nature des causes de l'impuissance, il n'est pas étonnant qu'en présence de lésions nerveuses ou organiques d'un caractère grave le pronostic soit généralement défavorable, surtout si le cas est des plus sérieux, ou si le mal est déjà ancien. L'expérience nous a appris que, même dans les cas où l'impuissance n'a d'autre cause que les abus précoces ou des demandes trop souvent faites au système nerveux, alors qu'il ne pouvait y répondre, l'état du malade peut être simplement amélioré, — si toutefois une amélioration est possible, — par le repos qui permettra à la constitution de se refaire, par un régime qui fortifiera l'organisme général; en adoptant, en un mot, une vie et un régime complétement opposés au genre d'existence qui avait amené cet état. Ce n'est certainement pas la prise de quelques drogues, ou l'administration de quelques stimulants, remèdes de charlatans pour la plupart, qui rendront aux organes la puissance perdue, même dans le cas où aucune lésion physique n'enlèverait pas tout espoir.

On éprouve toujours une grande difficulté à faire rigoureusement suivre à ces sortes de malades un traitement convenable. La tâche la plus délicate et la plus difficile pour le médecin, c'est de relever le moral du malade, de l'arracher à l'abattement dans lequel le jette le sentiment de son impuissance, de l'aider à repousser les reproches incessants qu'il s'adresse, à mettre un terme aux regrets qui l'énervent.

« En perdant avant l'âge, dit Lallemand, ses fonctions génitales, l'homme perd la conscience intime de sa dignité, de son caractère essentiel, parce qu'il se sent déchu de son importance par rapport à l'espèce. Aussi, dans toutes les positions sociales, la perte anticipée de la puissance virile produit-elle toujours un effet plus accablant que celle des honneurs, de la fortune, des relations les plus chères : la privation même de la liberté n'est rien auprès de cette torture intérieure et continue.

« D'un autre côté, ceux qui éprouvent des injustices, des malheurs, etc., peuvent accuser leurs ennemis, la société, le hasard, ils conservent la conscience de n'avoir pas mérité leur sort ; ils ont la consolation de pouvoir se plaindre et la certitude d'être plaints ; plus leur infortune est grande, imméritée, plus ils inspirent d'intérêt. Mais les impuissants ne peuvent s'en prendre à personne ; ils n'attendent aucune sympathie de leurs semblables ; ils sont trop certains que leur misère est de celles qui n'inspirent pas même de pitié ; aussi leur grande inquiétude est-elle de laisser pénétrer le secret de leur état. » (Vol. III, p. 119.)

DIAGNOSTIC. — Avant le mariage, il est souvent difficile

de décider si un individu est ou n'est pas impuissant. Lallemand indique le meilleur moyen diagnostique quand il dit que « le pouvoir de garder facilement une complète continence et un entier repos des organes sexuels, l'absence des désirs charnels, doit faire présumer peu de puissance dans les organes génitaux; si le sperme était tenu en réserve dans les vésicules séminales il produirait de temps en temps des effets énergiques sur les organes les plus chétifs. » (Vol. II, p. 245.)

L'état ainsi décrit est assez vague, et, si on se prononce d'après ces seuls symptômes, il faut y mettre beaucoup de prudence et de réserve. Ainsi, un homme en bonne santé, dont les organes sont bien développés et qui n'a jamais abusé de lui, souffre de loin en loin quelques émissions nocturnes, et n'est sujet qu'à de courtes érections matinales. Il est continent, et il lui est facile de rester dans cet état; on peut dire qu'en général il n'est pas impuissant. Dans certains cas, cependant, la solution n'est pas si facile, l'exemple suivant le prouve.

Un homme d'âge moyen, avec des marques profondes sous chaque œil, vint me demander s'il pouvait se marier. Il était fiancé à une personne à peu près de son âge, et ils étaient mutuellement attachés l'un à l'autre. Il avait prématurément abusé de lui, et n'avait jamais vu de femmes. Ayant lu mon livre, il désirait avoir mon avis sur son mariage; il ne savait s'il devait se marier. Les émissions chez lui avaient lieu une fois la semaine; elles n'étaient pas très-abondantes; il avait des érections le matin, de temps à autre. Ses testicules étaient mous et flasques; il avait porté un appareil pour un varicocèle; son pénis était des plus petits, et il ajouta que, même à l'état d'érection, il était de fort mince dimension.

Le cas était embarrassant. Tout ce que je pus consciencieusement faire fut de lui dire que j'avais des doutes sérieux sur la convenance qu'il y aurait pour lui à se marier, et que cependant je ne pouvais pas dire positivement qu'il ne devait pas le faire.

Quelque peu satisfaisantes que de pareilles paroles puissent être, tout est meilleur en pareil cas que de conseiller au malade d'essayer, ou de lui dire : « Forniquez, vous verrez si vous pouvez vous marier. » Un pareil conseil n'est pas seulement mauvais, il est dangereux. Voilà, par exemple, un homme nerveux, impressionnable; il se trouve pour la première fois dans les bras d'une prostituée et dans une maison qu'il ne connaît pas; l'incertitude, le doute, l'anxiété, l'effrayent et le paralysent; il ne peut accomplir l'acte. Le plus grand malheur qui puisse lui arriver est de tomber ensuite aux mains des charlatans. S'il ne finit pas ses jours dans une maison d'aliénés, il sera singulièrement heureux.

Si cependant le fait d'impuissance est constaté, nous devons pousser plus loin nos investigations et nous enquérir si l'impuissance s'étend à l'acte entier de la copulation ou seulement à quelques parties, c'est-à-dire, si la maladie ne dépend pas d'un dérangement dans les fonctions érectiles, d'une mauvaise éjaculation ou de la quantité de la semence émise. J'examinerai complétement toutes ces questions; il est, en effet, très-important que le médecin, en étudiant les symptômes locaux, découvre laquelle de ces fonctions se fait d'une manière imparfaite.

Traitement. — Le traitement convenable est facile à déduire de tout ce que nous avons dit. Quand le mal peut être réparé, les prescriptions générales sur le traitement à suivre se résument en peu de mots. Donner du repos au système, améliorer la santé générale, de telle sorte que les centres nerveux puissent avoir le temps, les moyens et l'occasion de se refaire, si c'est possible. Donner de la vigueur aux muscles, de manière que ceux qui obéissent à la volonté et ceux qui agissent indépendamment puissent reprendre leur ton. Voilà les principes les plus importants qu'il faut avoir présents à l'esprit.

On doit en même temps éviter tout excitant local ou autre qui peuvent stimuler sans donner de la force. Le seul objet qu'on doit avoir en vue, c'est de fortifier le système nerveux ou plutôt de le laisser lui-même reprendre ses forces, toutes les fois qu'il a été affaibli par une surexcitation dépassant les limites qui conviennent à une constitution flegmatique, et non pas de l'affaiblir, de l'épuiser par des excitations nouvelles. Ai-je besoin de dire quel genre de vie on doit mener en pareil cas, et le régime alimentaire, sain, fortifiant, succulent qui convient? Il faut se rappeler le vieux proverbe : — *Sine Cerere et Baccho friget Venus.*

Je n'ai jusqu'ici parlé que du traitement général, ou, en d'autres termes, des meilleurs moyens à employer pour améliorer la santé. En procédant ainsi dans tous les cas simples, les organes sexuels deviendront en même temps que les autres fonctions capables de remplir leur office. Cependant quelques-uns, ne se contentant pas de moyens aussi simples, ont inventé des remèdes dans le but de stimuler les facultés affaiblies. L'emploi de ces stimulants peut être très-convenable chez quelques personnes dont l'affection provient de quelque cause momentanée, aux tempéraments timides, aux hypocondres, à ceux que tourmentent des inquiétudes mentales plus spécialement ; mais si ce traitement se justifie et est avantageux dans ces cas, il est très-dangereux et complétement empirique dans d'autres, surtout lorsqu'il y a prostration générale ; stimuler alors les organes et provoquer une émission ne peut alors qu'aggraver le mal. Si la santé générale avait été d'abord améliorée, le désordre local réparé, et que, pour déterminer une crise heureuse, on eût alors appliqué un stimulant, on comprendrait son emploi, mais dans ces conditions seulement.

Telle est la vraie méthode à suivre pour opérer une cure ; j'essayerai d'exposer les principes qui doivent guider dans son application. Si ces principes eussent été plus généralement connus ou suivis, bien des invalides que nous rencontrons auraient été débarrassés de beaucoup de souffrances d'esprit et de corps.

Les *cantharides* ont été employées contre l'impuissance. Elles forment la base des pastilles du sérail aussi bien que des pilules, des opiats, des pâtes, de tous les prétendus aphrodisiaques qui constituent dans l'Orient le principal commerce des vendeurs d'orviétan. Elles entrent grandement dans les *diavolini* et dans d'autres préparations de ce genre qui sont encore trop employées en Italie.

Lallemand proteste énergiquement contre l'usage de telles drogues. « L'effet que produisent les cantharides à l'état de santé a dû faire penser qu'elles ramèneraient également la virilité perdue par suite de consomption dorsale. Aussi les charlatans et même beaucoup de praticiens sont-ils revenus dans tous les temps aux cantharides comme à une ressource traditionnelle. Cependant je n'ai encore rencontré un seul tabescant qui n'ait amèrement regretté d'en avoir fait usage. La plupart n'en ont pas même obtenu le bénéfice momentané qu'ils en attendaient, et, dans plusieurs cas, les tissus érectiles sont devenus plus petits que dans leur état habituel de repos par suite d'une véritable rétractation spasmodique des parties. Quelques-uns ont éprouvé des érections plus ou moins énergiques; mais les pertes séminales en ont été exaspérées à l'instant même ou bientôt après. » (L., vol. III, p. 333.)

Il n'est pas douteux que l'usage habituel des cantharides ne soit préjudiciable; mais, de nos jours, maintenant que cette substance n'est plus administrée à tort et à travers comme elle l'était autrefois, le médecin peut souvent la prescrire avantageusement. Quand l'érection est faible, que les craintes du malade influencent grandement son esprit, quand on doute du succès dans la copulation, une petite dose de cantharides est à conseiller. Mais le succès obtenu, le remède doit être laissé de côté; il ne faut pas exciter souvent les organes; les chocs répétés sur le système nerveux attaquent et détruisent les facultés vitales.

Le *phosphore* est une des autres substances pharmaceutiques que le médecin ordonne fréquemment dans le traitement de l'impuissance. On a pour but, en l'employant, de remplacer cette nourriture particulière que l'effort de l'influence nerveuse paraît épuiser. On peut supposer, en théorie, que dans ces maladies il y a une grande dépense de phosphore dans ses diverses combinaisons organiques, et qu'il peut y avoir manque de cette substance dans le système, exactement comme dans d'autres maladies, et particulièrement dans la chlorose, il y a manque de fer.

Dans les deux cas, on doit librement rendre au système l'élément dont il paraît manquer, en l'administrant de manière qu'il puisse être gardé dans la circulation. La pratique, comme la théorie, semblent sanctionner ce traitement, et je dois dire que l'acide phosphorique, combiné avec du sirop d'écorce d'orange et du sirop de gingembre, est une de mes formules favorites, surtout dans les cas où j'ai sujet de soupçonner que la semence n'est pas sécrétée en quantité suffisante, ou bien quand de trop rapides éjaculations accompagnent l'acte sexuel, ou encore lorsque le coït est suivi d'un grand abattement nerveux.

La *strychnine* a été souvent recommandée dans le traitement de l'impuissance, et c'est, je crois, un tonique excellent dans les cas qui présentent un grand affaiblissement du système nerveux, soit que cet affaiblissement provienne d'excès sexuels, soit qu'il vienne d'autres causes. J'ai vu également de très-bons effets de cette substance dans l'impuissance causée par un défaut d'érection. Elle peut en général combattre les dispositions à la paralysie et accroître les forces musculaires, et dans de tels cas j'ai l'habitude de la prescrire soit seule, soit combinée avec la quinine.

L'électricité peut être classée parmi les remèdes modernes pour l'impuissance. Depuis la publication de la dernière édition de cet ouvrage, j'ai grandement expérimenté cet agent, et j'ai toute raison d'être satisfait des résultats. On en obtient de très-bons effets dans ces constitutions léthargiques qui demandent à être stimulées et veulent simplement un excitant local qui amène le sang et le fluide nerveux vers le système générateur. Quand, au contraire, il y a débilité provenant de surexcitations antérieures, cet agent, aussi bien que tout autre stimulant local, exerce sur le système une action fâcheuse. Le malade peut, à l'aide d'appareils qu'on se procure partout à peu de frais, s'électriser lui-même; je n'ai pas besoin de prévenir le lecteur que cette application, comme celle de tout autre remède, doit être toujours dirigée par les conseils d'un médecin.

Le *mariage* a été classé parmi les remèdes dans les affections légères des organes sexuels. On a grandement raison d'en parler comme d'une très-bonne chose, et il n'est pas douteux que dans les cas peu graves de pertes nocturnes il suffira de se marier pour les voir disparaître, le coït régulier devenant dès lors l'exutoire naturel.

Dans la pratique médicale la question se présente pourtant d'une manière différente. Un homme vient se plaindre de diverses maladies sexuelles locales, dont il souffre peut-être depuis longtemps, et si on lui demande pourquoi il s'est décidé à se faire traiter, il répond que, désirant se marier, il voudrait savoir s'il doit prendre femme et s'il est capable d'accomplir les devoirs conjugaux. Quelquefois il se présente avec la certitude profonde qu'il est physiquement incapable de consommer le mariage, et il frémit à l'idée de s'exposer de lui-même à la chance d'être reconnu impuissant. Dans ce cas il est inutile de conseiller le mariage, le visiteur vous répondrait parfois qu'il a essayé de coïter, qu'il n'a pas réussi, et qu'il veut mourir vieux garçon.

Lallemand dit aussi qu'il n'est pas douteux que le mariage suffira pour remédier aux désordres peu graves des organes génitaux, lorsque toutefois les excès ou les habitudes vicieuses n'auront pas encore amené quelques-unes des désastreuses conséquences que nous avons décrites. « L'exercice régulier donne seul à nos organes l'énergie dont ils sont susceptibles, et les fonctions de la reproduction sont loin de faire exception à cette loi générale. Pour compléter une cure, il est nécessaire que des relations sexuelles soient établies. »

Dans le cas où l'irritation ou l'inflammation a envahi les vésicules séminales, ou bien quand des émissions diurnes ou nocturnes ont lieu involontairement, l'individu à qui l'on conseille sottement le mariage voit sa position s'aggraver. Tous les symptômes du mal deviendront plus alarmants ; l'érection même, dans les moments d'excitation, ne pourra avoir lieu, l'éjaculation précédera l'introduction du membre viril, ou, dans bien des cas, n'aura pas lieu du tout. Que les parents et les donneurs de conseils se figurent la position de ce marié impuissant ; qu'ils se représentent son désappointement, son chagrin et sa honte. Est-il donc étonnant que dans de pareilles circonstances plus d'un suicide ait été commis? De plus, comme le professeur de Montpellier l'a si noblement exprimé : « Qu'a donc fait la jeune fille ainsi sacrifiée à ce calcul égoïste, qu'avait-elle fait pour être condamnée à l'existence qui l'attend? Qui avait le droit de la regarder comme un moyen thérapeutique, et de jouer aussi légèrement son avenir, son repos, et le bonheur du reste de sa vie? L'immoralité la plus criante c'est de s'exposer à faire une victime pour toujours, sans peut-être pouvoir réparer ses torts.

« Jusqu'à ce qu'on ait contracté des liens indissolubles, l'impuissance la plus complète ne compromet du moins l'avenir de personne...

« C'est précisément parce que le mariage est le lien le plus sacré pour les individus, le plus important pour la société; c'est parce qu'une loi de fer le rend indissoluble qu'il est rationnel et moral de ne point le contracter sans avoir la certitude d'y être propre. » (Vol. III, p. 470.)

Du reste, les plans des parents et l'avis du médecin sont souvent illusoires, pour d'autres motifs. Dans bien de cas le malade est trop jeune pour se marier, ou le dégoût qu'éprouve l'onaniste pour le mariage est tel, que toutes les femmes conçoivent pour lui une aversion instinctive, comme si la nature voulait épargner à la victime les souffrances morales qui accompagnent ces unions contractées sous une mauvaise étoile.

Mon expérience m'engage donc à dire que, en règle générale, il n'est pas besoin de dissuader du mariage ceux qui ne doivent pas se marier. Nous devons plutôt relever le courage des hypocondres, des gens nerveux qui par suite d'une conscience tourmentée, d'une constitution faible, d'une santé faible, et surtout à cause des

idées bizarres qu'ils se sont faites sur les exigences de la
jeune femme, s'imaginent qu'ils sont incapables de
remplir les devoirs de mari et de père de famille. Ces
exigences qui les épouvantent tant n'ont jamais existé,
même en idée, chez une jeune fille bien élevée. Qu'ils
se marient, ils pourront être heureux et faire le bonheur de leur femme, de leur famille.

§ 3. L'acte sexuel. — Ses parties constituantes. — Physiologie et désordres.

J'en arrive à la seconde division que j'ai établie pour
cette partie de l'ouvrage. J'ai l'intention d'y considérer
les différents actes et états qui composent l'acte complet,
sain et normal du coït. J'examinerai d'abord l'accomplissement sain et normal de chacun de ces actes, puis les
désordres qui l'empêchent ou qui viennent le gêner.

La connaissance des conditions les plus intimes et des
causes de puissance ou d'impuissance est très-importante
pour le médecin ; elle l'est encore plus pour ces milliers
d'hommes qui souffrent de quelques-unes des causes si
nombreuses qui entravent ou annihilent les fonctions de
la reproduction.

Trois choses sont indispensables à l'acte de la copulation fait dans de bonnes conditions : 1º l'érection du
pénis, 2º la faculté d'émission ou d'éjaculation, 3º une
quantité convenable de semence bien formée. Il sera
donc nécessaire de traiter spécialement de chacun de ces
trois phénomènes.

ÉRECTION. — Pour obéir à l'ordre que nous avons établi

jusqu'ici, nous diviserons ce chapitre en deux parties. Dans la première nous décrirons les conditions normales ou les fonctions; dans la seconde, les désordres auxquels les fonctions peuvent être sujettes.

FONCTIONS NORMALES DE L'ÉRECTION OU CONDITIONS DE L'ÉRECTION. — Ce signe extérieur de la virilité, comme Buffon l'appelle, dépend principalement de certains tissus connus sous le nom de tissus érectiles; les remarques suivantes sont extraites de la quatrième édition de la physiologie de Kirke :

Tissus érectiles. — « Il y a une différence très-grande dans les quantités de sang contenu à différents moments dans les mêmes organes. Certaines structures, qui, dans les circonstances ordinaires, sont molles et flasques, reçoivent à des moments particuliers une quantité extraordinairement grande de ce fluide; alors elles se tendent, se gonflent et passent à l'état qui a été appelé *érection*. Ces structures sont les corps caverneux et le corps spongieux chez l'homme, le clitoris chez la femme, et, dans un degré moindre, le tetin de la mamelle chez les deux sexes. Le corps caverneux du pénis est le plus remarquable exemple d'un tissu érectile; une membrane fibreuse lui sert extérieurement de fourreau, de nombreuses lamelles fines s'attachent à sa surface intérieure, pénètrent dans le corps du pénis, divisant sa cavité en petits compartiments qui ressemblent, quand ils sont gonflés, à des cellules.

« Dans l'intérieur de ces compartiments se ramifie le plexus veineux, dans les fonctions duquel réside principalement la propriété érectile de l'organe. Il se compose d'un grand nombre de veinules qui s'enchevêtrent et s'entrelacent très-étroitement et s'anastomosent l'une dans l'autre dans toutes les directions. Elles sont de dimensions très-variées; s'affaissant l'une sur l'autre, se tassant à l'état passif de l'organe, mais se dilatant et se gonflant dans l'érection avec une puissance de dilatation qui surpasse relativement celle des artères et des veines qui leur distribuent le fluide sanguin ou qui le reprennent. Le fort tissu fibreux qui forme les compartiments du corps caverneux, et la membrane externe fibreuse ou fourreau, limitent la dilatation des vaisseaux sanguins et donnent au pénis, pendant l'érection, son état de tension et de dureté. La même disposition générale des vaisseaux existe dans le corps spongieux; mais autour de l'urèthre le tissu fibreux est beaucoup plus faible qu'autour du corps du pénis, et autour du gland il n'y en a pas. Le sang veineux revient du plexus par des veines petites, comparativement aux autres; celles qui viennent du gland et de la partie supérieure de l'urèthre se rendent dans la veine dorsale du pénis; celles qui viennent du corps spongieux passent dans les veines plus profondes qui sortent des corps caverneux ou *crura penis*. Enfin, les veines qui viennent du reste de l'urèthre et de la bulbe passent plus directement dans le plexus des veines, vers la prostate. Pour toutes ces veines la même condition existe; c'est qu'elles sont soumises à la pression des muscles quand elles quittent le pénis. La veine dorsale du pénis peut être comprimée par les tendons réunis des ischio-caverneuses; les veines du crura-pénis et leurs muscles sont soumis à l'action des mêmes muscles,

celles de la bulbe peuvent-être comprimées par les muscles bulbo-caverneux. » (Voy. Krause, 1857, 1. XXX; Kobelt, CXXVIII et XXV 1845, p. 58.)

L'érection résulte de l'extension du plexus veineux
par l'affluence du sang. La principale cause existante
dans l'érection est une irritation nerveuse, tirant son
origine du gland, ou provenant du cerveau, ou de
la moelle épinière. L'influence nerveuse est transmise au pénis par les nerfs pubiens, dont les ramifica-
tions s'étendent dans le tissu vasculaire. Gunther a en
effet observé qu'après la scission du nerf pubien chez le
cheval le pénis n'était plus capable d'érection. (XCXI,
1828, p. 564.) Le phénomène de l'érection est un exemple remarquable de la sujétion de la circulation dans un
organe individuel à l'influence des nerfs; mais le mode
dans lequel ils excitent une plus grande affluence de
sang n'est pas connu avec certitude.

L'explication la plus probable est celle qu'a donnée le
professeur Kölliker. Ce savant attribue la dilatation du
plexus veineux à l'action des fibres musculaires qu'il
trouve en abondance dans les corps caverneux du pénis,
depuis la bulbe jusqu'au gland, ainsi que dans le clitoris et dans toutes les parties de l'organisme capables d'é-
rection. Pendant que les organes érectiles sont flasques
et au repos, ces fibres contractiles exercent sur les veinules distribuées dans le tissu une pression suffisante
pour empêcher le plexus de se gonfler de sang. Mais lorsque l'influence nerveuse agit sur ces parties et les stimule jusqu'à l'érection, l'action de ces fibres demeure
suspendue. Le plexus veineux, débarrassé de cette pres-

sion, cède au sang qui arrive probablement à ce moment
en quantité plus grande à cause de la dilatation simul-
tanée des veines qui l'apportent et de l'excitation sympathique qui accumule sur ce point les forces de l'organisme. Les plexus se remplissent et se gonflent ainsi;
ils demeurent pleins tant que l'érection subsiste. Lorsque
l'excitation et avec elle l'érection cesse, les fibres musculaires organiques se contractent de nouveau, com-
priment les plexus et chassent hors des vaisseaux dilatés
l'excès du sang qui les gonflait. » (Kirke, p. 142.)

En parlant des nerfs, Müller dit de ceux du pénis :
« Les corps caverneux du pénis et de l'urèthre sont pourvus, pour la plus grande partie, de nerfs de la vie organique, tandis que le gland, sensitif à l'excès comme il
l'est, ne reçoit que des nerfs sensitifs. » (Müller, *Uber die
organischen Nerven der erectilen männlichen Geschlecht-
organe*, p. 44.)

« Les artères des organes érectiles présentent une disposition spéciale dont on est frappé au premier examen.
D'abord, comme l'a indiqué Müller, les troncs artériels,
dans le bulbe et à la racine des corps caverneux, ne se
divisent pas à l'ordinaire en ramaux dichotomiques, mais
sont garnis dans tout leur pourtour de bouquets de vaisseaux se détachant au nombre de trois à dix d'un court
pédicule commun. Ces vaisseaux ne se terminent pas le
moins du monde en de courts diverticulum, ils traversent librement les larges sinus de la partie centrale des
corps caverneux et des bulbes, et pénètrent, après des
divisions et des anastomoses multiples, dans les trabécules musculaires, accumulées surtout à la périphérie;

14

ils les parcourent et s'ouvrent enfin à leur surface par un
orifice en forme de fente évasée ; mais, depuis leur origine jusqu'à leur terminaison dans les trabécules musculaires, les branches des bouquets artériels se tordent,
s'enroulent en spirales à tours brusques et pressés, s'enchevêtrent les uns dans les autres, et se mêlant, s'anasto-
mosant, forment de véritables pelotons vasculaires qui,
bien différents des simples flexuosités qu'efface une certaine distension, persistent pendant l'érection la plus
complète, et présentent une analogie frappante avec les
réseaux admirables. Il n'est pas possible de méconnaître
le rapport qui lie cette disposition avec la fonction spéciale d'un organe où le sang, dans un moment donné,
doit s'accumuler comme dans un réservoir. Les veines
et les capillaires auxquels revient le principal rôle, s'y
accommodent par des dilatations et des anastomoses énormes, et aussi comme l'a si bien démontré Kobelt pour
le corps spongieux de l'urèthre et pour le gland, par de
véritables réseaux admirables veineux. — Les artères
aussi dans les organes érectiles s'essayent en quelque
sorte à former des réseaux admirables, dont le type,
masqué sous des variétés plus ou moins complexes, peut
être ramené à un simple enroulement spiroïde. » (Rou-
get, *Journal de Physiologie*, t. I, p. 331.)

Kobelt décrit et explique ainsi le phénomène de l'é-
rection : « D'un côté, le gland du pénis, doué comme il
est d'une sensibilité exquise ; de l'autre, l'appareil musculaire du bulbe, très-facilement irritable, agissent et
réagissent l'un sur l'autre comme deux causes excitantes
réciproques. Voici de quelle manière le gland du pénis,

quand il est excité, réagit sur le bulbe, et — comme s'il
était avide de sensations encore plus vives — lui demande
son fluide excitant, du sang, que lui envoie aussitôt le
bulbe obéissant. Chaque nouveau flot, en se précipitant
vers le gland, exalte sa sensibilité ; le muscle bulbo-caverneux, irrité à son tour, accélère progressivement ses
contractions afin de satisfaire aux désirs toujours plus
impérieux du gland ; elles croissent de plus en plus jusqu'à ce qu'enfin, par ces actions alternatives, l'appareil
entier atteigne son plus haut point d'excitation. À ce
moment une nouvelle série de phénomènes secondaires
se produisent et se réfléchissent, pour ainsi dire, dans
le gland, le pénis et les muscles qui déterminent l'émission des vésicules séminales. Ces muscles excités et agissant à leur tour, une éjaculation spermatique a lieu.
Aussitôt les courants d'échange cessent de fonctionner,
l'acte spécial est accompli ; l'organe revient à son état
ordinaire de repos et de vie végétative. » (Kobelt, p. 59.)
Je puis ajouter que l'érection commence par la base
de l'organe et progresse en se dirigeant vers le gland,
tandis que le retour à l'état normal semble suivre aussi
progressivement la direction opposée. Toutefois, après
l'émission séminale, l'érection diminue rapidement et
disparaît en bien moins de temps qu'elle n'en a mis
pour s'établir. Les écluses qui retenaient le sang veineux
sont maintenant soudainement ouvertes, la réaction élastique des cloisons et des membranes dilatées immodé-
rément presse l'écoulement du sang qui se trouvait dans
les compartiments, et l'action des fibres musculaires non
striées s'ajoute probablement aux forces d'expulsion.

L'excès du sang est ainsi renvoyé avec une grande rapidité de la texture spongieuse vers la cavité pelvienne.

« Quand la décharge nerveuse qui généralement accompagne l'émission séminale ne se présente pas, l'érection disparaît beaucoup plus lentement, et l'influence nerveuse, pouvant se renouveler aussitôt, peut produire avec plus de rapidité et de facilité une seconde érection.. » (Valentin, traduit par Brinton, p. 630.)

« Quand l'érection n'est pas forte, dit Hunter, il peut ne pas y avoir émission; mais je doute fort que l'érection puisse avoir lieu sans la faculté de pouvoir émettre de la semence, à moins d'excitations contre nature où bien dans les cas exceptionnels de lésion de la moelle épinière. »

Chez l'homme, l'acte de l'érection ne dure que fort peu de temps; c'est bien différent chez beaucoup d'animaux. Chez le chien, par exemple, quand la verge est introduite dans le vagin de la femelle, le corps du pénis devient instantanément très-gros et l'animal est ainsi incapable de se soustraire à l'action du coït pendant un long espace de temps. Ce fait, suivant Richerand, provient de l'absence, chez le chien, de vésicules séminales; la semence ne s'écoulant que goutte à goutte, la fécondation n'aurait pas lieu si la nature n'avait pas pris soin de prolonger l'acte de la copulation jusqu'à ce que l'imprégnation fût complète. Cette explication est très-probable.

Dans quelques espèces, les singes, par exemple, les chauves-souris, les carnivores, les rongeurs, et, parmi les cétacés, chez les baleines, l'érection est facilitée par un os situé dans le corps du pénis, et formant une partie considérable de l'organe. Quand cet os existe, les corps caverneux sont proportionnellement peu développés, et les cloisons fibreuses du pénis se confondent avec sa couverture périostale.

Il semble nécessaire que le pénis, à l'état d'érection, remplisse et dilate le vagin pour que la femme éprouve quelque chose à ses parties sexuelles. D'après le rapport fait par Rymer Jones, dans son *Aperçu général du règne animal*, il paraîtrait que la nature, toujours bienveillante, a pourvu certaines classes d'animaux d'appareils qui méritent l'attention des médecins.

« Personne, dit ce naturaliste, ne saurait nier que, chez le cochon d'Inde, le pénis ne soit un instrument d'excitation. Sa verge est affermie par un os plat qui va jusqu'à l'extrémité du gland, là où se termine l'urèthre ; mais derrière, et au-dessous de ce canal, se trouve l'ouverture de la bourse où sont placées deux longues pointes calleuses. Quand le membre est en érection, la bourse à laquelle nous venons de faire allusion se renverse, et les pointes sortent extérieurement jusqu'à une longueur considérable. Et comme si tout cela n'était pas suffisant pour produire l'irritation nécessaire, chez quelques espèces, deux fortes et courtes scies pendent à côté de l'organe. D'après cette terrible armature du mâle, on pourrait croire naturellement à quelque particularité correspondante dans les organes sexuels de la femelle ; mais, quelque inexplicable que cela paraisse, le vagin ne présente aucune disposition extraordinaire. » (P. 835.)

Avant de terminer cette étude de l'érection, je ferai

quelques remarques sur les *dimensions de l'organe copulateur*. Chez le nègre, il est proverbialement gros; mais il ne croît pas proportionnellement en grosseur au moment de l'érection, comme chez les blancs qui offrent la même particularité.

Je dois l'observer, du reste, la grosseur du membre n'est pas un signe de vigueur. Un des traits caractéristiques du parfait athlète, dans les temps classiques, c'était un organe génital de petite dimension, mais bien formé. Je l'ai déjà dit, un pénis gros et flasque est fort souvent le produit de la masturbation; il indique qu'on s'est livré à cette pratique jusqu'à un point dangereux. Les vétérinaires, il est vrai, condamnent l'étalon dont l'organe génital est trop petit; ils supposent que, dans ce cas, le cheval a une constitution délicate. Cette règle ne s'applique pas à l'homme, quoique un état d'atrophie, une apparence ridée des organes, soit probablement une des conditions, et, dans tous les cas, un signe presque certain de l'impuissance ou partielle ou complète.

Désordres empêchant l'érection. — Après avoir ainsi décrit les fonctions normales de l'érection, il nous reste à considérer une ou deux des plus communes perversions ou maladies qui viennent entraver cette fonction.

La première qui se présente s'est déjà offerte à nous : c'est la *non-érection*.

Non-érection. — Le médecin peut souvent recueillir dans son cabinet des faits dans le genre de celui qui va suivre, et très-souvent le patient sera un étudiant en médecine.

Le malade déclare que l'érection n'a plus lieu chez lui. Son urine est examinée; on n'y découvre pas de

spermatozoaires. On peut très-bien s'expliquer l'existence
de pareils faits. Un homme étudie avec ardeur ; sa santé
est altérée par la tension de l'esprit ; la sécrétion spermatique s'arrête, et conséquemment les érections cessent de
se produire. Souvent le dépôt de phosphate dans l'urine
attestera un exercice extraordinaire du cerveau, et c'est
le seul excès qui aura eu lieu. Pour un tel malade, ma réponse sera rassurante : « Vous êtes bien heureux, lui di-
rai-je, que votre santé soit bonne. Terminez vos études,
et je vous garantis qu'alors la semence sera sécrétée, et
en plus grande quantité que vous n'en aurez besoin. »
L'observation m'a prouvé qu'après un long repos des
organes, le fluide vital est formé en grande abondance
aussitôt que le cerveau cesse de faire au sang des appels
extraordinaires.

L'antagonisme du système nerveux et du système de la
génération n'a pas échappé à l'attention de ceux qui ont
écrit sur la reproduction. « Ainsi, dit Spencer, le fait
qu'une forte application de l'esprit amenait une grande
dépense du tissu cérébral, et, par suite, une dépense correspondante de matière nerveuse pour que ces tissus se
refassent, ce fait, accompagné d'une cessation de production dans les cellules spermatiques, donnerait grand cré-
dit à cette hypothèse : les cellules spermatiques consistent essentiellement en nervine. Ceci devient encore plus
évident lorsqu'on voit que la réciproque existe, à savoir
que la production excessive des cellules spermatiques
amène l'inactivité du cerveau. Dans toutes les familles ver-
tébrées, le degré de fécondité varie inversement au développement du système nerveux. »

Érection imparfaite. — L'érection peut se produire, mais ne pas être entière; par exemple, des malades viennent se plaindre que l'acte sexuel est imparfait chez eux, parce que l'érection n'a pas lieu, ou bien dure si peu, que l'introduction de la verge est impossible.

« Cette forme d'impuissance provient d'une perversion de la force, et peut, suivant Roubaud, être causée par une excitation exagérée du système nerveux. Dans quelques cas, l'excitation produite n'aura pas atteint un degré d'énergie suffisant, et, l'influence nerveuse cessant d'animer le pénis à cause de la lassitude qu'occasionnent les efforts faits pour produire le gonflement de l'organe, le sang, n'étant plus alors retenu dans les corps caverneux, rentre dans la circulation générale. »

Parfois une cause purement locale peut rendre les érections imparfaites. W*** vint me consulter; il se plaignait que l'érection n'était pas complète chez lui. Pour introduire son organe, il était obligé de le saisir fortement avec la main, autrement l'érection n'aurait pas duré, le pénis mollissant de suite. Je cautérisai son urèthre. Il me dit, quelque temps après, que l'opération n'avait pas produit grand effet. Or W*** avait le dos légèrement courbé, et il me raconta que, dans ses premières années, il avait souffert d'une maladie de l'épine dorsale, et qu'il lui était presque impossible de mouvoir ses membres inférieurs; l'orthopédie l'avait guéri. Il m'avoua aussi qu'il s'était beaucoup masturbé. Je ne pus toutefois savoir si la maladie de l'épine dorsale avait précédé ou avait été la conséquence de cette funeste habitude.

Kobelt pense que les érections indolentes, — c'est-à-dire celles qui se manifestent chez les gens ivres, chez les enfants, chez les vieillards ou les personnes affaiblies, — ne s'étendent jamais au delà du corps caverneux du pénis, qu'elles n'affectent jamais l'organe passif, c'est-à-dire le gland et le corps spongieux de l'urèthre. En pareil cas, le gland n'atteint, en effet, jamais son entier développement que lorsque les parties subordonnées sont entièrement gonflées. Par suite de cet état des choses, on comprendra pourquoi, dans certaines conditions, malgré la complète rigidité du corps du pénis, ni l'orgasme, ni l'éjaculation séminale ne peuvent avoir lieu. (Kobelt, p. 60.)

ÉRECTIONS IRRÉGULIÈRES. — L'érection peut être encore anormale dans sa nature et déformer très-péniblement le pénis pendant qu'elle dure.

En mars 18.., un gentleman entre deux âges vint me consulter ; il était marié et père de plusieurs enfants. Il se plaignait que depuis quelque temps son pénis se recourbait pendant l'érection, en haut et d'avant en arrière, de manière à prendre la forme d'un cimeterre. Il ne savait à quoi attribuer un tel phénomène ; le coït le faisait souffrir, il ne s'y livrait que rarement, craignant, avec grande raison, de compromettre sa santé.

Chez un autre malade, le pénis était de dimension ordinaire, plus grand peut-être que de coutume, mais il décrivait une courbe irrégulière très-prononcée. A l'état flasque, tout l'organe se courbait en avant en penchant en même temps du côté gauche. Pendant l'érection, son pénis, me dit le malade, avait deux courbes, mais il n'éprouvait aucune souffrance particulière, par suite de cette forme peu commune. La seule explication que je puisse donner de ce phénomène, c'est que, par suite de violence ou pour quelque autre cause, l'inflammation de la partie spongieuse de l'urèthre s'est produite, un dépôt de lymphe plastique s'est formé, et cette partie des tissus ne pouvant plus se dilater, mais demeurant toujours ferme et ne cédant pas, les courbes doivent se produire à chaque érection. En pareil cas, j'ai employé l'iode avec succès.

PRIAPISME OU ÉRECTION PERMANENTE.— Au lieu de faire complétement défaut, ou d'être imparfaite, l'érection peut être trop forte et durer plus qu'il ne faut; c'est ce qu'on appelle le priapisme, état terrible et humiliant qui se manifeste rarement dans toute son intensité. Cependant, de temps à autre, au lieu de voir l'érection ne durer que quelques minutes, puis l'organe mâle reprendre son état habituel de mollesse, on rencontre des cas dans lesquels, s'il faut en croire les malades, le pénis demeurera en érection pendant une moitié de la nuit, et parfois durant la nuit entière.

La cause d'un phénomène aussi alarmant doit être cherchée dans l'état du cerveau et de la moelle épinière. Ces deux centres de la puissance nerveuse sont bien, en effet, les dernières sources de l'excitation sensuelle, c'est d'eux que dépendent l'érection et l'éjaculation dans toute leur marche. Lallemand cite un malade qui pouvait amener l'éjaculation en se frappant la tête avec les doigts. Dupuytren a souvent observé que les lésions de la moelle épinière amenaient le priapisme, et j'ai pu moi-même recueillir plusieurs observations de ce genre, quoique, à la vérité, l'éjaculation ne se soit jamais présentée.

C'est un fait assez curieux de voir ce phénomène de priapisme exister chez un malade qui n'a plus la faculté de mouvoir ses membres inférieurs, ni d'y éprouver une sensation quelconque. Les membres reviennent-ils à la santé, le priapisme cesse. Cela paraît de prime abord une anomalie. Lallemand pense y voir une preuve que le priapisme ne dépend pas de l'irritation de la partie infé-rieure de la moelle épinière : « Toutefois, ajoute-t-il avec justesse, les lésions à cette partie produisent générale-ment une diminution, sinon l'annihilation de la faculté virile et des fonctions de la reproduction. »

Cet auteur mentionne un cas vraiment curieux (vol. II, p. 55) : Un soldat fut se faire traiter par lui des suites d'une chute sur le sacrum ; il y avait chez ce malade incapacité de mouvoir ses membres inférieurs, de plus, perte de sensibilité dans le gland, le prépuce, la peau du pénis et le scrotum. Le cathétérisme ne produisait pas de douleurs ; mais il y avait en outre un catarrhe de la ves-sie. Le pénis était fréquemment à l'état d'érection, mais l'éjaculation n'avait pas lieu, quoique le malade eût tenté de la faire venir, pour se débarrasser lui-même de l'érec-tion, au moyen de la masturbation. Une fois, le malade essaya de coïter plusieurs heures de suite, mais l'éjacula-tion n'eut pas lieu. Disons, toutefois, que des émissions nocturnes se présentaient quelquefois. Suivant l'avis de Lallemand, cela prouverait l'influence spéciale des nerfs spino-ganglionnaires. Ceux-ci amèneraient l'éjaculation et l'émission involontaire, puisque l'influence cérébro-spinale était complétement annihilée ; cet état a, suivant lui, quelque chose d'analogue à celui de l'homme qui est sous l'influence de l'alcool ou de l'opium.

Des cas de cette gravité ne sont pas communs, il faut l'avouer, dans la pratique, mais il ne s'en présente pas moins fort souvent de très-affligeants, principalement parmi les jeunes membres du clergé, gens qui vivent très-chastement et qui n'ont jamais abusé d'eux-mêmes.

Un jeune prêtre, fort savant et très-impressionnable, vint, il n'y a pas longtemps, me trouver pour un cas de ce genre. La promenade, l'exercice du cheval, le frottement même du pantalon le mettait en érection. Il fit tout ce qu'il put, mais en vain, pour l'empêcher. Je l'examinai, je trouvai un prépuce très-long, et, de plus, il avait négligé d'adopter les habitudes ordinaires de propreté, craignant de diriger son attention et ses pensées sur des sujets qu'il considérait comme d'une nature dangereuse. Le traitement que je lui ordonnai ne s'appliquait pas au moral; il n'était pas besoin chez lui de conseils de ce genre. Je lui conseillai simplement de tenir ses organes génitaux dans un état de propreté scrupuleux, d'accoutumer l'organe au contact de l'eau. « Si, lui dis-je, des sensations sexuelles se produisent dans les commencements, n'y faites pas attention, persévérez, elles cesseront bientôt, et disparaîtront complétement aussitôt que l'irritation maladive de l'organe sera calmée. » Dès que le malade eut surmonté cette première impression, je sondai l'organe et j'y découvris la plus grande irritation que j'aie jamais rencontrée; elle diminua peu à peu par suite du traitement, et le jeune ecclésiastique finit par ne plus ressentir de soucis de ce côté.

Satyriasis. — L'érection peut, non-seulement être fréquente et permanente par suite d'un état maladif, mais il peut encore s'y joindre une sensualité furieuse, et elle devient alors une des plus tristes maladies qui affligent l'humanité. Des érections continuelles, un désir immodéré du coït, le délire érotique, tels sont les effrayants symptômes du satyriasis.

Certains individus semblent personnifier le satyre antique, et réaliser tout ce que dit la Fable de ce type de la lubricité. Un homme en qui on trouvait saillants et réunis tous les hideux symptômes de cette maladie, a fait sur moi une impression profonde. Il était jeune et dans une bonne position de fortune; une chevelure d'un brun légèrement coloré couvrait sa tête, habituellement sans soins; son visage était haut en couleur, les joues et le nez étaient particulièrement allumés; ses yeux, enfoncés dans leur orbite, avaient une expression farouche; sa bouche était grande, les lèvres épaisses et sensuelles; son corps était trapu et ramassé sur lui-même. Je n'ai jamais rencontré personne dont l'aspect extérieur personnifiât la bête d'une manière si frappante. Il n'avait cependant pas complétement négligé la culture de son intelligence. J'appris que de bonne heure il s'était masturbé, mais qu'il avait ensuite abandonné cette pratique pour s'adonner aux prostituées. Les excès auxquels il se livrait dans ses paroxysmes sensuels étaient de telle nature, qu'ils répugnaient à entendre. Cet homme, comme d'autres, affligés de la même constitution, n'avait aucune tendance particulière pour les conversations obscènes; son goût ne lui faisait rechercher ni les livres ni les tableaux libidineux. Je crois, du reste, que des penchants de cette nature sont seulement le propre des débauchés ou des impuissants usés par les excès, qui cherchent dans ces sortes d'ouvrages une pâture pour leur imagination, toujours tendue vers les plaisirs que leurs organes leur refusent. Le raffinement dans le vice n'est pas le fait de l'individu affecté de satyriasis, c'est la quantité qu'il demande plutôt que la qualité ; il ne cherche pas l'image, il veut l'acte.

Presque toujours, dans ce cas, le cerveau ou la moelle allongée ont reçu quelque préjudice irréparable par suite d'excès. Des tendances basses et animales, une disposition héréditaire pour l'impudicité, ont poussé la victime à commettre des excès énormes. Cela a duré jusqu'à ce que, la lésion intérieure s'étant produite, l'homme s'est trouvé dans l'impossibilité de se retenir, et presque rejeté de la catégorie des êtres raisonnables et moraux, il s'est plongé dans un état qui laisse peu d'espoir de guérison.

Quoique le satyriasis, dans le commencement de sa manifestation, soit la conséquence d'une impudicité qu'on ne veut pas modérer, et à laquelle vient parfois en aide une irritation locale des organes de la génération, ses derniers et plus effrayants symptômes, ses folies semblent toujours positivement dépendre d'une lésion du système nerveux. Dans bien des cas, l'irritation du cervelet existe à un degré suffisant pour expliquer les symptômes les plus pénibles et les plus déplorables.

En 1849, M. Dunn exposa devant la Société de médecine et de chirurgie un cas de mort par apoplexie; l'hémisphère droit du cervelet de la victime était mou, pulpeux ; au milieu du cervelet était un grumeau apoplectique de la grosseur d'un œuf de jeune poule.

La femme de la victime avait déclaré que son mari éprouvait un désir continuel de coïter.

Dans la discussion qui suivit, Carpenter rapporta le fait suivant, qui lui avait été cité quelques années auparavant par M. Turley de Worcester : « Un homme, avancé en âge, était devenu la proie du satyriasis à un tel point qu'il pratiquait la masturbation même en présence des femmes qu'il rencontrait. On trouva, après sa mort, une tumeur de la grosseur d'un pois sur le pont de Varole. » (Voy. *Lancet*, vol. I, p. 320, 1849.)

Un médecin de Londres fut appelé, il y a quelque temps, pour soigner un homme robuste âgé de cinquante à soixante ans. Cet homme présentait presque des symptômes de la monomanie du meurtre. Le médecin reconnut que l'accès qu'il avait à traiter en ce moment avait été précédé par un coït exagéré du malade avec son épouse. On lui donna les remèdes convenables ; le malade se calma quelque peu, et on défendit à sa femme de consentir, pour le moment, à tout acte sexuel. C'était une femme sans grand caractère ; elle cédait de temps à autre aux obsessions de son mari, et chaque acte de coït déterminait de nouveaux accès. La folie furieuse se déclara de nouveau dans toute sa violence. On le transporta, en bravant de grands dangers, à un hôpital d'aliénés, où il est encore fou sans espoir de guérison.

§ 4. Émission.

L'émission est la seconde condition exigée dont nous avons parlé pour que l'acte sexuel soit complet.

FONCTIONS NORMALES OU NATURE DE L'ACTE. — Voici comment Valentin les décrit : « L'émission de la semence est généralement due à une action réflexe; le frottement du gland donne naissance à des mouvements réflexes dans les canaux afférents, et probablement aussi dans les *canalicules* séminaux de l'épididyme et des testicules. Cet effet peut être produit artificiellement chez les animaux tués tout récemment. La semence atteint la partie inférieure glandulaire des canaux afférents, elle traverse ensuite l'urèthre jusqu'à l'orifice du gland, d'où elle est éjaculée avec une force qui, chez des hommes vigoureux, peut réussir à la lancer à une distance de plusieurs pieds. » (Page 625.)

La semence sécrétée dans les testicules ne ressemble pas à celle qui est émise; on peut dire que, tant qu'elle y reste, elle est à peu près dans un état rudimentaire. Quand elle est éjaculée, c'est une sécrétion grandement élaborée. Non-seulement il faut que les cellules soient formées et nombreuses comme pour les autres sécrétions, mais après qu'elles sont libres dans les tubercules des testicules, il faut que les noyaux se séparent, que les malléoles se multiplient, et que, dans chaque division de malléoles, se développe graduellement un spermatozoaire adulte.

Le sperme, ainsi élaboré, passe dans les vésicules sé-

minales. Celles-ci, observe Pittard, ne sont jamais trouvées vides, excepté quand elles sont diminuées pendant
le rut périodique chez certains animaux. Malgré cela,
elles paraissent également pleines en tout temps, mais
il est quelque peu probable que cette apparence est
trompeuse. Elles peuvent se contracter et se dilater suivant le volume de la substance qu'elles contiennent, de
telle sorte qu'elles ne sont jamais flasques, et paraissent
toujours remplies. J'ai observé qu'elles étaient pleines et
grosses à un haut degré chez un animal qu'on venait
de tuer; j'épiai le changement qu'elles allaient subir,
et je les vis se contracter sous l'influence de l'expo-
sition à l'air froid; puis, quand tout leur contenu eut
été chassé par la contraction, je remarquai qu'elles paraissaient être encore tout à fait pleines. Je les eusse
alors considérées telles, c'est-à-dire remplies, si je ne les
avais pas vues chasser leur contenu; il est certain, malgré
cela, que tout le contenu des vésicules n'est pas émis par
un seul acte copulatif; la possibilité de cet acte ne dépend
pas cependant de l'existence de la semence mûre dans
les vésicules.

Quelques auteurs affirment, en effet, que les émissions
dépendent entièrement de la présence de semence bien
formée dans les vésicules séminales. Cette assertion est
erronée. Sir A. Cooper rapporte qu'un de ses malades,
auquel il avait enlevé les deux testicules, pouvait encore,
quelque temps après l'ablation de ces organes, avoir des
rapports intimes avec sa femme, et la sensation de l'éjaculation accompagnait l'acte; plus tard même, l'érection
du pénis eut encore lieu, mais la sensation de l'émission

disparut. Dans l'Orient, la valeur d'un eunuque est bien plus grande quand le pénis est tranché, l'enlèvement des testicules ne suffisant pas pour empêcher l'érection.

La semence adulte réside dans les vésicules jusqu'à ce que l'appareil éjaculatoire soit excité. Cette action est principalement exercée par les muscles passifs de ces organes. « Dans l'éjaculation, dit Kölliker, les canaux afférents, pourvus comme ils le sont d'un appareil musculaire colossal, sont surtout actifs. Ces organes, Wirchow et moi avons pu l'expérimenter sur un criminel qu'on venait d'exécuter, se raccourcissent et se contractent avec une énergie remarquable sous l'action du courant galvanique. Il en est de même des vésicules séminales, de la prostrate, entièrement composée de muscles, ainsi que du tissu musculaire transversal de l'urèthre et du pénis. » (Page 243.)

Les aponévroses qui entourent, chez l'homme, les vésicules séminales contiennent une grande proportion de fibres musculaires passives, et on en trouve un grand mélange dans les parois du tube lui-même. Chez l'éléphant, les vésicules séminales présentent à l'extérieur et à l'intérieur un muscle particulier qui part du cou et du milieu de la bourse, et qui, s'étendant au-dessus de la partie supérieure, peut contracter la cavité et en chasser le contenu.

Chez les animaux qui ont une saison pour le rut, les vésicules séminales, aussi bien que les testicules, la glande prostate et toutes les parties de l'organe reproducteur, sont excessivement petites durant la période d'impuissance, mais, quand approche le rut, tous ces organes grossissent, se gonflent rapidement et d'une manière extraordinaire.

Avant d'être éjaculée, la semence n'est pas seulement mûrie et parfaitement élaborée, elle est encore mélangée avec la sécrétion des vésicules séminales et avec celle de la prostate. Cette dilution semble avoir pour but de rendre la semence plus coulante, de la mettre mieux en état de passer plus aisément à travers les longs canaux qui l'éjaculent. Aussitôt que l'épais mucus des vésicules séminales est exprimé et qu'il se mêle à la semence, le mélange devient beaucoup plus fluide que l'un ou l'autre des éléments qui le composent. Si ce mucus est exposé à l'air avant qu'il n'y ait addition de la semence, il devient presque solide.

C'est à cause de ces autres sécrétions que l'éjaculation a lieu malgré l'enlèvement des testicules, comme on l'a déjà constaté. J'ai moi-même eu l'occasion d'observer un cas remarquable de ce genre. Le 4 janvier 1859 M. Holthouse enleva les testicules à un malade épileptique. On discuta bien fort, à cette époque, sur cette opération. Quelque temps après, cet homme entra dans un autre hôpital pour une autre maladie. Le médecin qui le reçut est un de mes amis ; il pensa que je serais bien aise de connaître les suites de cette opération, et me l'envoya. Voici les dires de ce malade et ce que je constatai chez lui le 26 mars 1859, c'est-à-dire trois mois après la castration :

Dans la semaine qui suivit l'ablution des testicules, cet homme avait eu deux pertes de semence. Depuis lors, trois nouvelles émissions eurent lieu, la dernière le

2 mars, c'est-à-dire deux mois après l'opération. Quand je le vis il n'était nullement abattu au moral, et je ne pus reconnaître de symptôme annonçant chez lui la monomanie. Il se plaignait d'une fréquente envie d'uriner; j'analysai son urine, elle était naturelle.

Sir Astley Cooper rapporte, dans ses observations sur les maladies des testicules, qu'ayant fait l'ablation de ces organes à un homme, quatre jours après, cet opéré avait eu une perte séminale assez abondante pour tacher son linge.

« Pendant les douze premiers mois qui suivirent la castration, le malade eut des émissions pendant le coït; il éprouva du moins des sensations pareilles à celles que produit l'éjaculation. Les érections persistèrent ensuite, et il coïta de loin en loin sans ressentir toutefois la sensation de l'émission. Deux ans après, les érections étaient rares et très-imparfaites, elles cessaient aussitôt qu'il essayait de copuler. Dix ans après l'opération, le malade dit qu'il avait coïté une fois seulement pendant l'année qui venait de s'écouler.

« Au bout de vingt-huit ans, le malade disait que depuis bien longtemps il n'avait pas eu d'érections; que quand elles s'étaient présentées elles étaient imparfaites; que depuis la première année de l'opération il n'avait pas eu de perte séminale; qu'il avait, pendant bien des années, essayé de coïter quelquefois, mais sans succès; il avait eu une ou deux fois des rêves érotiques et crut ressentir alors la sensation de l'émission, sans cependant qu'il y en eût eu la moindre apparence. Le pénis était chez lui ridé et atrophié. Il se rasait une fois par semaine, et quelquefois deux. Sa voix, naturellement faible, ne fut pas modifiée par l'opération.

Juvénal constate cette persistance des désirs sexuels, et, jusqu'à un certain point, de la faculté sexuelle :

> Sunt quas eunuchi imbelles ac mollia semper
> Oscula delectent et desperatio barbæ,
> Et quod abortivo non est opus.

Les eunuques du Grand Seigneur ont leur harem particulier ; dans tout l'Orient on connaît la violence des passions sexuelles et les habitudes de débauche de ces hideux castrats.

Kobelt croit que l'ablation du gland du pénis détruirait tout désir, parce que sur cette partie de l'organe viennent s'épanouir tous les nerfs sensitifs qui excitent les désirs vénériens. Nous avons, pour combattre cette opinion, outre l'observation recueillie dans notre pratique et que nous avons citée, l'expérience des bergers, qui coupent souvent le ver du bélier, comme ils l'appellent, à cause de sa forme particulière, sans que cette ablation empêche en rien ses tentatives de coït. Toutefois, la division des nerfs pubiens semble annihiler infailliblement toute sensation sexuelle et détruire à la fois la puissance et le désir de coïter.

« Après la division des nerfs dorsaux du pénis, dit Günther, l'étalon le plus robuste et le plus porté au coït semble être aussi complétement privé de toute sensation sexuelle qu'il pourrait l'être après la castration. » (Günther, *Untersuchungen und Erfahrungen in dem Gebiete der Anatomie*, etc. Hanover, 1857.)

EFFETS DE L'ÉMISSION CHEZ LE MALE. — Chez les mâles à l'état de santé, la perte de la semence est accompagnée d'une excitation spasmodique et suivie d'une prostration nerveuse momentanée. Lallemand appelle cette excitation « ébranlement nerveux épileptiforme. » J'ai déjà cité le lapin comme présentant un exemple frappant de ce fait. Après chaque acte de copulation, on le voit tomber sur le côté, et comme en proie à un accès d'épilepsie; le blanc des yeux est retourné, ses pattes de derrière s'agitent d'une manière spasmodique, il demeure pantelant pendant quelques secondes, jusqu'à ce que le système nerveux soit revenu à son état normal,

Chez quelques hommes cette espèce d'orgasme de forme épileptique se présente chaque fois qu'ils ont coïté. Il n'est pas douteux que les morts qu'on constate quelquefois dans les maisons de tolérance, ou la première nuit des noces, n'aient pour cause ces accidents chez des organisations grandement impressionnables. Les ouvrages d'entomologie nous offrent mille exemples dans lesquels le mâle meurt après l'acte de la copulation. Le récit suivant, qu'on prendrait presque pour un roman, peut trouver son explication dans l'attaque épileptique qui tuerait le frêle insecte. C'est l'histoire abrégée de l'établissement et du développement d'une colonie de fourmis blanches écrite par Burmeister.

« A la fin de la saison des chaleurs, les jeunes mâles et les femelles quittent le nid et paraissent à la surface de la terre, où ils essaiment en couples innombrables; des travailleurs affairés s'emparent alors d'un mâle et d'une femelle, les transportent dans la demeure de la colonie et les emprisonnent dans la chambre royale, qui est au centre. Ils diminuent l'entrée de la cellule et veillent autour. Les royaux prisonniers reçoivent par ses ouvertures la nourriture dont ils ont besoin. La copulation s'accomplit, et lorsque l'imprégnation de la femelle est complète, le mâle, comme parmi tous les autres insectes, meurt rapidement. A partir de ce moment, la femelle commence à gonfler d'une manière extraordinaire, par suite du développement de ses œufs innombrables, et au moment où la ponte va commencer, son abdomen est environ quinze cents ou deux mille fois plus gros que le reste de son corps. »

Naturellement toute attaque épileptique du genre de celle dont nous venons de parler, n'est qu'une rare exception. Chez un adulte jeune, plein de santé et bien constitué, le choc qu'éprouve le système nerveux est bien vite effacé, il s'en ressent peu. L'éjaculation est pour lui une fonction naturelle, de la fatigue de laquelle il se remet immédiatement. Aussi l'acte peut-il être renouvelé, par quelques hommes, à des intervalles merveilleusement courts.

Toutefois, chez d'autres individus, et en particulier chez ceux qui souffrent de quelques-unes des affections dont nous avons traité dans ce volume, l'acte est suivi d'une forte dépression nerveuse, il faut un jour ou deux à l'organisme pour pouvoir se remettre. En pareil cas, — c'est du moins mon opinion que j'émets, — on trouvera généralement que l'organisme a été déjà ébranlé par de graves excès, et alors chaque émission de sperme produit des effets grandement différents de l'action naturelle.

J'ai connu aussi quelques personnes, mais en bien petit nombre, qui ne paraissaient jamais souffrir par suite de l'acte, quoiqu'elles fissent des excès assez grands.

Cette tolérance de l'organisme, remarquable chez certaines personnes, et qui leur permet de supporter impunément et sans aucun effet immédiat ou retardé le fréquent retour du choc, doit dépendre de quelque modification constitutionnelle du système nerveux. Nous ignorons en quoi consiste la différence qui existe entre ces organisations exceptionnelles et les tempéraments ordinaires, bien que nous ayons eu occasion d'observer le fait.

Nous pouvons du reste négliger de nous occuper, en ce moment, de ces deux extrêmes : les personnes qui sont tuées ou gravement affectées par un seul acte de coït, et celles qui peuvent commettre des excès avec une impunité apparente quoique temporaire. Nous devons, avant tout, examiner quel effet produit l'acte du coït sur un homme ordinaire. Il est très-important, selon moi, d'avoir des idées justes sur ce sujet pour n'être ni alarmé par de vagues craintes, ni égaré par une ignorance inconsidérée.

C'est évidemment le système nerveux qui est affecté dans le principe. Les anciens avaient sur ces matières des idées bien curieuses. Ils croyaient que l'émission était le passage direct de la matière cérébrale le long de la colonne vertébrale et ils parlaient de coït suivi de la stillation du cerveau.

« Les humeurs, dit Hippocrate, entrent en fermentation ; cette fermentation sépare ce qui est très-précieux et très-balsamique, et cette partie ainsi séparée du reste est portée par la moelle épinière jusqu'aux organes de la génération..» (*De Genitura*, Foesius, p. 251.)

Ces idées n'ont pas encore complétement disparu, parfois même elles trouvent cours. J'entendais, il n'y a pas longtemps, un homme du monde informer gravement un autre gentleman de sa croyance bien arrêtée que lord N..., un viveur fort connu, se tuait peu à peu. — « Depuis longtemps il n'émettait plus de semence sans une excitation contre nature; la substance du cerveau passait maintenant dans l'organe génital. Et cela, ajoutait-il, est démontré par l'abattement nerveux qui suit chaque effort du coït. Le malade connaissait son état; mais, malgré cela, aussitôt qu'il était remis des effets d'une perte semblable, il retournait au vice, tant il était avide d'excitations de ce genre. »

Le tabès dorsal, qui, selon toute apparence, est produit par la spermatorrhée, est décrit par les anciens écrivains comme épuisant la moelle épinière. Richerand demande dans sa *Physiologie*, à ses lecteurs, si l'abattement nerveux qui suit le coït dépend de la fatigue des organes ou bien si, comme quelques métaphysiciens l'ont cru, cette dépression est causée par la notion confuse et indistincte que l'âme a de sa propre destruction.

M. Parise a tout récemment publié un livre de grande valeur sur les maladies de la vieillesse. En parlant des effets préjudiciables des excès chez les vieillards, il emploie très-souvent des expressions qu'il a glanées dans les anciens écrivains et les applique encore. Il dit, il est vrai, que les excès chez les personnes âgées proviennent de la dépense de semence, et en cela il commet une erreur; mais si dans les extraits que nous allons donner on entend par le mot semence l'acte éjaculateur, il y a beaucoup de vérité dans ce qu'il dit.

« La semence est la vie elle-même sous une forme fluide; c'est le principe vital condensé et perceptible. Camus disait : « La semence est composée de cerveaux « microscopiques émanant directement du grand cer- « veau. » Les anciens considéraient ce liquide comme une décharge venant de la moelle épinière et du cerveau; ils l'appelaient *cerebri stillicidium*. » (Reveillé-Parise, *De la Vieillesse*, p. 415.)

« L'importance de la semence est démontrée par ce fait, que la plus petite quantité de ce fluide contient de la vie en activité et peut la communiquer, et encore par la somme extraordinaire de force et d'énergie que la présence de ce fluide et sa sécrétion donne à l'organisation, tandis que des pertes répétées de cette semence énervent et usent rapidement le corps. Rien ne coûte plus à l'économie comme la sécrétion de la semence et son éjaculation forcée. On a calculé qu'une once de semence équivalait à quarante onces de sang. Selon Bichat, la sécrétion du sperme est en proportion inverse avec la sécrétion de la graisse. Nous voyons de suite que la semence est l'essence de l'individu. C'est pourquoi Fernel a dit : *Totus homo semen est.* C'est le baume de la vie, un de ses meilleurs et plus puissants stimulants, ce qui donne la vie et sert à sa conservation. »

Désordres affectant l'émission. — Nous allons maintenant considérer les désordres qui peuvent compliquer ou gêner la partie éjaculatoire de l'acte sexuel. On a généralement supposé que la perte de la semence était la cause de la débilité sexuelle qui, chez le mâle, suit les excès. Il n'en est pas ainsi, et, ce qui le prouve, c'est le dépérissement qui s'empare des jeunes enfants avant qu'ils puissent émettre du sperme.

On observe aussi cette faiblesse chez les femmes, qui ne sécrètent aucun fluide de cette espèce, mais simplement un mucus. Cependant elles peuvent éprouver l'orgasme ou spasme nerveux qui agit sur elles et leur fait autant de mal qu'aux hommes quand elles commettent des excès sexuels. La cause immédiate de cette dépression nerveuse a, pendant ces dernières années, excité grandement l'attention ; pour moi, je pense, avec beaucoup d'écrivains modernes, que les chocs constamment reçus et fréquemment répétés sur les grands centres ganglionnaires peuvent amener leur irritation. Et c'est là l'origine de plus d'une forme obscure de maladies qui jusqu'à présent ne nous sont pas bien connues. S'il est quelque cause qui soit plus qu'une autre capable de produire l'excessive excitation du système ganglionnaire, ce sont les actes éjaculatoires trop fréquents et trop répétés qui compliquent cet orgasme nerveux.

Brachet a démontré très-clairement que si le plexus solaire et le ganglion semi-lunaire se trouvent excités chez un animal, il y a une sensation de souffrance aussitôt l'inflammation des parties. Quand la communication est interrompue entre ces ganglions et la moelle épinière, tous les symptômes de souffrance ou d'irritation des ganglions cessent.

On pourrait, je crois, conclure de ce fait qu'une exci-

tation excessive des organes de la génération peut amener l'irritation de ces ganglions, et que de plus, cette
excitation anormale se communiquant à la moelle épinière, elle amènera dépression de vitalité, une sensation
d'angoisse au creux de l'estomac et une prostration générale.

Si tel est le *modus operandi* de pareilles lésions, je ne
puis trouver étonnant que la nature n'ait pu se relever
de chocs si souvent répétés, chez bien des jeunes gens qui
souffrent des suites de leurs excès. L'irritation a surexcité
d'une manière maladive les conduits du fluide nerveux,
ils ont alors subi une mauvaise influence dont ils ne se
remettront jamais parfaitement.

Dans le dernier ouvrage du docteur Tilt, sur le *Changement de la vie* chez la femme, l'auteur donne beaucoup
de preuves qui viennent corroborer cette opinion. Il est,
avec raison suivant moi, d'accord avec Müller quand il
considère les ganglions comme la source des forces des
nerfs lymphatiques, le centre d'où part l'action constante, graduée, galvanique, qui se transmet et se
maintient par les capillaires dans tout l'organisme. Je
suis sûr que plus d'un de mes lecteurs conviendra que
cette vue du sujet s'accorde avec la connaissance que
nous avons des systèmes physiologiques du système nerveux. Il n'y a pas sans doute de preuve positive, mais l'expérience est là, et cette théorie est en concordance parfaite avec nos observations sur les vivants. Si cela est
vrai, nous devons insister encore davantage sur la nécessité d'une grande modération dans les satisfactions
sexuelles. En présence des effets désastreux d'une telle

excitation, surtout avant la maturité, gardons-nous donc
d'irriter le système nerveux par des chocs continuels.

M. Paget a bien voulu me donner de la manière la
plus bienveillante son opinion sur l'état morbide probable du système nerveux altéré par les excès : « Je crois,
dit-il, que l'état morbide du système nerveux et plus particulièrement de la moelle épinière, produit par excès
de coït, est analogue à l'état qu'on observe dans les muscles après un exercice excessif. L'histoire de quelques
cas d'atrophie progressive des muscles établit d'une manière évidente que chez quelques personnes l'emploi excessif de muscles isolés ou d'un groupe de muscles peut
amener leur complète atrophie. Cette atrophie peut se
manifester, c'est toujours l'observation qui le dit, soit par
une simple dégénérescence du tissu musculaire, soit par
le changement des muscles en graisse et quelquefois par
ces deux formes d'atrophies combinées ensemble en différentes proportions. Ces états peuvent, sans invraisem-
blance, être attribués aux altérations du tissu qui se
sont naturellement produites pendant l'effort trop grand
ou trop prolongé des muscles qui restent ainsi endom-
magés.

« Il est certain que la composition et le tissu d'un muscle sont modifiés par l'exercice d'une manière très-faible,
il est vrai, mais enfin appréciable. L'analyse chimique a
constaté plusieurs modifications ainsi apportées à la composition des muscles; la fatigue n'est que la sensation
que nous avons à la suite de ce changement d'état des
muscles ou de ses nerfs, et l'état est alors une altération,
car le muscle a perdu sa force. En bonne santé et dans

le cours naturel des événements, le muscle ainsi détérioré se rétablit et reprend ses forces pendant le temps de repos qui suit l'exercice. Mais si on lui refuse le repos convenable, les altérations peuvent s'accumuler et les muscles devenir graduellement plus faibles, de sorte qu'ils exigeraient un plus grand stimulant pour l'accomplissement de leur travail ordinaire. Ils peuvent même, dans certains cas, perdre la faculté de se refaire et de retrouver leurs forces dans le repos ; ils sont alors sujets à l'atrophie musculaire progressive.

« Quoique la nature exacte et le produit des changements qui s'opèrent dans les organes nerveux pendant leur exercice soient moins bien connus que ne le sont ceux des muscles, l'existence de pareilles modifications est certaine. Quelques-uns de ces changements ont été même déterminés par l'analyse ; ils occasionnent les mêmes sensations de fatigue que ceux des muscles, et un repos réparateur rend aux nerfs les forces perdues. On peut donc logiquement conclure de cette parfaite analogie entre ces phénomènes musculaires et nerveux que les causes qui déterminent la perte du pouvoir nerveux, et surtout la paraplégie, qui peut être la conséquence d'excès sexuels continus, sont dus à des changements analogues à ceux qui déterminent l'atrophie progressive des muscles après des exercices excessifs. Le ramollissement et l'atrophie du cordon paraplégique est absolument semblable, dans son cours, à la marche qui suit la dégénérescence graisseuse et la consomption dans les muscles. Dans l'atrophie musculaire progressive, la consomption ou tout autre mode de dégénérescence s'étend, avec le temps, à des muscles de plus en plus éloignés de ceux primitivement affectés après un excès de travail. Par une marche semblable, la dégénérescence de la moelle épinière peut s'étendre, affectée par suite de son exercice exagéré dans les actes sexuels.

« Nous considérons ici comme admis — et raisonnablement on ne pourrait révoquer en doute cette hypothèse, — que l'acte de la copulation et de l'émission est inséparable de ce qu'on appelle un exercice violent de la moelle épinière. Mais je ne doute pas non plus qu'on ne puisse rencontrer des cas de paraplégie, déterminés par des exercices musculaires violents et longtemps continués, auxquels la moelle épinière a dû participer, des promenades trop prolongées, des marches forcées, des courses précipitées, par exemple, ou d'autres actes de même nature.

« J'ai eu, dans tout ce qui précède, seulement en vue la perte graduelle du pouvoir nerveux due à des actes sexuels excessifs. Quand la perte est rapide, elle peut être due à l'inflammation des organes nerveux (l'inflammation amène, en effet, une rapide dégénérescence). Mais, ici encore, les mêmes faits analogues s'observent dans les nerfs et dans les muscles. Un effort trop grand et trop prolongé détermine aussi très-souvent l'inflammation des muscles, et l'inflammation entraîne rapidement la consomption ou toute autre dégénérescence et la perte des forces.

« Je ne puis deviner pourquoi un coït excessif est forcément suivi, chez quelques personnes, d'une perte de pouvoir nerveux, tandis que, chez d'autres individus, ce coït

excessif n'amène aucun désordre. Mais les mêmes différences s'observent et sont tout aussi inexplicables dans le
cas des muscles. Le même exercice qui accablera un individu et le conduira à l'atrophie musculaire, dévelop-
pera la vigueur d'un autre et accroîtra les forces et l'é-
nergie vitale des muscles exercés.

« Je ne sais quelles lésions présentent les fibres nerveuses lorsque la moelle épinière est en proie à une dégénérescence, dans les circonstances que nous venons de
décrire; mais comme, dans l'atrophie musculaire, les
nerfs dégénèrent avec leurs muscles (quoique, probablement, seulement à l'état secondaire) il est probable,
par analogie, que les nerfs spinaux partagent la dégénérescence de la moelle épinière. »

ÉJACULATION PRÉMATURÉE. — Une éjaculation trop rapide
empêche et nuit à la copulation. C'est un des désordres
— si on peut les appeler ainsi, — qui se produisent le
plus communément dans l'acte de la génération. Il peut
provenir de différentes causes que le médecin doit rechercher et faire disparaître. La nouveauté de l'acte, la
crainte, le dégoût, un manque de volonté ou de force,
l'appréhension, des excès antérieurs, peuvent amener
une éjaculation prématurée. Dans les cas ordinaires, on
doit conseiller au malade de ne pas être inquiet, de laisser écouler quelque temps, puis de faire une nouvelle
tentative; mais, lorsque le symptôme provient de faiblesse à la suite d'excès, la cure n'est pas si facilement
obtenue.

La maladie vient souvent aussi d'une irritabilité excessive du gland ou du prépuce. Un malade me fut

envoyé d'un comté situé au milieu des terres; il était
dans un état de débilité des plus marquées. Il était sujet
à des émissions fréquentes, la moindre cause produisait
l'éjaculation. Je dis au malade de découvrir le gland; il
ne put le faire; il craignait même de toucher à l'organe
et de permettre qu'on y touchât, tellement était grande
sa sensibilité. Après plusieurs tentatives, je réussis à ramener le prépuce, et je trouvai le gland couvert d'un
smegma sec, dur et ridé fortement adhérent. Je parvins
petit à petit à détacher, par des lavages, toute cette matière; mais avant la fin de l'opération le malade s'était
évanoui une ou deux fois. Il n'y avait pas cependant, dans
ce cas, d'irritabilité extraordinairement maladive de l'u-
rèthre. La sensibilité du gland et du prépuce occasionnait
tous ces désordres; la cause de cette sensibilité maladive
enlevée, tout désordre disparut, l'éjaculation fut normale.

On rencontre des malades qui se plaignent que leur
semence part si rapidement, qu'il suffit pour cela d'une
conversation avec des femmes, d'une course à cheval,
d'une marche rapide, quelquefois même du frottement
du pantalon, et qu'enfin l'éjaculation est à peine accompagnée du moindre spasme. On doit considérer ces
émissions si promptes comme des pollutions diurnes,
et je renverrai le lecteur au chapitre qui en traite,
page 256.

Chez d'autres individus, l'acte sexuel n'aboutit pas,
parce que la copulation ne détermine aucune émission
de semence. Ce cas mérite quelque attention; nous lui
consacrerons quelques lignes.

16

Non-émission. — Dans ce cas, loin d'être prématurée, l'émission n'existe pas du tout. Le désir est violent; l'érection suit, mais point d'émission. En pareil cas, on doit croire naturellement à un obstacle matériel, et l'emploi de la sonde fait presque toujours reconnaître un rétrécissement ou une obstruction mécanique. Le seul remède à apporter dans ces circonstances est de faire disparaître le rétrécissement.

Les cas les plus graves sont ceux où il n'y a pas de cause mécanique apparente qui empêche l'émission. J'ai rencontré, il y a quelque temps, un cas très-bizarre de cette espèce chez un Américain. L'érection était parfaite; mais elle n'était pas suivie par l'émission. Cependant, quand, après l'excitation, l'érection avait cessé, un léger suintement paraissait parfois au méat de l'urèthre; mais, chose étrange, le malade éprouvait la nuit des pertes de semence une ou deux fois par semaine. Les testicules étaient petits; il avait été opéré quelque temps auparavant, sans grand bien pour lui, d'un varicocèle; il avait été aussi cautérisé; la bougie conique passait facilement, cependant la sonde renflée faisait connaître un léger rétrécissement. Il n'y avait donc apparemment qu'un manque de concordance entre l'action de l'émission et de l'érection, puisque les deux se faisaient bien en des temps différents. Le malade, je dois l'ajouter, guérit plus tard, après un traitement scrupuleusement suivi.

L'obstruction complète des canaux afférents peut aussi empêcher l'émission, et alors le cas est difficile à traiter. La dissection de ces appendices, ou canaux conduisant la semence des testicules aux vésicules séminales, prouve, en effet, qu'ils peuvent être complétement obstrués à la suite d'une inflammation ou d'une lésion. La sécrétion des testicules n'est pas pour cela arrêtée ; elle continue ; mais la semence ne pouvant se frayer une route à travers ces obstructions, le coït a lieu sans aucune espèce d'émission séminale, ou, si le mouvement éjaculatoire projette un fluide, il ne contiendra pas de spermatozoaires, ce sera simplement un mucus stérile provenant de la prostate ou de la sécrétion des vésicules séminales. Ce sont de ces cas qui n'ont pas beaucoup attiré l'attention des praticiens, mais qui existent sans le moindre doute. On peut, lorsque l'émission séminale n'accompagne pas le coït et qu'on trouve les testicules gonflés, douloureux et roides, soupçonner l'obstruction des canaux afférents. Les testicules diminueront alors, avec le temps, en grosseur, et une impuissance radicale suivra l'atrophie de ces organes et la cause première qui l'aura déterminée. En pareil cas, je le crains, les ressources de notre art sont impuissantes.

Un phénomène bien opposé à celui que nous venons de décrire, les pollutions nocturnes, auxquelles nous avons fait souvent allusion et qui mérite une attention particulière, est le plus commun des désordres qui, par leur répétition, peuvent nuire à l'acte de la génération.

ÉMISSIONS OU POLLUTIONS NOCTURNES. RÊVES HUMIDES. — Au lieu de se faire seulement dans le coït, l'émission peut avoir lieu la nuit sans cause extérieure déterminante. Souvent le médecin est consulté par des personnes fort effrayées par les symptômes qu'elles éprouvent : « Quoique vivant, disent-elles, dans un état de chasteté sévère, des rêves tourmentent leur sommeil, troublant leurs sens par des images érotiques; de violentes érections se produisent alors, et des pollutions alarmantes marquent la fin de la crise. » Ces émissions, lorsqu'elles n'arrivent que de loin en loin, tous les douze ou quinze jours par exemple, jouent un rôle analogue à celui de la soupape de sûreté, elles diminuent la tension de l'organisme, et sont ainsi salutaires aux personnes qui, vivant bien et chastement, ne prennent pas d'exercice. Cependant elles sont toujours un inconvénient et un désordre, il vaudrait mieux que les adultes en fussent exempts. Je suis, du reste, convaincu que les personnes qui n'occupent pas leur imagination d'idées sexuelles et qui se livrent à une salutaire gymnastique ne souffrent pas de pertes nocturnes; ou du moins elles ne sont qu'accidentelles et sans suites fâcheuses. Ce n'est, en effet, que lorsqu'elles se renouvellent trop fréquemment et qu'elles laissent des symptômes de prostration, ou d'autres suites plus désastreuses, qu'elles exigent l'attention du médecin.

« Puisque nous traitons de ces phénomènes, il serait bon d'étudier le rôle de la volonté dans l'émission de la semence, et de résumer ce que l'on connaît sur ce sujet encore si obscur et si inexploré des rêves.

« L'émission de la semence, dit Kirkes, est un acte réflexe, déterminé par la moelle épinière. L'irritation du gland, transmise à la moelle épinière, puis réfléchie, excite les contractions successives et coordonnées des fibres musculaires des conduits afférents, des vésicules séminales, des muscles bulbo-caverneux et d'autres muscles de l'urèthre; alors une expulsion forcée de la semence arrive, et l'esprit a peu ou point de contrôle sur cette expulsion ; dans la paraplégie, il peut même ne pas en avoir conscience. » (Kirkes, p. 411.)

« Maintenant, remarque encore le même auteur, quoique les mouvements réflexes venant de la moelle épinière puissent être parfaitement accomplis sans l'intervention de la volonté, sans même qu'elle en ait conscience, cependant ils peuvent être contrôlés par elle, et en cela nous voyons une admirable disposition prise pour le bien-être du corps. Ainsi, par exemple, les mouvements respiratoires peuvent s'accomplir pendant que l'esprit est entièrement occupé d'autres choses, ou bien pendant le sommeil. Cependant, dans d'autres circonstances, la volonté peut diriger, modifier, augmenter ou ralentir ces mouvements, suivant les besoins du discours, de l'effort à accomplir, etc., les adapter, en un mot, aux différentes circonstances dans lesquelles agit l'individu. Ainsi ces divers mouvements réfléchis s'accomplissent parfaitement sans que l'esprit s'en aperçoive et ait besoin de les diriger, mais ils peuvent aussi être employés à d'autres actes extraordinaires lorsque l'esprit le veut, et la volonté acquiert ainsi un certain pouvoir sur eux. » (*Ibid.*, p. 410, 4e édit.)

« L'émission de la semence est un acte réflexe, c'est-à-dire qu'il doit être précédé d'un stimulant. Il est indépendant de la volonté, quelquefois même on n'en a pas conscience, il est dû au mouvement combiné de plusieurs muscles. L'acte s'accomplit parfaitement sans qu'il soit besoin que l'expérience ou quelques conseils viennent apprendre ce qu'il faut faire. L'insuccès ou l'imperfection de l'acte doit être attribué à quelque maladie de la moelle épinière ou de la partie inférieure.» (Kirkes, p. 411.)

Voici ce que dit Carpenter au sujet des songes : « Nous avons jusqu'ici parlé du sommeil dans sa forme la plus profonde et la plus complète, c'est-à-dire dans l'état où l'on n'a nullement conscience de son existence. Mais avec l'absence de conscience des choses extérieures il peut y avoir un état d'activité mentale plus ou moins grand et dont plus tard, lorsque nous sommes éveillés, nous nous rappelons plus ou moins bien. Le fait caractéristique de l'état du rêve, c'est que la volonté n'exerce plus le moindre contrôle sur le courant des idées, elles s'écoulent du cerveau, pour ainsi dire, automatiquement ; quelquefois dans un ordre logique et une certaine cohérence, mais le plus souvent d'une manière bizarre, étrange et incongrue. Lorsque l'esprit, fortement frappé, reste dans le sommeil préoccupé des mêmes sujets qui l'occupaient avant de s'endormir, le travail de la pensée peut suivre un développement logique, et il peut même arriver que, n'étant plus troublé par les distractions venant du monde extérieur, la suite des raisonnements soit poussée avec plus de vigueur et de sagacité, et que l'imagination revête les idées de formes nouvelles plus belles et plus harmonieuses. Mais le plus généralement il n'y a pas la moindre cohérence entre les idées qui se présentent pendant le sommeil, et nous ne savons nullement comment expliquer ce manque de suite dans les combinaisons mentales qui se forment alors... Quelques auteurs ont prétendu que tous nos songes arrivaient dans le passage si court de la veille au sommeil. Mais comment concilier une telle idée avec la possibilité de suivre, d'après les changements successifs qui s'observent dans la physionomie d'un dormeur, le développement et les phases d'un songe? Toutefois les rêves que l'on se rappelle le mieux sont ceux qui se présentent à l'esprit pendant ce moment transitoire si vite écoulé de l'état de veille à celui de sommeil. Ceux qui se rapprochent de l'état de somnambulisme reviennent plus difficilement à la mémoire. Il y a une phase du rêve qui mérite une attention particulière, c'est précisément celle qui marque une gradation entre la veille et le sommeil; à ce moment le songeur sait très-bien qu'il songe et connaît le mensonge des images qui se présentent à son esprit; il peut même faire un effort heureux pour prolonger ses songes, si les images qu'ils lui offrent sont agréables, ou pour les dissiper si elles sont désagréables. Il montre par là, jusqu'à un certain point, la possession d'une force de volonté qui n'existe jamais dans le vrai songe. » (*Physiologie humaine*, pag. 642.)

« L'idée et les songes qui remplissent notre sommeil peuvent avoir leur origine dans un état particulier des organes; l'indigestion, par exemple, est une cause très-commune de cauchemar; un état d'irritabilité de l'appareil génital donne des rêves érotiques. » (Carpenter, *in Todd's Cyclop.*, p. 689.)

La volonté peut, suivant moi, exercer son contrôle sur les rêves lascifs, et modifier leur cours, pourvu, toutefois, que l'orgasme n'ait pas commencé. Elle n'a plus alors grand pouvoir, je le sais, sur les spasmes musculaires des vésicules séminales et sur les efforts éjaculatoires;

elle serait tout à fait impuissante à arrêter complétement l'éjaculation; elle peut cependant encore la précipiter ou la ralentir. On voit très-bien que l'acte émissif lui-même ne dépend pas de la volonté, et n'est pas sujet à son contrôle, par ce fait singulier qu'après leur pendaison les criminels ont souvent une émission, par suite sans doute du choc violent qu'a reçu la moelle épinière.

C'est une erreur, ai-je dit, de supposer que la volonté n'ait pas quelque pouvoir, même dans ces cas, je prétends qu'elle peut tout *si* on l'exerce.

A l'état de veille, tout homme qui n'a ni énervé ni avili sa volonté peut garder la chasteté de ses pensées. S'il pèche, c'est qu'il le veut bien. Il peut en être presque de même dans le sommeil; des rêves innocents et purs le rempliront seuls, s'il fait tout ce qu'il faut pour cela, et c'est son devoir et son véritable intérêt d'essayer de le faire.

Il y a une croyance populaire qui prétend qu'il est dangereux d'essayer d'arrêter l'émission; il y a du vrai et du faux dans cette assertion comme dans la plupart des axiomes populaires. Il est dangereux d'empêcher *mécaniquement* l'éjaculation, soit par une pression sur le périnée, soit, comme je l'ai vu, par le moyen d'une corde serrée autour de la verge. Dans ce cas, la semence est forcée de se rendre dans la vessie; mais on ne l'empêche pas de sortir des vésicules séminales.

Il est dangereux pour un homme de s'exciter lui-même ou d'être excité fréquemment, et à l'instant critique de réprimer l'émission. Mais le danger est dans la surexcitation nerveuse et non pas dans l'essai qu'on fait pour empêcher le mouvement éjaculatoire qui va se produire. Il n'est pas dangereux de dresser sa volonté à empêcher les émissions de se présenter, ou, si, en dépit de notre volonté, l'éjaculation commence, d'abréger sa durée, ce que, plus ou moins, tout le monde peut faire.

Des malades prétendent qu'ils ne peuvent exercer aucun contrôle sur leurs songes; c'est une erreur. Ceux qui ont étudié les rapports qui existent entre les pensées qui occupent l'esprit de l'homme pendant la veille et celles qu'il a dans ses rêves, savent bien que ces deux ordres d'idées sont étroitement liés. La nature de ces pensées est la même à l'état de veille et à l'état de sommeil. Il n'est pas étonnant qu'un homme qui a repu son imagination, durant le jour, de sujets libidineux, ait la nuit des rêves lascifs. L'un est la conséquence de l'autre, et la pollution, en particulier, doit suivre d'autant plus naturellement, que les rêves qu'on aura faits tout éveillé, pendant le jour, ont produit une irritabilité plus grande dans les organes de la génération. Une volonté que nous n'aurons pas exercée, à l'état de veille, à réprimer les désirs sexuels, ne nous gardera pas, pendant le sommeil, de l'écho des impressions de nos veilles, et notre pensée, alors sans retenue, ira même plus loin que nous n'aurions osé la laisser aller pendant le jour.

Tissot, qui écrivait il y a plus de soixante-dix ans, disait : « Quand nous sommes occupés d'idées ayant rapport aux plaisirs de l'amour, que nous nous adonnons à des rêves lascifs, les objets que le cerveau se représente produisent sur les organes de la génération les mêmes effets qui se produiraient si nous étions à l'état de veille et que les objets fussent réels. C'est pour cela que l'acte éjaculatoire est produit physiquement au lieu de l'être seulement en imagination. » (*Onanisme*, p. 222.)

Le pronostic, dans un cas ordinaire, est très-favorable lorsque le malade veut bien franchement unir ses efforts à ceux du médecin. Même quand les émissions nocturnes sont d'une fréquence alarmante, qu'elles arrivent chaque nuit, et parfois plus d'une fois dans une même nuit, et qu'elles mettent le malade dans un état de prostration complète, il suffit, pour les faire disparaître, d'un traitement local, pourvu qu'on ne les ait pas négligées pendant longtemps. Plus tard, lorsque les émissions sont passées, pour ainsi dire, à l'état chronique, le pronostic n'est plus aussi favorable.

La disposition qu'éprouve notre organisation à répéter le même acte et à le prendre en habitude est vraiment curieuse. On le voit par les enfants qui ne retiennent pas au lit leur urine. Une autre preuve, c'est l'habitude qu'ont quelques personnes d'aller à la selle à une heure particulière. On choisit et on fixe le moment où les intestins doivent agir, et les intestins obéissent avec ponctualité. Il en est ainsi des pollutions ; si elles ont lieu une nuit, il est probable qu'elles se renouvelleront la nuit suivante, et puis l'autre. Le secret du succès, c'est de rompre l'habitude, et pour cela, le plus tôt sera le mieux, avant que l'habitude ne s'enracine dans l'organisme.

Une seule émission nocturne fatigue plus une constitution affaiblie que le coït plusieurs fois ne fatigue une personne en bonne santé. Ce fait est trop connu pour qu'il soit à peine besoin de le rappeler au lecteur! On sait encore que les songes érotiques, dans lesquels l'éjaculation est accompagnée de sensations agréables et voluptueuses, abattent bien moins que ceux où l'image du coït ne détermine pas l'émission. Le fait est indubitable, quelque explication qu'on en donne. Mais on ne doit pas plus s'en étonner que de voir des personnes surmonter les plus grandes fatigues et accomplir les plus hautes prouesses, lorsqu'elles voient le succès au bout et qu'une ferme confiance les soutient. Nous pouvons dire que de pareils résultats sont dus à l'influence nerveuse, d'autres diraient à leur courage. C'est-à-dire que ces personnes sont douées d'une bonne constitution; que la réaction s'opère vite et bien chez elles, ramenant tout à l'état normal. Sans aucun doute, le cerveau a une grande influence sur les résultats que nous venons de décrire, aussi bien que pour aider à supporter la perte de la semence que certaines organisations ont la faculté de renouveler plus facilement que d'autres.

TRAITEMENT. — Chez des jeunes gens vigoureux et robustes, le médecin fera bien de ne pas traiter comme une maladie des émissions arrivant une ou deux fois par semaine. Dans ce cas, il suffit de conseiller au malade d'éviter les soupers, de s'abstenir de thé, de café, de tabac, et de se coucher sur des sommiers au lieu de se servir de lits de plume.

Je recommande à mes malades de ne boire aucun liquide après dîner, quand leur repas a lieu à six ou sept heures. Cette précaution et l'évacuation régulière de la vessie au moment de se mettre au lit aideront singulièrement le traitement. Un peu de thé bien faible suffira pour éteindre toute soif ardente, mais il ne faudra en prendre qu'avec beaucoup de discrétion.

On doit en outre donner au malade l'excellent conseil de prendre l'habitude de se lever de bonne heure, de sauter du lit et de vider immédiatement la vessie. C'est le matin, lorsque la vessie est chargée, que les érections ont lieu. En se mettant au lit de bonne heure et se levant vers cinq ou six heures, un malade évite ainsi les pollutions. Je crois que la précaution de bien vider la vessie en se couchant est la chose la plus importante, et je suis sûr que, dans les cas simples, elle sera ordinairement suivie d'un bon résultat. Parfois un lavement d'eau froide, pris au moment du coucher, a réussi là où d'autres moyens n'avaient rien produit. On dit que dormir entre des couvertures de laine empêche les émissions; je n'ai jamais fait l'expérience de ce remède. En se ceignant les reins d'une serviette de telle sorte qu'il y ait un nœud dur placé le long de l'épine dorsale, le malade ne pourra rester couché sur le dos et évitera ainsi la position dans laquelle les pollutions sont le plus faciles. Il est en effet certain que celui qui fait attention à tous les symptômes de son mal verra qu'il se trouve généralement couché sur son dos lorsque l'émission a lieu; mais elle peut également se produire quand il est couché sur le côté, comme le montre le cas suivant : un de mes malades les plus intelligents remarque qu'en s'éveillant tout d'un coup au moment de l'émission, il se trouve sur le côté gauche; ses jambes repliées se pressent contre l'abdomen et son pénis est placé entre ses genoux et son ventre. M. Trousseau, dans la *Gazette des Hôpitaux* du 15 mai 1856, recommande l'emploi d'un appareil qui comprime les vésicules séminales et empêche ainsi mécaniquement l'émission de la semence. J'ai essayé de l'appliquer en une ou deux circonstances, mais j'ai été obligé d'y renoncer, car j'ai trouvé qu'il déterminait une irritation considérable, et que, dans quelques circonstances, il faisait tout simplement passer la semence dans la vessie, d'où elle sortait avec l'urine.

Lorsque les émissions séminales se répètent avec une opiniâtreté qui donne à la maladie une grande gravité, il est surtout essentiel de veiller avec l'attention la plus stricte sur ses pensées et sur ses actions pendant le jour. J'ai rencontré des malades — et parmi les plus intelligents — qui avaient la plus grande peine à surmonter la disposition qu'avait leur cerveau à évoquer sans cesse de lascives images. Ces personnes ont généralement peu de force de caractère; elles désirent suivre les conseils du médecin, mais elles n'ont ni l'énergie nécessaire pour les mettre en pratique, ni le courage d'employer les moyens indiqués pour obtenir la cure. Et malheureusement ces émissions si fréquentes, réagissant sur leur système nerveux, les rendent encore plus faibles et de plus en plus incapables d'exercer sur elles-mêmes un contrôle convenable. C'est dans ces cas qu'il est fort difficile au médecin de guérir ou plutôt de tirer d'affaire le malade. C'est vraiment alors la lutte de l'esprit contre la chair : l'esprit veut bien, mais la chair est faible.

Beaucoup trop de malades croient que leurs souffrances doivent céder à une certaine dose de médecine; l'idée d'employer pour se guérir autre chose que des drogues leur paraît fausse et leur répugne. Que peut l'habileté du médecin pour de telles personnes, quel espoir de guérison peut-on avoir? La cautérisation peut, il est vrai, faire disparaître l'irritation de l'urèthre, et dans le cas où les émissions proviennent de cette cause locale, il y a lieu d'espérer que la réaction sur le cerveau cessera, mais cette opération seule ne serait pas suffisante; pour qu'elle produise un bien réel, il faut que l'effort moral du malade aide le médecin. Une vigilance constante de l'esprit est nécessaire; si elle se ralentit, fatalement les rechutes arrivent. Dans les cas graves, on ne doit pas perdre de vue une remarque très-juste de Tissot, au sujet d'une recommandation que j'ai déjà faite : Un homme, dit ce savant spécialiste, disposé aux pollutions, ne doit pas se permettre un second sommeil; il doit au contraire se lever de bon matin, et cela ne lui sera pas difficile s'il se couche à une heure raisonnable. Il n'est pas douteux, en effet, que les émissions arrivent plus fréquemment, pendant le second sommeil, et alors, après s'être réveillé une première fois parfaitement reposé, on peut, si on se rendort, s'éveiller complétement accablé. Le lever matinal peut donc beaucoup plus facilement guérir un malade que n'importe quelle médecine. Il pourra d'abord lui paraître fort désagréable de se lever si matin, mais bientôt cette habitude lui deviendra aussi naturelle que les autres, et le malade se sentira aussi disposé à quitter le lit qu'il avait naguère de la répugnance à se lever de si bonne heure. Sans doute beaucoup vous diront qu'ils se sentent si fatigués le

matin, qu'ils ne peuvent se résoudre à abandonner le lit.
S'il leur faut plus de sommeil, dites-leur de le prendre
dans le jour. Mais il est plus que probable que ce besoin
de dormir, cette fatigue, proviennent de quelque mouvement spasmodique, de quelque excitation nerveuse,
survenus dans un second sommeil.

Dans les cas les plus rebelles de pertes séminales, je
serai disposé, au moins avec les gens doués d'une certe-
taine force de caractère, de suivre la marche recommandée par Tissot (en 1790). « Puisque ce qu'on désire
surtout, observe cet auteur, c'est de rompre l'habitude,
il est bon d'attaquer de suite le mal dans sa racine. » Et
il trace pour cela le plan suivant, j'ai moi-même rencontré un cas où j'ai pu l'appliquer avec le plus grand
succès :

« Un gentilhomme italien, dit Tissot, d'une haute position dans le monde et d'un beau caractère, vint me
consulter pour une maladie d'une espèce tout à fait différente de celle qui nous occupe, et, afin de me faire
bien connaître tous les faits qui pouvaient avoir quelque
rapport avec son état actuel, il me raconta son histoire.
Cinq années auparavant, il avait souffert de fréquentes
pertes de semence qui l'avaient complétement affaibli.
Il prit alors cette ferme résolution :— toutes les fois que
l'image d'une femme ou des pensées lascives se présenteront à mon esprit, je veux me réveiller,— et, pour être
sûr d'y réussir, il réfléchissait longtemps à sa résolution
avant de s'endormir. Ce remède, appliqué par une volonté forte, eut les plus heureux résultats. Le souvenir
de ce qui avait été un danger et la détermination prise

de se réveiller se trouvant étroitement liés, et le soir même profondément gravés ensemble dans son esprit, ne se séparaient pas pendant le sommeil; il se réveillait en temps opportun. Cette précaution, renouvelée pendant plusieurs jours de suite, guérit radicalement le malade. »

Ce plan est fondé sur des observations physiologiques certaines, et je suis convaincu qu'il doit réussir dans un très-grand nombre de cas. Cependant, pour le mettre en exécution, il faut une grande fermeté de caractère, beaucoup de résolution; ce moyen ne pourra réussir qu'à ceux qui ont l'habitude d'exercer sur eux-mêmes le pouvoir de leur volonté.

Pollutions ou émissions diurnes. — Nous comprenons sous la dénomination de pollutions ou émissions diurnes toute émission volontaire ou involontaire de semence pendant l'état de la veille. L'émission n'est pas nécessairement précédée par l'érection ou accompagnée de plaisir.

De graves critiques ont été faites des opinions de Lallemand et de ses adhérents à ce sujet. Ils ont confondu, il est vrai, les émissions de semence avec des décharges dans lesquelles ne se trouvait aucune espèce de semence, mais ces erreurs provenaient de l'état général des connaissances à l'époque où ils écrivaient. Aujourd'hui, des symptômes que l'on considérait alors comme très-graves sont regardés comme de peu d'importance; mais, en faisant la part de toutes ces erreurs, le fait essentiel demeure établi : les émissions diurnes constituent un désordre assez commun des organes de la reproduction, elles peuvent entraîner les plus désastreuses conséquences, et, dès leur apparition et dans les cas les plus ordinaires, elles doivent être regardées comme la marque certaine d'une constitution grandement ébranlée. Ceci s'applique à toutes les décharges diurnes qui amènent de la semence et non pas d'une manière aussi absolue aux décharges provenant simplement de l'urèthre.

Chez les personnes d'une parfaite santé qui gardent une stricte continence, qui vivent sainement et convenablement, on n'observe aucune sécrétion de l'urèthre. Quand on remarque une sécrétion de ce genre venant du méat, l'excitation provient immédiatement d'une des trois causes suivantes : *excitation sexuelle, défécation, micturition*.

Émission provenant de l'excitation sexuelle. — Dans un sens, toutes les émissions de cette espèce prennent naissance dans l'excitation sexuelle, car dans aucun cas, ni par l'observation ordinaire, ni par le microscope, on ne peut découvrir la moindre quantité de fluide d'aucune espèce provenant de l'urèthre, à quelque moment qu'on s'y prenne, si ce n'est lorsque le sujet qu'on observe est sous le coup d'une excitation sexuelle ou autre. Il ne peut y avoir, par conséquent, en pleine santé, aucune perte de semence provenant du système génito-urinaire. Toutefois, sous l'impression d'un violent désir, un liquide tenace et transparent suinte fréquemment le long du canal. Les personnes nerveuses s'affectent facilement et font grande attention à ce suintement ; elles vont rapporter au médecin une foule de circonstances particulières qu'elles ont cru observer, et décrivent fort minutieusement la nature de la perte.

Bien loin d'être extraordinaire et anormale, il serait surprenant que cette perte n'eût pas lieu sous l'influence d'une excitation sexuelle; elle est alors naturelle. Elle est plutôt une preuve de la puissance de celui qui l'éprouve.

Si toutefois, sous une excitation très-légère, — le frottement du pantalon, etc., — une large émission a lieu, et qu'elle soit suffisante, par exemple, pour remplir une cuiller à café de fluide, et si au lieu d'arriver une fois par hasard, elle se répète fréquemment dans le jour, ou bien si elle arrive sans être précédée d'érection, on peut alors supposer que la semence, qu'elle provienne de la prostate ou de l'urèthre, ce que fait reconnaître l'examen microscopique, s'écoule d'une manière anormale, et le cas demande l'intervention du médecin.

PERTES PENDANT LA DÉFÉCATION. — Lorsqu'il n'y a pas de constipation, la défécation n'entraîne ordinairement pas l'écoulement de la moindre sécrétion par le canal de l'urèthre. Mais chez quelques individus des selles laborieuses amènent, du moins quand il y a de violents efforts, l'émission d'une certaine quantité de fluide par le méat urinaire en même temps que s'opère l'évacuation des intestins. Cela ne doit pas être considéré comme un symptôme anormal; les matières durcies, pressent la glande prostate et les vésicules séminales, en expriment mécaniquement les fluides qu'elles sécrètent, les poussent dans le canal de l'urèthre, et leur écoulement s'opère par le méat. Aussitôt que la constipation disparaît, ce suintement purement accidentel cesse. Le remède à appliquer est donc fort simple; mais, comme dans le cas précédent, la trop grande quantité du liquide ainsi perdu annonce un état anormal, et si chaque défécation est accompagnée d'un écoulement séminal considérable, il faut encore avoir recours au médecin.

Émissions pendant la micturition. — Chez l'individu sain, qui n'a jamais été sujet à l'excitation sexuelle, l'urine doit passer claire jusqu'à la fin ; la dernière goutte doit être aussi transparente que la première. Lorsqu'il y a eu excitation des organes sexuels, les premières gouttes d'urine et les dernières peuvent être troubles, épaisses, visqueuses, et si on les examinait au microscope on y trouverait des sécrétions séminales, des spermatozoaires mêlés au liquide vésical. Une perte si réelle ne peut pas être traitée comme une pollution diurne. Mais lorsque le moindre effort pour uriner cause invariablement l'émission d'une certaine quantité de fluide après l'expulsion des dernières gouttes d'urine, que le microscope montre des spermatozoaires au milieu de ce liquide et que la santé générale semble souffrir de cette dépense constante, on doit encore demander l'avis du médecin.

Diagnostic. — De graves erreurs ont été commises dans le diagnostic de ces sécrétions. On a souvent pris un mucus provenant de la vessie, ou les phosphates qui chez les sujets nerveux s'écoulent en affectant une apparence laiteuse ou de crème pour une émission séminale, et cela à la grande terreur et au grand préjudice du malade. Ces dépôts de phosphates se présentent, avec une abondance surprenante, dans les temps humides, à un moment déterminé de la journée, généralement après déjeuner ; ils trompent le médecin lui-même et sont pris pour de la semence. On m'envoie souvent de la province des individus qui souffrent, me dit-on, de pollutions diurnes, et un examen plus attentif me fait bientôt reconnaître que ce sont des phosphates et non la semence qui donnent à l'urine de ces malades un aspect particulier. Il n'est pas étonnant que ces sécrétions blanchâtres alarment le malade ; l'hypochondre croit pleinement qu'il perd sa semence, et, chose curieuse, la fatigue générale qui accompagne l'expulsion de ces dépôts a une grande ressemblance avec l'abattement qui suit une perte séminale. Un simple examen au microscope ou l'analyse chimique suffisent pour éclairer toute difficulté en faisant reconnaître la nature de la sécrétion.

M. Donné, qui a spécialement étudié la semence au microscope, dit : « Au moment où la semence est éjaculée, les zoospermes s'agitent en tous sens si rapidement que l'œil a de la peine à suivre séparément chaque animalcule. Ils frétillent dans le fluide comme autant d'anguilles, s'élancent dans toutes les directions, surmontent tous les obstacles, remontent à l'aide de leur queue tous les courants qui se forment dans le liquide, évitent les obstructions et montrent qu'ils possèdent dans toute son étendue le pouvoir de locomotion. Petit à petit cependant la rapidité et l'énergie de leurs mouvements diminuent. Cela dépend de deux causes : la première, de la diminution de vitalité des spermatozoaires eux-mêmes ; la seconde, de la condensation du liquide dans lequel ils existent et qui s'évapore. Leur marche devient plus difficile ; bientôt ils ne font plus qu'osciller ; il semblerait que leurs queues sont fixées dans le liquide visqueux. Ils cessent de remuer et meurent aussitôt. J'ai pourtant vu des spermatozoaires se mouvoir pendant plusieurs heures, pourvu qu'on mette le liquide qui les contient à l'abri du froid et qu'on empêche toute évaporation. » (*Cours de Microscopie.*)

De tels caractères sont tout à fait suffisants pour distinguer, à l'aide du microscope, la semence de n'importe quel autre fluide. Mais je ne connais pas de moyen qui, à l'œil nu, puisse faire distinguer entre elles les différentes sécrétions venant de l'urèthre. Même quand elle est dissoute dans l'urine, la semence ne présente pas d'apparence particulière, et nous ne pouvons la distinguer du mucus qui est souvent suspendu dans l'urine en forme de nuage, embarrassant quelquefois les cellules épithéliennes, et, dans d'autres moments, la semence elle-même.

Pronóstic. — « Les pollutions diurnes, dit Lallemand (toutes choses étant d'ailleurs égales), sont beaucoup plus graves, plus difficiles à guérir que les pollutions nocturnes, et même les pertes séminales qui accompagnent la simple émission des urines sont plus accablantes et plus opiniâtres que celles qui arrivent pendant les efforts de la défécation. En un mot, l'expérience prouve que la gravité des pertes séminales est proportionnée à la facilité avec laquelle elles ont lieu; ce raisonnement eût suffi pour faire prévoir ce résultat. » (Vol. I, p. 627.)

« Dans les cas où les organes de la génération sont sains, la constitution intacte; il n'y a de pertes que celles qui sont provoquées par la volonté : l'intégrité des digestions permet une prompte réparation. Mais dès que l'irritation s'est emparée des organes spermatiques, une abondante quantité de sperme échappe tous les jours, et plusieurs fois par jour, sans que le malade s'en doute; les digestions se dérangent: les érections diminuent ainsi que les sensations voluptueuses. » (P. 472.)

TRAITEMENT. — Le même traitement que nous avons prescrit pour les pollutions nocturnes, ou un traitement analogue, doit être suivi quand la maladie consiste en de simples émissions diurnes. Le mal cédera, dans ce cas, à l'influence de la volonté et au traitement médical. Quand la maladie prend le caractère de la spermatorrhée, on devra suivre le traitement que nous indiquerons en traitant spécialement de cette affection.

§ 5. Du fluide séminal émis.

Nous arrivons maintenant au troisième des sujets que nous avons spécifiés plus haut, c'est-à-dire à la semence elle-même. Suivant notre méthode, nous traiterons d'abord des fonctions normales et des qualités de la semence.

COMPOSITION DE LA SEMENCE. — « La semence pure, dit Carpenter, est un fluide laiteux, ayant la consistance d'une mucosité; la réaction en est neutre ou légèrement alcaline. Les spermatozoaires imparfaitement développés sont composés d'une substance albumineuse dont la proportion diminue à mesure qu'ils arrivent à maturité. De telle sorte que le sperme, à parfaite maturité, ne contient plus d'albumine. La principale substance qui se trouve dans les spermatozoaires parvenus à terme est la même que celle qui compose l'épithélium et généralement tous les tissus gélatineux ou cornés, c'est-à-dire le bioxyde de protéine de Mülder. Ces spermatozoaires contiennent en outre environ quatre pour cent de matière butyreuse, une certaine quantité de phosphore inoxydé (probablement combiné avec la substance grasse, comme il l'est dans les gras phosphorés des corpuscules du sang et de la matière nerveuse), et environ cinq pour cent de phosphate de chaux. Une légère solution de mucus délaye la sécrétion; en outre, la substance animale contient du chlorure de sodium et de petites quantités de sulfate et de phosphate alcalins. L'odeur caractéristique de la semence n'appartient pas au fluide spermatique proprement dit, elle vient sans doute de l'une des sécrétions qui composent la semence. »

« Le mode d'évolution des spermatozoaires montre clairement que ces corps sont de vrais produits de l'action créatrice des organes génitaux dans lesquels on les trouve, et qui ne peuvent être classés dans la même catégorie que les animalcules. Ils se développent dans l'intérieur des cellules ou vésicules d'évolution, qu'on peut voir dans les fluides séminaux à différents degrés de grandeur, correspondant aux différentes périodes de la production; on les a désignés sous le nom de granules séminaux. »

« Ces granules séminaux paraissent avoir été formés eux-mêmes dans l'intérieur des cellules, qu'il faut regarder comme les cellules épithéliales des tubules séminifères, constituant comme les cellules analogues des autres glandes les éléments essentiels de l'appareil spermatique. On ne trouve quelquefois qu'une seule vésicule d'évolution dans une cellule, mais le plus souvent elles en contiennent de trois à sept. »

« Quand la vésicule est à complète maturité, elle crève et donne naissance au spermatozoaire qu'elle contient. Les spermatozoaires ne sont pas entièrement libres dans les tubules séminifères, quoiqu'ils aient atteint alors un assez grand développement, pour que l'addition d'un peu de liquide les rende complétement libres en occasionnant la rupture de leurs enveloppes. Dans les testicules et les canaux spermatiques, ils sont ordinairement liés en faisceaux dans les cellules mères lorsque les vésicules d'évolution ont disparu. Ils sont d'ordinaire entièrement libres au moment où ils atteignent l'épidydime, quoique là encore on les trouve souvent réunis en faisceaux. On les rencontre parfois à des phases plus avancées de leur développement, même dans les canaux spermatiques. ». (*Physiologie humaine*, p. 791.)

Les spermatozoaires sont les éléments essentiels de la semence; on peut le prouver par les considérations les plus concluantes. Dans certains cas le liquide spermatique est complétement absent, de sorte qu'ils constituent le seul élément de la semence; ils ne manquent jamais dans la liqueur séminale des animaux capables de se reproduire; mais on ne les trouve pas chez les hybrides, qui sont presque ou entièrement stériles, et si parfois on constate leur présence, ils n'ont jamais atteint qu'un développement très-imparfait. Il est, de plus, certain que le contact absolu de spermatozoaires avec l'ovaire est nécessaire pour la fécondation. Cela ressort de ce fait, que si on enlève avec soin, par la filtration, les spermatozoaires que contient la liqueur séminale, elle est entièrement privée de sa vertu fécondante. On doit donc considérer la présence d'une sécrétion liquide comme purement accidentelle et accessoire dans la semence, qu'elle n'y joue qu'un rôle secondaire, soit dans le développement, soit dans le transport des spermatozoaires. Voici ce que dit Müller sur ce sujet : « Non-seulement les spermatozoaires ne se trouvent pas dans la semence de plusieurs animaux, et particulièrement dans celle des oiseaux — excepté dans la saison où ils s'accouplent, — mais leur développement est imparfait chez les animaux hybrides, qui sont généralement incapables de reproduire leur espèce, ou tout au plus peuvent s'accoupler avec des individus d'une des races pures qui les ont créés, et produisent des formes qui retournent au type primitif. Hebenstreet, Bonnet, Gleichen ni personne n'ont pu parvenir à découvrir des spermatozoaires dans la semence du mulet. » (Vol. II, p. 1478.)

Sécrétion de la semence. — « Le développement des spermatozoaires, dit Carpenter dans sa *Physiologie comparée* (page 533), est, dans la plupart des cas, périodique. L'homme, et la plupart des races domestiques, sont les seuls animaux qui soient constamment aptes à la reproduction. L'appareil spermatique, qui reste pendant de longues périodes dans un état d'atrophie dans les espèces soumises à une saison amoureuse, prend, quand arrive cette époque particulière, un développement considérable, et son produit se forme alors avec une grande abondance. »

La sécrétion de la semence se fait fort lentement chez les hommes continents, si lentement que je crois que dans bien des cas il n'en existe pas en réserve chez les adultes, en bonne santé, qui vivent sans se préoccuper des choses sexuelles et qui prennent beaucoup d'exercice. La même chose peut être dite des animaux auxquels on ne permet pas l'accouplement.

QUALITÉ DE LA SEMENCE. — La semence, au commencement de sa sécrétion, est loin, nous l'avons dit, d'être ce fluide parfaitement élaboré qui remplit les vésicules séminales. Il faut qu'elle passe quelque temps dans ces réservoirs pour que les spermatozoaires se développent en nombre suffisant et acquièrent toute leur vigueur. Aussitôt après la première sécrétion, la semence ne renferme aucun de ces animalcules, mais seulement des granules et des corpuscules séminaux de forme ronde, et qui ressemblent à de gros noyaux renfermés dans les cellules qui les produisent. Dans chacun de ces corpuscules ou noyaux se développe un embryon séminal, par un procédé à peu près semblable chez tous les animaux. Chaque corpuscule ou noyau est rempli de matière granulaire; dans celle-ci éclôt et se développe petit à petit un spermatozoaire, qui, d'abord semblable à un fil et enroulé sur lui-même, est en contact avec la surface intérieure de la paroi du corpuscule. (Kirkes, p. 630.)

Examiné au microscope, le fluide séminal de divers individus présente des spermatozoaires nombreux et dans des états bien différents. Ces agents reproducteurs — qu'on pourrait appeler presque les dispensateurs de la vie — ne sont pas chez les uns arrivés à leur entier développement et demeurent toujours loin de leur maturité, tandis que chez d'autres quelques moments suffisent pour qu'ils atteignent leur parfaite croissance.

La semence est-elle sécrétée au moment de l'excitation des organes, ou s'accumule-t-elle dans des réservoirs attendant les besoins de la reproduction? C'est là une question encore douteuse; il me semble cependant, d'après quelques observations, que le sperme s'amasse et s'élabore dans les vésicules séminales. Il est à peu près certain que les testicules ne sécrètent pas continuellement, mais qu'ils se reposent lorsque rien ne les stimule; et cela paraît d'autant plus probable que les canaux spermatiques sont presque toujours vides chez les individus qui ont longtemps vécu loin de la société des femmes. Mais lorsqu'une cause quelconque a occasionné cette sécrétion, les canaux spermatiques conduisent la semence des testicules dans les vésicules séminales, où elle se mêle au liquide que produisent ces organes. Dès cet instant elle est propre à son usage, et peut être employée à n'importe quel moment. J'attribue à cette sécrétion préalable de la semence, à son accumulation, la facilité avec laquelle la moindre excitation mentale ou physique détermine son émission. Si la semence n'était pas prête et amassée à l'avance, il faudrait beaucoup plus d'excitation qu'il n'en faut pour amener une émission nocturne, d'énergiques stimulants seraient nécessaires pour déterminer l'éjaculation. Chez beaucoup d'animaux cet amas de semence n'a pas, et ne peut avoir lieu, puisqu'ils ne possèdent pas de vésicules séminales. Mais, dans ces cas-là, presque toujours la nature a trouvé d'autres moyens d'arriver aux mêmes fins et de permettre l'élaboration parfaite de la semence, la dilatation des canaux spermatiques, par exemple. Ainsi, « chez le cheval, cette partie du conduit est extrêmement grossie par le grand nombre de cellules glandulaires qui arrivent dans ses parois. On observe la même chose chez le taureau. Lorsque chez l'éléphant la sécrétion arrive à ce point, chaque conduit spermatique se transforme en une cavité de dimensions considérables, qui peut facilement accomplir et qui accomplit en effet les fonctions des vésicules séminales. » (Pittart, *de l'Anatomie et de la Physiologie*, vol. IV, p. 1431.)

Mais la grande différence qui existe entre l'homme et les animaux, c'est que le premier n'a pas de saison de rut. Il peut, n'importe à quel moment, faire appel à la semence; les vésicules séminales approvisionnent ses besoins. L'animal, au contraire, possède la puissance sexuelle pendant un très-court espace de temps; il produit alors, il est vrai, d'énormes quantités de semence, mais il la dépense tout aussi vite qu'il la sécrète.

Le grossissement périodique des testicules et les autres changements observés au moment du rut répondent à ces exigences. L'appareil spermatique satisfait d'une manière merveilleuse aux plus subites demandes. Nous voyons de même combien la nature remplace vite, lorsqu'elle en est sollicitée, les os ou les cornes. Cependant, on le sait, les os croissent très-lentement dans les circonstances ordinaires, et souvent on souhaite longtemps qu'un cal se forme autour d'une fracture avant que la quantité si petite de sédiment nécessaire y soit dé-

posée. Eh bien, telle est la prodigalité de la nature lorsqu'elle est, stimulée qu'en onze semaines les andouillers
d'un cerf peuvent être entièrement remplacés.

John Hunter a démontré, en injectant anatomiquement
des testicules d'animaux soumis au rut, comment le
mâle à l'état de santé peut sécréter en un très-court espace de temps une quantité presque illimitée de semence.
De plus, l'animal possède deux testicules; très-probablement l'un des deux seulement se décharge au moment donné, et une grande quantité de semence est gardée en réserve par l'autre ou se trouve emmagasinée
dans les canaux spermatiques.

La quantité de semence réellement émise par l'homme
dans chaque acte sexuel, s'élève généralement d'une à
deux cuillerées à thé, suivant la continence de l'individu. Bien entendu, tout le fluide émis ne se compose pas seulement de pure semence, lorsque l'émission quitte le méat, c'est un composé hétérogène que
Pittart décrit ainsi : « Quelque dilution, quelque addition semble nécessaire à la masse séminale pour rendre
efficace une injection du fluide éjaculé. On peut évaluer
à deux ou trois drachmes (environ de huit à onze grammes) la quantité de sperme émis par un homme. Il y a
donc une addition quelque part. Il est certain que la prostate contribue à cette addition, les petites glandes de
Cooper y aident, l'urèthre a donné sa goutte de mucus, une
plus grande quantité de mucosité se trouve encore dans
le vagin; et je crois aussi que les vésicules séminales ne
restent pas en arrière pour ajouter leur contribution si
facilement formée au fond général. Les spermatozoaires,

serrés et pressés en millions innombrables dans les canaux spermatiques, peuvent maintenant folâtrer à l'aise dans leur milieu naturel, et le nombre de ces animalcules contenus dans quelques gouttes de semence pure serait suffisant pour peupler abondamment plusieurs drachmes de liquide. » (Pittart, *Anat. et physiologie.*, *Encycl.*, Vésicules séminales.)

INFLUENCE DE LA SEMENCE SÉCRÉTÉE SUR L'ORGANISME, EN GÉNÉRAL. — C'est une opinion généralement reçue que la semence une fois sécrétée, peut rentrer dans la circulation et donner cette vivacité de sentiment, cette vigueur qui caractérisent le mâle. Cette opinion paraît prévaloir dans les pays catholiques, et semble jusqu'à un certain point, donner naissance au célibat des prêtres.

A l'article *Eunuques*, le *Dictionnaire des sciences médicales* établit qu'aucun castrat ne peut aujourd'hui être admis comme prêtre. (Page 448.)

« Car bien que les prêtres soient tenus à un eunuchisme moral, puisqu'ils doivent garder le célibat, il faut avoir le mérite de la résistance à l'aiguillon de la chair pour obtenir la palme de la récompense.

« On apporte encore d'autres considérations. Non-seulement on a voulu débarrasser des soins d'une famille le pasteur des âmes pour le charger tout entier d'un grand troupeau, mais on a eu de plus l'intention de donner au prêtre une grande énergie morale, résultat de la chasteté et du célibat pour mieux conduire les autres hommes. En effet, qui ne voit pas que le sperme résorbé dans l'économie sociale, quand il n'est pas évacué au dehors,

augmenté étonnamment les forces corporelles! Ce nouvel
ἐνόρμον, ce puissant stimulant vital anime, échauffe toute
l'économie, la met dans un état d'exaltation et d'orgasme, rend, en quelque sorte, plus capable de penser
et d'agir avec ascendant, avec supériorité, comme on
l'observe également parmi les animaux à l'époque du
rut. C'est ainsi que l'amour inspire la poésie et allume le
flambeau du génie. C'est par cette raison que les célibataires sont très-exposés aux maladies inflammatoires, à
la manie, à la frénésie, etc. (Aretæus, *dicit*, lib. II,
cap. v.) Cet état contribue tellement au courage et à la
vigueur, que les athlètes, les gladiateurs, étaient as-
treints chez les anciens, par cette cause, à la privation
des plaisirs de l'amour, et qu'on la conseillait de même
aux guerriers. Moïse défend aux Israélites en guerre d'approcher de leurs femmes.»

Je n'ai pas osé, dans la dernière édition de cet ouvrage,
m'aventurer à cause de l'état de la science sur ce sujet,
à me faire l'avocat de la doctrine de la réabsorption de la
semence par l'organisme. Il y a quelques faits qui sont
cependant impossibles à expliquer si on n'admet pas cette
croyance comme réellement exacte.

L'effet de la castration sur l'organisme suffit seul
presque pour faire croire que la semence est réabsorbée.
Que la semence ait une influence sur la constitution de
l'individu, cela est évident d'après les différences si marquées qui existent entre les animaux châtrés et non châtrés. Ces différences ne peuvent provenir que de quelque
élément retenu par le sang et qui n'est pas sorti de la
circulation. Or, la vigueur du mâle qui n'a pas été dés-

honoré par la castration provient des testicules qui sécrètent la semence, c'est-à-dire qu'elle prend hors du
sang l'élément qui la soutient. La semence est lentement
sécrétée par les testicules, elle parcourt ensuite lentement les canaux spermatiques, et, arrivée à leur extrémité qui se dilate quelque peu par suite de sa présence,
elle passe dans les vésicules séminales. C'est dans ce par-
cours, à travers les canaux spermatiques et à son arrivée
dans les vésicules séminales, que s'opère cette absorption
si elle se fait quelque part.

Maintenant, comment se fait l'absorption? Ce n'est pas
facile à expliquer. La semence avec ses spermatozoaires
n'est probablement pas absorbée en totalité ou directement; il est plus probable qu'une fois sécrétée, la semence
peut, comme d'autres sécrétions qui n'ont pas une libre
issue, subir une dégénérescence graisseuse dans les tubules, et être entraînée dans l'organisme pour y être
absorbée comme d'autres substances grasses. Cette opinion tendrait à faire croire que la semence n'est pas entraînée dans la circulation sans être préalablement dé-
composée[1]. D'anciens auteurs regardaient l'absorption de
la semence comme un fait incontestable. Sa présence
dans le sang était pour eux la cause de la virilité.

« Le sperme contenu dans les testicules, dit Haller,
excite l'animal à l'acte vénérien; mais la plus grande
partie de la semence, — celle qui a le plus de prix, la

---

[1] Les auteurs diffèrent grandement d'opinion sur ce sujet; Kölliker, entre autres, nie la possibilité physiologique de l'absorption, et
trouve une preuve incontestable de son assertion dans la tuméfac-
tion des organes.

plus spiritueuse et la plus odorante, celle qui a le plus de force, — est pompée de nouveau par le sang, et produit, aussitôt qu'elle est rentrée dans la circulation, les modifications les plus merveilleuses sur la barbe, les cheveux, les cornes, elle change la voix et les manières, car l'âge n'opère pas ces changements dans l'animal : c'est le fluide séminal qui les produit seul, puisqu'on ne les observe jamais chez les eunuques. » (*Primæ lineæ phys.*, § 790.)

Si l'on me demande comment fait l'organisme pour se débarrasser de la semence surabondante, je répondrai d'abord par une citation de Kölliker : « Chez l'homme, l'aptitude à sécréter du sperme existe toujours. Mais il ne s'ensuit nullement, à mon avis, que le sperme se développe d'une manière non interrompue, ni qu'il y ait résorption de celui qui n'est pas évacué au dehors. On peut admettre, avec non moins de raison, que les canalicules spermatiques ne sécrètent du sperme que lorsque, par suite d'union sexuelle et de perte séminale, une portion du produit a été évacuée au dehors, et qu'une excitation particulière du système nerveux a déterminé un afflux sanguin plus considérable vers le testicule. » (Kölliker, *Éléments d'histologie humaine*, trad. française. Paris, 1856, p. 570.)

S'il en est ainsi, on ne doit pas s'attendre à une abondante sécrétion chez les gens continents ; chez d'autres, les émissions nocturnes en emporteront une grande partie, et les effets de la défécation et de la micturition en enlèveront encore quelque peu. Mais, en admettant tout cela, nous devons encore conclure que l'absorption doit se faire même dans le testicule, puisque l'observation nous prouve que la semence est sécrétée et disparaît lorsque les canaux spermatiques sont noués ou que l'inflammation les a obstrués de manière à empêcher la sortie du fluide séminal.

De plus, sans la faculté de sécréter et d'absorber la semence, les changements suivants n'auraient pas lieu chez les animaux.

« Quand on châtre les faons, dit sir Philip Egerton, avant la formation du moindre bois, c'est-à-dire une semaine environ après la naissance, les deux testicules étant parfaitement enlevés avec une partie des cordons spermatiques, ces faons n'ont jamais de cornes, quelle que soit la durée de leur vie. Mais si le corps des testicules est simplement enlevé et qu'on conserve le *nœud* (l'épididyme), de manière qu'il reste attaché au cordon, l'animal a des bois qui se renouvellent tous les ans; seulement il ne les perd que vers la fin de la saison, et ils conservent la gaîne veloutée qui les recouvre. bien plus longtemps que ceux des daims entiers; leur apparence est d'ailleurs plus grêle et leur structure intérieure plus poreuse. Ces demi-châtrés — si je puis les appeler ainsi, — ont leur moment de rut, mais non pas au point d'en maigrir, et leur cou ne présente pas ces volumineux engorgements, trait caractéristique de l'animal entier pendant la saison du rut: ils ne sont pas capables de reproduction. Quand le bouquin adulte est châtré, ses andouillers tombent peu de temps après et se renouvellent; mais le périoste persistant ou *velours* ne quitte plus leur surface, puis leur bois ne tombe plus et reste attaché au crâne pendant toute la vie de l'animal. Ces andouillers permanents sont souvent plus développés que ceux des bouquins entiers du même âge; je crois que l'on doit attribuer cela à l'état d'embonpoint, à l'action du temps et à la continuité d'adhérence du tégument musculaire par lequel les bois sont formés. Je puis observer ici que la circulation continue dans l'os ou la corne après que le périoste en est séparé, et qu'elle diminue ensuite par degrés, à partir d'abord des extrémités, au fur et à mesure que les vaisseaux s'oblitèrent, et lorsque la vitalité a ainsi complétement cessé, ce bois est rejeté pour faire place à un autre. » (Gascoine, *Sur la castration des cerfs.* — Comptes rendus de la *Zoolog. Society*, juin 1856, p. 156.)

M. Trousseau rapporte quelques curieuses expériences faites en Allemagne. Les testicules d'un jeune coq furent enlevés, mais replacés immédiatement dans la cavité abdominale; et, bien qu'ils eussent été séparés des organes de la génération, le jeune animal continua, malgré cela, de grandir avec tous les attributs des mâles : ses éperons poussèrent, sa crête se développa, son chant prit de l'étendue; il devint le sultan de la basse-cour. Il exerça tous ses droits avec le même orgueil et la même énergie; mais il n'eut pas de progéniture, tandis que ses jeunes frères, dont les testicules avaient été enlevés, mais non replacés dans le ventre, avaient la physionomie, le cri, tous les traits caractéristiques du chapon, s'engraissaient facilement sans être jamais distraits de la picorée par aucune espèce de désir ou de passion. (*Union médicale*, 1850, p. 318.)

J'ai essayé de résoudre la question si importante de

l'influence de la semence sur l'organisme, et je suis arrivé à formuler mon opinion d'après les nombreuses observations qu'ont pu me fournir les personnes qui sont les mieux placées et ont les plus grandes facilités pour étudier le sujet chez l'animal entier et chez le castrat, et pour apprécier les qualités différentes dont sont spécialement doués le mâle et la femelle.

Il n'est pas douteux que les chevaux entiers sont plus vigoureux, plus ardents et capables de supporter mieux la fatigue que ceux qui sont châtrés. On dit, à Norfolk, qu'en fait de tirage, un étalon vaut un hongre et demi. Dans une ferme, un étalon travaille à l'exploitation pendant plusieurs mois, puis, quand la saison de la monte arrive, le fermier le laisse reposer, et en tire de trente à quarante livres pour ses services de saillie. Les chevaux entiers ne sont pas cependant toujours faciles à mener, et c'est pour cela qu'ils ne sont pas employés plus souvent en Angleterre. Un des plus habiles et des plus hardis écuyers d'Angleterre m'a confirmé dans ces opinions et m'a dit avoir monté et vu monter des chevaux entiers ; mais que, suivant lui, sur le terrain de la chasse, ils deviennent revêches, ombrageux, boudeurs, et refusent d'avancer. « Il y a, dit-il, plusieurs raisons contre le choix d'une telle monture ; il faut à un étalon beaucoup plus de place, car ils mordent souvent et sont très-vicieux. On ne peut, d'ailleurs, jamais se fier à leur caractère, quoiqu'ils puissent supporter beaucoup de fatigue. C'est surtout comme chevaux de trait qu'il faut les employer. » L'expérience lui a démontré qu'ils ne sont pas propres pour la chasse : ils peuvent servir comme chevaux de louage, et encore alors les mêmes inconvénients se présentent. Il a monté de bons chevaux hongres aussi bien que d'excellentes juments; il ne sait auxquels des deux donner la préférence.

Au Tattersall, à qualités égales, un hongre vaut toujours cinq livres de plus qu'une jument; très-probablement parce que la jument est portée à donner des coups de pieds quand elle est pleine.

Je faisais remarquer au directeur d'une grande compagnie de voitures le nombre considérable de juments que possédait la compagnie. « C'est parce que, me répondit-il, les juments font facilement trente milles par jour; nous trouvons que les chevaux hongres sont incapables d'un tel service, et nous n'achetons que le genre d'animaux qui convient le mieux à notre travail. »

Tous ceux qui ont beaucoup voyagé en France doivent savoir que les étalons sont employés de préférence pour le trait, et c'est à force d'un travail rigoureux et en les conduisant par couples qu'on finit par les adoucir, quoiqu'ils soient bien nourris et dans d'excellentes conditions.

La sécrétion séminale est ordinairement fort lente chez les animaux pendant l'hiver. Aucun phénomène physiologique n'est cependant plus remarquable que l'énorme accroissement que prennent les organes de la génération et l'activité de leurs fonctions lorsque la saison du rut approche.

Les testicules du moineau sont, à cette époque, douze fois plus gros que durant le reste de l'année. (Cuvier,

Anatomie comparée, VIII, p. 110.) Les testicules du cerf et ceux du bélier grossissent beaucoup, ce qui explique les étonnants exploits que nous avons rapportés de ce dernier. La saison du rut passée, les organes reviennent graduellement à leur état primitif. On peut regarder comme une sage précaution de la nature la chute des cornes, qui arrive chez certaines espèces lorsque le gonflement des testicules disparaît; le sang, qui servait naguère aux sécrétions séminales, afflue maintenant vers le tissu vasculaire où naissent les cornes pour nourrir l'immense quantité des bois nouveaux qui doivent être sécrétés en onze semaines. M. Thompson m'a dit, au sujet de la chute des cornes chez le cerf, que la saison du rut arrivait au mois de septembre ou d'octobre et durait environ six semaines. Les cornes tombent au mois de février. Leur croissance dure trois mois, et, pendant ce temps, l'animal est languissant. Aussitôt que le duvet s'enlève, la bête reprend de l'embonpoint, et c'est au mois de juin ou de juillet que sa chair est la meilleure.

Je prétends donc, d'après ces faits, que si, en imitant la nature, nous pouvons à force de gymnastique appeler largement le sang vers le système musculaire, ce fluide nourricier se détournera des organes de la génération pour se porter aux muscles, comme nous l'avons dit en traitant des maladies sexuelles.

Les lectures licencieuses et la paresse amèneront une grande sécrétion de semence; de vigoureux exercices, une diète modérée, une occupation intellectuelle, ou quelque étude absorbante, la paralyseront, au contraire, pour quelque temps. Beaucoup de personnes se figurent, tout à coup, qu'elles sont impuissantes, mais leur état provient simplement d'un arrêt dans la sécrétion occasionné par une cause aussi passagère que celles que nous venons de mentionner, et dès qu'elles reviennent à leurs habitudes ordinaires, l'impuissance cesse.

Il est bon de mentionner ici que beaucoup de personnes ne possèdent qu'un testicule. On trouve un petit nœud, de la grosseur d'un pois, qui remplace l'organe atrophié. Cette atrophie est souvent la conséquence d'une inflammation mal traitée. Dans ce cas, le testicule qui reste est beaucoup plus gros que d'ordinaire.

§ 6. Désordres qui affectent la semence.

Nous avons maintenant à considérer les conditions maladives, qui, par leur influence sur la semence, se trouvent mêlées, d'une manière funeste, à l'accomplissement de l'acte sexuel.

INFÉCONDITÉ, STÉRILITÉ. — Quoique ces termes soient souvent employés comme synonymes pour désigner le fait de pouvoir produire son semblable (Barclay) l'infécondité n'est pas l'impuissance. Un homme peut être incapable d'engendrer, sans pour cela être impuissant, quoiqu'un impuissant ne puisse pas évidemment faire des enfants.

Cet état peut durer peu de temps ou être permanent. Le repos peut donner à la semence le temps de devenir parfaite ou de mûrir et permettre aux spermatozoaires d'atteindre leur maturité. Les rétrécissements ainsi que les autres affections des organes de la génération et des testicules peuvent entraver ou même enlever le pouvoir reproducteur. Cependant on ne doit pas conclure de tant de causes occasionnelles que l'infécondité, — en entendant par ce mot le manque d'enfants, — se trouve nécessairement du côté de l'homme. La cause qui s'oppose à l'imprégnation du germe par la semence, et qui produit la stérilité, peut être ou en partie ou entièrement chez la femme.

INFÉCONDITÉ DU MALE.—Les observations les plus intéressantes, celles qui jettent le plus de jour sur ce sujet, ont été faites par le docteur Davy, aide à l'hôpital général militaire du fort Pitt. Le *Journal médical et chirurgical* d'Édimbourg les a publiées dans le mois de juillet 1858. (Vol. L, p. 1.) C'est d'après cette feuille que j'ai établi le tableau page 281. Les détails que j'ai résumés y sont largement donnés, aussi bien que les causes de la mort. Non-seulement la description générale et nosographique des organes après la mort y est faite, mais on y trouve encore un examen scrupuleux des sécrétions trouvées dans les vésicules séminales, ainsi que le caractère microscopique de leur contenu.

L'objectif dont on se servait avait un foyer de trois millimètres.

Il semblerait, d'après ces observations, qu'il y a peu de différence dans les caractères microscopiques du fluide qui se trouve dans les canaux spermatiques et ceux qui contiennent les vésicules séminales.

Dans les canaux la quantité de fluide est plus petite; il paraît n'y être que de passage, pour se rendre des tes-

NUMÉRO DE LA MONOGRAPHIE.	AGE.	ÉTAT DES VÉSICULES SÉMINALES.	ÉTAT DES CORDONS SPERMATIQUES.	HEURES QUI SÉPARENT L'OBSERVATION DU DÉCÈS
4	20	Légèrement visqueux, teinte brune.	Empesés.	11
10	20	Empesés et gélatineux. . .	Peu d'animalcules, pas bruns.	4
11	27	Sécrétion en partie épaisse et en partie claire. . . .	Peu d'animalcules, pas bruns.	10
14	27	Peu de spermatozoaires, mais des globules. . . .	Sains, avec quelques animalcules spermatiques. .	32
15	27	Gélatineux, animalcules bien formés..	Animalcules non distincts, globules.	12
13	29	Gélatineux, épais, globules.	Point de fluide à l'intérieur.	3
1	30	Semblable à la sécrétion qui se trouvait dans les cordons spermatiques.. . . .	Animalcules très-nombreux et en mouvement actif. .	6 et 48
19	30	Mucilagineux, nombreux animalcules..	Crémeux, globules. . . .	22
17	31	Fluide épais au fond, clair à l'intérieur..	Globules et fragments. . .	27
5	32	Fluide opaque, purulent. .	Crémeux ou d'apparence purulente.	16
8	32	Purulent, beaucoup d'animalcules..	Peu d'animalcules.	32
9	33	En petite quantité, brun, opaque..	Délayé, purulent, peu d'animalcules.	15
12	33	En petite quantité, pas d'animalcules.	Très-petite quantité, larges globules.	26
16	33	Globules, pas d'animalcules.	Menus globules, pas d'animalcules.	6 et 56
6	39	On ne voit ni animalcules ni globules..	Purement purulent avec des globules et pas d'animalcules.	2
3	39	Gélatineux, ni animalcules ni globules..	D'une couleur de crème ou purulente, pas d'animalcules.	6
20	41	Mucilagineux, beaucoup d'animalcules.	Particules, mais pas d'animalcules.	58 et 58
7	42	Légèrement opaque, abondance d'animalcules. . .	Quelques animalcules. . .	37
18	49	Abondance d'animalcules, morts en seize heures. .	Abondance d'animalcules vivant dix heures.	10 et 17
2	57	Très-nombreuses traces d'animalcules, peu d'entre eux sont distincts.	Purulent, animalcules en abondance, morts.	5

ticules qui le sécrètent, aux vésicules séminales qui le recueillent, le conservent et le mélangent avec d'autres sécrétions.

Le fluide trouvé dans les canaux est généralement liquide, en petite quantité, d'un aspect crémeux ou purulent. Celui qu'on trouve dans les vésicules séminales est plus abondant, d'une couleur brunâtre, d'une nuance d'autant moins foncée que l'examen en est fait moins longtemps après la mort, et parfois, par accident, teint par le sang. Ceci, du reste, peut dépendre des apparences qu'il prend après la mort. Les deux vésicules peuvent contenir des qualités de fluide différentes; l'une d'elle peut être vide, et l'autre plus ou moins pleine.

La consistance de fluide contenu dans les vésicules varie; il ressemble quelquefois à de l'empois, mais plus fréquemment il est épais, visqueux et gélatineux. Au bout de quelques heures, il se décompose et se sépare en deux parties; l'une d'elles est opaque, l'autre est transparente. Cette dernière est copieusement précipitée par l'alcool et devient presque gélatineuse.

Les observations prouvent encore que les spermatozoaires, ou animalcules spermatiques, se trouvent également dans les canaux spermatiques et dans les vésicules séminales, et il est curieux de remarquer que, dans tous les cas où des spermatozoaires étaient trouvés dans les canaux spermatiques, on rencontrait de semblables animalcules dans les vésicules séminales. Dans les cas où les spermatozoaires furent trouvés encore vivants plusieurs heures après la mort du sujet, et qu'on put les voir se livrer à des mouvements très-actifs, tous ces mouvements cessaient quelques heures après; ils étaient morts, et la chaleur n'avait plus d'effet sur eux, ne pouvait plus les ranimer. Dans quelques cas, les animalcules n'étaient pas parfaits; on n'en trouvait que des parties, ou des spermatozoaires imparfaits. D'autres fois on ne pouvait découvrir d'animalcules, ni dans les canaux spermatiques ni dans les vésicules séminales; ils étaient remplacés par des globules grosses ou petites, des particules ou des fragments. L'âge de l'individu ne paraît pas influer sur l'état des spermatozoaires, ni même sur leur présence, leur nombre ou leur absence totale.

Il est aussi curieux de remarquer que, bien que les animalcules eussent été trouvés souvent dans les canaux spermatiques et dans les vésicules séminales, ils n'ont pourtant été rencontrés que deux fois dans les testicules. Le fluide exprimé des testicules était transparent, il contenait généralement des globules presque d'un diamètre égal à ceux du sang, et invariablement des granules sphériques de dix à quinze fois plus petites.

Le docteur Davy pense d'abord que « les maladies chroniques, qui minent petit à petit l'organisme et se terminent par la mort, arrêtent la sécrétion des testicules ou la production des animalcules, d'où dépendent, comme on a grandement raison de le croire, l'active puissance de la semence; et que le fluide contenu des vésicules séminales et des canaux spermatiques conserve plus longtemps ses qualités caractéristiques sous l'influence des maladies, que le fluide qui se trouve dans les tubules; et troisièmement, qu'il y a peu de fluide dans les canaux spermatiques et dans les vésicules séminales, et que ce fluide est très-altéré dans les cas de maladies chroniques des viscères abdominaux, surtout dans les maladies des intestins. » *(Journal de chirurgie et de méd.*, vol. L, p. 14. Édimbourg.)

Le docteur Davy observe qu'en admettant que les vésicules séminales sont, comme la vésicule biliaire et la vessie, de véritables récipients, on doit les considérer comme une des plus heureuses dispositions de notre économie, et comme admirablement adaptées aux conditions physiques de l'homme.

Ainsi, comme la bile ou l'urine, le fluide spermatique paraît être chez l'adulte en cours continuel de sécrétion, et passe aussitôt qu'il est formé dans un réservoir approprié, d'où, sans qu'il en résulte la moindre perturbation pour l'organisme, il peut, lorsque l'individu vit dans l'état de continence, s'écouler, expulsé naturellement par les évacuations alvines, ou être absorbé en partie.

« M. Hunter, d'après l'opinion qu'il s'est faite sur l'usage des vésicules séminales, n'admet pas cette opinion. Il croit que le fluide est plutôt accumulé dans les testicules et y occasionne une gêne qui exige l'évacuation de la semence par un acte violent.— C'est là une doctrine dangereuse et qui ne trouve pas dans la science moderne des preuves suffisantes pour être admise. Je puis encore opposer aux opinions de Hunter, que j'ai souvent examiné au microscope le fluide venant de l'urèthre, qui accompagnait les évacuations alvines, et que toujours je l'ai trouvé chez les personnes en bonne santé abondant en animalcules, dont la majorité étaient morts. Cela semblerait indiquer que les vésicules séminales sont tout à la fois des cloaques et des réservoirs dont la fonction essentielle est de permettre à l'homme de contrôler et de gouverner ses passions, et d'opposer à leurs écarts cette retenue morale qui le distingue de la brute, et sans laquelle il ne peut y avoir ni civilisation avancée, ni élévation dans la position ou le caractère de l'individu. » (*Journal de méd. et chir.* Édimbourg, vol. L, p. 14.)

La déduction la plus évidente qu'on puisse tirer des faits que nous avons rapportés plus haut, c'est que le fluide séminal varie grandement chez les divers sujets, à différents moments et à des âges différents. Ainsi, le fluide peut être plus ou moins mûr ou élaboré; il peut être sécrété en quantité plus grande ou plus petite. Je ne crois pas qu'on ait fait assez d'attention à ces particularités. La qualité de la semence et l'épuisement de l'appareil sécréteur doivent avoir une grande influence sur la progéniture. Est-ce que ce fait observé de tout temps que les enfants des grands hommes n'héritent pas ordinairement de leur hautes facultés, ne pourrait pas dépendre, entre autres causes, de la détérioration du fluide fécondant par suite du grand effort mental qu'aurait fait le père à l'époque de leur conception? Les étalons qui ont fait longtemps la monte, et dont l'appareil générateur est ainsi fatigué et épuisé, ne donnent-ils pas souvent de mauvais produits? Nous pouvons affirmer généralement que, pour obtenir de la semence parfaite et féconde, un temps de repos doit suivre chaque effort sexuel.

Pour que l'effet de l'imprégnation du germe soit certain, et pour que la semence soit non-seulement productive, mais encore pour qu'elle procrée des enfants sains et bien constitués, il est indispensable que le sperme séjourne et mûrisse dans les vésicules séminales. Kölliker apprécie avec beaucoup de justesse et d'autorité le rôle de ces organes. « Très-souvent, j'ai rencontré, ainsi qu'un grand nombre d'observateurs, des spermatozoïdes dans les vésicules, dont la fonction principale est bien certainement de sécréter un liquide spécial. » (Kölliker, *loc. cit.*, p. 563.)

L'infécondité, toutefois, ne dépend pas entièrement du mâle; nous l'avons déjà dit, il n'est pas douteux qu'en bien des cas la faute n'en soit à la femelle. La cause la plus commune de stérilité chez cette dernière est l'obstruction du canal de la génération par diverses causes.

Une maladie peut occasionner l'entière occlusion de l'utérus. D'autres fois l'entrée est en partie obstruée, ou bien il a subi une telle déviation, que, quoique la sécrétion menstruelle puisse encore s'écouler, la semence ne peut y être admise, du moins en temps opportun pour l'imprégnation. D'autres fois encore, l'ouverture de l'utérus est momentanément obstruée par un amas de mucosités, glaireuses, épaisses, et jusqu'à ce que cet obstacle soit enlevé et qu'on empêche de nouvelles accumulations de mucus de se former, l'imprégnation ne peut avoir lieu.

Je n'ai pas l'intention de parler ici de toutes les causes de stérilité; ceux de mes lecteurs qui désireraient de plus grands détails sur ce sujet peuvent consulter mon ouvrage sur les *Organes génito-urinaires*, beaucoup plus complet que celui-ci sur ce point. On ne doit pas cependant supposer, d'après le peu que nous venons d'en dire, qu'une obstruction purement mécanique soit la seule cause de la stérilité de la femme ; beaucoup d'autres causes, sans nul doute, existent, mais bien plus mystérieuses dans leur origine.

Il ne faut pas, en considérant un pareil sujet, oublier que les idiosyncrasies existent chez tous les animaux, et que ces dispositions à une susceptibilité particulière peuvent devenir la cause inexplicable de bien de stérilités. Un mâle et une femelle peuvent être parfaitement puissants et féconds et cependant ne rien produire ensemble. Ainsi la semence d'un mâle peut ne pas féconder une femelle et en féconder d'autres. Le même phénomène se présente dans le règne végétal.

Dans son livre sur l'*Origine des espèces*, M. Darwin [1] relate plusieurs expériences curieuses sur ce sujet. « Ainsi tel arbre ne se greffera pas sur tel autre, par suite, sans doute, d'une différence dans leur croissance, dans la dureté de leur bois, ou dans la nature de leur séve, ou dans la période où elle afflue. Au contraire, une grande diversité dans ces particularités, et même dans les plus importantes, ne sont pas parfois des preuves infaillibles que la greffe ne réussira pas. Un arbre peut être ligneux et l'autre herbacé. L'un peut être à feuilles persistantes et l'autre à feuilles annuelles. L'un peut être né sous un climat chaud, l'autre dans une froide région. Et les greffes

---

[1] Londres, 1 vol. in-8° avec planches. Troisième édition.

de l'un peuvent parfaitement réussir sur le tronc de l'autre. La poire peut être greffée beaucoup plus facilement sur le coing, considéré généralement comme une espèce distincte, que sur la pomme, qu'on regarde comme une espèce du même genre. Les différentes variétés de poiriers se greffent même avec plus ou moins de facilité sur le cognassier; il en est de même des différentes variétés d'abricotiers et de pêchers sur certaines variétés de prunier.

« La stérilité peut être produite par des essais de croisements entre différentes races. Un embryon peut être parfaitement développé, mais l'organisme de la mère ne se remet jamais du désordre causé par la tentative d'unir deux organisations qui diffèrent si grandement. Ceci arrive souvent, selon M. Hewit, dans les essais de croisements entre les gallinacés [1]. »

EXCITATION SEXUELLE NON SATISFAITE. — Le soulagement que l'on éprouve après une émission naturelle, et pour ainsi dire légitime, est en proportion directe du malaise causé par l'excès de semence dans les organes génitaux. Comme nous l'avons vu plus haut, les rapports sexuels réguliers et modérés sont en somme d'un grand avantage pour l'organisme en général. Mais les simples excitations sexuelles, qui ne sont pas suivies de leur résultat naturel, éveillent, je l'ai déjà dit, un mal implacable. Je suis persuadé que beaucoup de souffrances, de cruelles affections, proviennent en grande partie de la surexcitation répétée, continuelle des passions, alors qu'on est dans l'impossi-

[1] *De l'Origine des espèces*, traduction française, par mademoiselle Royer. Paris, 1862. 1 vol. in-8°. Victor Masson et fils.

bilité de les satisfaire. Je pourrais citer plusieurs cas où je n'ai pas attribué à d'autres causes de grandes souffrances des affections sérieuses.

J'ai vu un cas très-pénible dans lequel une femme causa une maladie sérieuse à son mari, qui en était passionnément amoureux, en se refusant obstinément à ses légitimes désirs de peur d'avoir des enfants, tout en se montrant familière, affectueuse et tendre avec lui, ce qui augmentait encore ses souffrances.

Peu de médecins se hasarderaient à assigner une telle cause à la débilité sexuelle qu'ils constatent chez certains individus; de pareils cas sont cependant assez fréquents, j'en ai l'expérience; et quand l'excitation continue, toutes les drogues de la pharmacie ne sauraient éteindre le mal. Je crains même que, dans les cas les plus sérieux, l'éloignement complet de toutes les causes d'excitation ne puisse pas assurer la guérison. Si l'on met une fois le désordre dans l'accomplissement naturel des fonctions sexuelles, le meilleur traitement médical ne sera pas toujours efficace pour ramener les choses à leur état normal.

§ 7. Désappointements en amour.

Les désappointements qui suivent un amour mal placé occasionnent souvent les désordres sexuels les plus fâcheux chez les hommes doués d'une sensibilité peu ordinaire.

Dans le mois d'octobre 1861, un malade vint réclamer mes soins; il souffrait, ainsi que le lui avait déclaré son médecin ordinaire, de pertes séminales. Ses mœurs étaient habituellement chastes; après avoir conquis à force d'efforts et de courage une position distinguée, il songea à se marier. Par suite de certaines circonstances, que je ne tenais pas à connaître, mais qu'il m'assura n'être pas de son fait, trois projets de mariage qu'il avait sérieusement formés avaient été successivement cassés au moment où ils allaient se réaliser. Le dernier avait été rompu par une difficulté qui s'était élevée sur la question de la dot. Le jeune couple se rencontrait cependant assez souvent, malgré cette rupture; j'engageai vivement mon malade à ne pas s'exposer, par ces entrevues, à des excitations sexuelles; il m'assura que des nécessités de profession l'empêchoient absolument de s'absenter.

Sa situation, quand je le vis, était digne de pitié. Il me paraissait avoir joui jusqu'alors d'une vigoureuse santé. Il s'était d'abord aperçu que sa mémoire n'était plus si bonne. En se levant, le matin, il se sentait tout allangui et éprouvait une répugnance toujours plus grande à se livrer à ses affaires. Ces symptômes lui causèrent des inquiétudes d'autant plus grandes qu'il y avait dans sa famille une disposition héréditaire aux affections mentales, qui dans plusieurs cas s'étaient tournées en folie. Il ne paraissait pas qu'il y eût d'émissions morbides ni pendant le jour ni pendant la nuit, et mon malade m'assura qu'à quelques rares exceptions près, il avait strictement vécu dans la continence, et que dans les rares circonstances où il avait approché une femme, l'acte sexuel s'était parfaitement accompli.

Tout ce que je pus faire pour lui, ce fut de lui signaler

le danger de sa position et de lui démontrer combien il
lui était nécessaire, plus que tout autre, de veiller sur
lui, de se soigner, s'il voulait conserver sa santé physique
et morale. Il n'y avait pas lieu à ordonner un traitement
local; un changement complet d'habitudes pouvait seul
lui être utile. Je lui conseillai de faire tous les jours des
exercices gymnastiques, de réduire son travail mental,
et de s'abstenir entièrement de toute excitation sexuelle,
tant que son mariage avec cette demoiselle serait impossible; et je fus obligé de lui déclarer que tant que dure-
rait une pareille excitation je n'espérais pas que la médecine lui fît aucun bien.

De pareils faits doivent être fort communs, j'ai choisi
celui que je viens de citer pour montrer avec quelle
ignorance, quelle insouciance, les jeunes gens ruinent
leur santé par une conduite que, mieux éclairés, ils ne
tarderaient pas à reconnaître comme dangereuse au plus
haut degré. Cet état morbide peut évidemment provenir
d'autres causes, mais les cas fréquents dans lesquels la
débilité est la conséquence forcée de ces excitations toujours frustrées, prouvent évidemment qu'un homme ne
peut pas enfreindre impunément les lois de la nature.
L'excitation sexuelle n'existe que pour amener la satisfaction sexuelle; les sensations refoulées, qu'elles soient
physiques ou mentales, prendront assurément leur re-
vanche sur l'esprit et sur le corps d'une manière à la fois
inattendue et destructive.

SPERMATORRHÉE.

Aux découvertes de la médecine comme à celles des autres sciences, on pourrait appliquer cet aphorisme populaire, qui est en somme une des lois du progrès : Chaque chose doit venir à son heure. Si, en effet, on s'appuie sur un petit nombre d'observations plus ou moins exactement faites et interprétées pour établir une loi générale, avant d'avoir groupé tous les faits qui d'une manière directe ou indirecte doivent lui servir de base, on court le risque de soulever contre cette vérité trop prématurément émise une méfiance naturelle, une réaction violente qui iront jusqu'à nier l'existence de la maladie spéciale, et à mettre en doute les faits mêmes qui ont amené la découverte. Cela est surtout vrai lorsque la maladie nouvelle, fournissant une occasion favorable aux charlatans pour tendre leurs rets, ils se hâtent d'exagérer ses ravages et ses conséquences, afin de mieux tondre le troupeau toujours si nombreux des peureux et des crédules. C'est sans doute aux exagérations intéressées de ces industriels de la médecine, — diplômés ou non diplômés, — à propos des pertes séminales, que l'on doit, je crois, attribuer l'attitude de savants éminents et d'écrivains distingués en médecine qui, comme le docteur Chambers (*The Lancet*, vol. Ier, p. 637 ; 1864), ont nié non-seulement l'existence, mais encore la possibilité d'une telle maladie. Tous ceux, en effet, qui ont écrit sur la spermatorrhée ont, poussés par des motifs évidemment indignes, de beaucoup exagéré le mal. Mais, cette constatation faite,

je crains qu'il n'y ait aucun doute que la plupart des affections obstinées et inexplicables que le médecin rencontre
ne proviennent la plupart du temps que de pertes séminales.

Plusieurs cas d'hypocondrie, par exemple, différentes formes de troubles digestifs, de faiblesse, de né-
vroses, le manque de sommeil, ne sont souvent que des
effets secondaires de la spermatorrhée, et, en pareil
cas, le meilleur, le seul traitement à suivre est celui
qui guérit le mal dans sa source et ne se borne pas à
combattre les symptômes. La preuve la plus évidente de
l'efficacité d'un traitement aussi radical, c'est qu'il guérit
aussi les symptômes. L'effet essentiel produit par la spermatorrhée est un état d'énervation déterminé, dans le
principe du moins, par la perte de la semence. On peut
trouver beaucoup à redire au mot *spermatorrhée*. J'emploie ce terme parce qu'aujourd'hui il est généralement
admis pour désigner l'affection qui nous occupe, et on
ne pourrait sans inconvénient en employer un autre
moins connu ; il est d'ailleurs appliqué dans son accep-
tion propre, et dit très-bien au lecteur ce qu'on veut qu'il
exprime. Cette maladie a reçu cependant plusieurs autres
dénominations. Il n'est pas douteux que la même série
de symptômes que nous étudions aujourd'hui étaient
bien connus des anciens. Hippocrate, par exemple, en
parle ainsi : « La consomption dorsale provient de la
moelle épinière. Les personnes nouvellement mariées et
les libertins en sont principalement affectés : ils n'ont
pas de fièvre, l'appétit se maintient; cependant le corps
tombe en langueur. Si vous les interrogez, ils répondent
qu'il leur semble sentir comme des fourmis descendre de

la tête le long du dos. Lorsqu'ils urinent ou qu'ils vont à la selle, ils rendent beaucoup de sperme. S'ils copulent, ils ne fécondent pas. Ils ont des évacuations séminales pendant leurs songes, qu'ils couchent avec une femme ou non; ils en perdent à cheval ou en promenade. Lorsqu'ils marchent ou qu'ils courent, surtout en montant, ils éprouvent de l'essoufflement, de la faiblesse, de la pesanteur dans la tête et des sifflements dans les oreilles. Si, plus tard, ils sont pris dans cet état sanitaire d'une fièvre ardente, ils meurent de lypirie. »

Chez un grand nombre d'individus, il existe donc un état d'énervation générale que les médecins et les malades caractérisent par l'expression assez vague de spermatorrhée, maladie cependant spéciale, que l'on peut définir et distinguer par ses symptômes aussi bien que la fièvre ou toute autre affection particulière. Évidemment beaucoup de personnes se sont crues affectées de cette maladie quand elles ne l'étaient pas. Il en est de même pour plusieurs autres affections.

Une autre cause peut augmenter d'une manière toute particulière le nombre d'hypocondres qui se croient atteints de spermatorrhée. Cette maladie marque toujours d'un honteux stigmate le passé de celui qui en souffre, il éprouve un vif et naturel désir de la tenir secrète; ses vagues symptômes, d'une nature toujours un peu douteuse pour un œil inexpérimenté, agissent d'autant plus fortement sur l'imagination déjà ébranlée; ce sont autant de moyens faciles qui, entre les mains d'un faiseur impudent, permettent d'en imposer au malade, et qui ont été et sont encore grandement exploités. Lorsque ces messieurs ont amené la malheureuse victime prise à leurs hameçons à croire à la spermatorrhée, toute maladie, tout mal supposé est une spermatorrhée. Les lentes agonies pleines d'angoisses et d'humiliations, livrent de misérables, souvent d'innocents malades, à leur odieuse et cruelle exploitation, et je n'ai pas besoin d'ajouter à leurs infâmes et insatiables extorsions. C'est avec le faible espoir de combattre et d'arrêter, du moins en partie, ce mal si grand et déjà si étendu que j'ajouterai à cette étude quelques passages sur la fausse spermatorrhée.

La connaissance de la vérité arrachera peut-être quelques-uns de mes lecteurs aux dangers auxquels leur ignorance, habilement exploitée par un charlatan sans scrupules, les auraient exposés.

Causes de la spermatorrhée. — L'étude des causes qui peuvent prédisposer ou produire la spermatorrhée est fort difficile, je l'ai déjà dit plusieurs fois. Voici un cas qui se présente parfois, et dans lequel un travail forcé du cerveau a amené l'énervation et ses effets. M. N... vint me trouver dans le mois de juin 1860. Il s'était, dans les derniers temps, livré, à l'Université, à un travail très-actif, et avait eu commerce avec une femme environ quatre fois en un mois, sans être provoqué par un vif désir et sans ressentir un grand plaisir. Cependant l'érection et l'éjaculation s'étaient bien faites. Il était fiancé, et je devinai qu'une question d'argent ajournait son mariage. Il offrait tous les symptômes de la spermatorrhée, et s'alarmait naturellement d'être dans cet état; mais il souffrait encore plus de son impuissance pratique.

Je le rassurai sur sa situation momentanée, et, lui démontrant la différence qui existe entre un homme chaste et un incontinent, je crois que je parvins à le convaincre qu'il n'avait qu'à s'abstenir de tout plaisir vénérien, que les excès de cette nature étaient le seul danger qu'il eût à redouter, et que le désordre, qu'avait pu apporter dans ses organes un travail mental un peu forcé, disparaîtrait aussitôt que besoin serait, sans laisser le moindre dommage; mais que s'il persistait le double effort du cerveau et de l'appareil génital, contre lequel protestait la nature elle-même, finiraient certainement par détériorer, sinon par ruiner son corps et son intelligence.

Masturbation, excès vénériens. — Nous avons démontré suffisamment, dans les premières parties de cet ouvrage, que c'étaient là les deux principales causes de la spermatorrhée; nous ne reviendrons pas ici sur ce point, le lecteur peut se rapporter aux pages qui en traitent pour étudier leurs effets et trouver la définition de ce que nous appelons un excès.

Les affections nerveuses peuvent être classées parmi les causes ordinaires de la spermatorrhée; mais il serait souvent difficile de déterminer si elles ne sont pas elles-mêmes les suites des deux causes spéciales que nous venons de mentionner (1° de la masturbation; 2° des excès vénériens). Dans beaucoup de circonstances et dans des cas graves, il est presque impossible de reconnaître exactement quels rapports elles ont avec la spermatorrhée.

Dans le mois de septembre 1859, un homme de haute taille, à face cadavéreuse et paraissant complétement usé, vint me consulter; il se plaignait de mauvaises digestions, de maux de tête, de perte de mémoire, de troubles dans l'intelligence, d'avoir la marche chancelante, difficile et d'hésiter à mettre un pied devant l'autre. Son histoire était celle de beaucoup d'autres dont j'ai parlé dans ces pages : incontinence précoce, grandes résolutions de s'arracher au mal, suivies de chutes plus faibles et de repentirs plus amers. Son état déplorable provenait-il réellement de ces causes, ou était-ce un de ces cas qu'on range sous la vague dénomination d'affections nerveuses, parce que principalement on ne peut leur assigner aucune cause? Je fus assez longtemps avant de pouvoir la déterminer. Un ou deux signes encore persistants de l'irritation locale des organes de la génération, me décidèrent à appliquer un traitement propre à la spermatorrhée douteuse; mes conjectures se trouvèrent justes, l'énervation disparut avec les symptômes locaux.

Symptômes. — Comme nous l'avons dit plus haut, la véritable spermatorrhée ne consiste pas dans quelques symptômes particuliers, mais plutôt dans une suite et un ensemble de symptômes qui constituent l'affection. Un ou deux de ces symptômes sont si évidents, et sont cependant une source d'erreurs si nombreuses que nous les mentionnerons d'abord séparément.

Pertes séminales. — L'individu qui se croit atteint d'une spermatorrhée est toujours porté à exagérer les symptômes de son mal. Il dit à son médecin qu'il perd constamment sa semence soit le jour, soit la nuit, et parfois pendant la veille et le sommeil, et si cela était vrai, la chose serait grave sans cependant constituer encore la spermatorrhée; mais plus de neuf fois sur dix, cela n'est pas vrai, ou du moins il n'y a qu'une partie de ces assertions qui soit réelle. Le premier devoir du médecin est de s'assurer jusqu'à quel point sont exactes les déclarations du malade. En faisant recueillir l'urine de celui-ci dans une éprouvette, et en la laissant refroidir et précipiter, il pourra s'y former plusieurs dépôts assez marqués pour expliquer les appréhensions du malade, sans cependant accuser nécessairement la présence du sperme. On peut y voir de petits atomes flottants ou plutôt des flocons, un nuage blanchâtre et parfois un peu rouge, des mucosités de différentes consistances et des parcelles d'épithélium semblables à des brins de vermicelle. Ces dépôts seront plus nombreux et plus intenses lorsque l'urine aura été recueillie le matin après des nuits sans sommeil, ou pendant le jour, quand l'excitation nerveuse s'est produite ou qu'il y a eu un trouble dans les digestions. Les éprouvettes devraient être plus grandes que celles dont on se sert généralement, et assez larges pour permettre au malade d'y faire de l'eau tout à son aise. L'urine, ainsi refroidie, peut être examinée avec tout le soin possible.

L'emploi du microscope ne saurait être trop recommandé au praticien, puisque toujours en montrant la nature réelle des dépôts, il dissipera les craintes que leur aspect a fait naître. On voit que les flocons se composent de fluides provenant de la prostate ou des vésicules séminales; les dépôts blanchâtres se composent de phosphates, et les précipités rouges d'urates; les mucosités sont formées par des amas de toutes provenances; les fils, semblables à du vermicelle, peuvent n'être uniquement que des débris d'épithélium, et la masse entière peut n'avoir aucun rapport avec les testicules et leurs sécrétions. Très-rarement, enfin, le microscope fait découvrir des zoospermes morts ou vivants, mais le plus souvent morts, l'urine leur étant très-nuisible. Mais parce que, dans des cas relativement très-rares, les pertes séminales continuelles se montrent comme le véritable symptôme de cette maladie, il ne faudrait pas conclure de la présence des zoospermes dans l'urine que le malade est affecté de spermatorrhée; nous avons vu, en effet, que, dans certaines circonstances, le sperme peut être naturellement évacué par cette voie sans qu'il existe pour cela le moindre désordre. L'atonie complète ou la faible érection des organes suffisent parfois pour faire croire à certains malades nerveux qu'ils sont affectés de spermatorrhée. Lallemand a ainsi décrit les autres symptômes : « Pour peu que ces excès soient portés très-loin, ou qu'ils durent longtemps, l'excitation augmente et les premiers symptômes d'irritation se manifestent. Il survient de l'ardeur dans le canal, surtout pendant l'émission des urines, celles-ci sont plus abondantes, rendues plus fréquemment, quelquefois avec un chatouillement qui n'est pas toujours pénible; l'ouverture du gland est plus injectée que de coutume; la vivacité du plaisir diminue.

« Plus tard, il survient de la dysurie, quelquefois même de l'hématurie; l'éjaculation s'opère avec une promptitude toujours croissante; le sperme contient quelquefois des stries de sang, d'autres fois même il est tout à fait sanguinolent. L'irritation s'étend à la prostate, à la marge de l'anus, et se manifeste par une pesanteur au rectum et au périnée, par une constriction spasmodique des sphincters qui amène la constipation. Les cordons spermatiques et les testicules deviennent douloureux, sensibles à la moindre pression; ils ont besoin d'être préservés, soutenus par un suspensoir.

« Les excès vénériens ne se bornent pas toujours à produire des symptômes d'irritation; ils amènent souvent des inflammations chroniques et même aiguës. J'ai cité deux cas dans lesquels il en est résulté des cicatrices entre le verumontanum et le col de la vessie. On sait que les uréthrites produites par cette cause ne sont pas rares. Leur développement est quelquefois favorisé par des circonstances accidentelles, comme je l'ai dit: mais d'autres fois on ne peut l'attribuer qu'à la répétition exagérée de l'acte. » (Vol. I, p. 667.)

Dans un autre endroit il s'exprime ainsi : « Un des premiers symptômes de la spermatorrhée consiste dans la diminution du plaisir pendant l'acte, tous les malades ont remarqué cette diminution bien longtemps avant que leur santé fût dérangée. » Et il continue :

« En même temps que la sensation s'affaiblit, les érections sont moins complètes, moins prolongées; l'éjaculation est plus prompte; elle devient même si précipitée que l'intromission ne peut plus avoir lieu. La durée de l'acte est donc à peu près nulle, et l'on peut en dire autant des phénomènes qui l'accompagnent, c'est bien alors qu'il se réduit à une simple *excrétion de sperme;* encore, faut-il ajouter qu'elle est peu abondante, que la liqueur séminale est aqueuse, transparente, sans odeur, impropre à la fécondation. » (Vol. I, p. 623.)

C'est là un des pires caractères que puisse présenter la maladie, suivant l'expression de l'auteur lui-même, qui y revient encore dans le passage suivant :

« Peu à peu tous les phénomènes d'excitation qui précédaient la crise diminuent ; ils finissent même par disparaître complétement, et l'émission s'opère sans rêve, sans érection, sans plaisir, et même sans aucune sensation particulière, en sorte que les malades ne peuvent s'en apercevoir qu'aux taches qu'ils trouvent à leur réveil. En même temps, la liqueur séminale perd peu à peu sa consistance, sa couleur, son odeur, et même ses zoospermes, qui ressemblent de plus en plus au mucus ou au fluide prostatique. » (Vol. II, p. 32.)

Le même auteur fait encore cette importante remarque, et je suis sur ce point complétement d'accord avec lui : « Que toute évacuation exagérée de sperme est susceptible de produire les même effets sur l'économie, de quelque manière qu'elle arrive. » Ainsi, la masturbation, les excès conjugaux ou les habitudes libertines, auront absolument les mêmes résultats. La morale n'a que faire là dedans, les symptômes fâcheux se présentent aussi bien chez l'homme marié que chez le célibataire.

Lorsque nous nous apercevons que la santé générale de l'organisme devient languissante, que nous n'avons aucune, ou du moins très-peu de dispositions pour le travail de l'esprit, que tout exercice devient une fatigue, que la société nous est à charge, que la compagnie des femmes nous répugne, on a tout lieu de croire que quelque désordre de l'appareil génital, occasionne des pertes excessives et ruineuses de semence. L'énervation et la faiblesse qui accompagnent souvent les pertes séminales peuvent compliquer presque toutes les maladies auxquelles est sujette la nature humaine.

Je n'ai pas l'intention de décrire ici toutes ces complications; les limites de ce traité ne me permettraient pas de discuter le dixième de ces tristes aggravations de la maladie.

Il y en a cependant une dont les singuliers effets font si souvent souffrir les célibataires, et qui semble provenir si directement et d'une manière si immédiate de la perte du sperme, que je crois utile d'en dire quelques mots. Je veux parler de ce qu'on appelle vulgairement : *Clergyman's throat*[1].

La voix, ainsi que chacun a dû le remarquer, *mue* chez la plupart des jeunes gens à l'époque de la puberté. Ce changement est évidemment lié à l'évolution des organes génitaux, et tient au développement de leurs fonctions; car la castration empêche cette modification phonique de se produire, et donne cette voix de fausset limpide, étrange, mais mâle, sans accent et sans puissance, à laquelle on sacrifiait dès l'enfance, la virilité des chanteurs destinés à la chapelle papale. Mais ce n'est pas seulement l'ablation, ou l'atrophie des organes spermatiques qui ont une action aussi marquée sur le timbre de la voix; l'abus des plaisirs sexuels, les pertes séminales trop abondantes, l'influencent très-souvent d'une manière sensible.

Ce n'est cependant que tout récemment qu'on a remar-

---

[1] Littéralement mal de gorge du prêtre, parce que les prédicateurs y sont particulièrement sujets.

qué combien étaient fréquentes chez les jeunes gens continents ces affections du larynx, et qu'on a reconnu qu'elles provenaient presque toujours de désordres ou de perturbations des organes génitaux.

Les rapports sexuels, on le sait depuis longtemps, ont le singulier effet de produire une sécheresse dans le gosier. La masturbation souvent répétée, ou d'abondantes émissions nocturnes produisent le même effet. Et par suite des excès, ce symptôme qui d'abord n'est que momentané devient permanent. Évidemment, ce mal de gorge peut être occasionné par d'autres causes ; mais je l'ai vu si souvent accompagné de l'affaiblissement des organes producteurs, que je suis porté à penser que dans la plupart des cas il est la conséquence directe des excès qui ont amené l'énervation générale, et non pas seulement une indisposition accidentelle et momentanée. Il est d'ailleurs directement prouvé que cette opinion est vraie, lorsque après avoir résisté à tous les remèdes, toutes ces affections du larynx disparaissent à l'aide du traitement qu'on applique aux affections génitales. Lorsqu'on a une fois fermé la source et l'origine du mal, le *Clergyman's throat* disparaît très-rapidement à l'aide d'un traitement convenable.

Voici une note qui m'a été adressée par un jeune prêtre qui a souffert de cette maladie sans pouvoir en être guéri par aucun traitement spécifiquement approprié à ces sortes d'affections laryngées, jusqu'à ce qu'on observa les symptômes sexuels et qu'on remédia à leurs désordres :

« Je commençai à me masturber à l'âge de seize ans.

J'avais alors l'habitude d'exercer régulièrement ma voix. Le premier point sur lequel je ressentis les funestes effets de cette habitude fut l'organe phonique. Après l'acte, la voix manquait de ton, j'éprouvais au gosier une sensation pénible qui m'ôtait tout le plaisir que j'avais autrefois à parler. Peu à peu j'eus de la difficulté à parler après l'action; il me semblait que ma gorge sécrétait une matière morbide, mais si âcre que les larmes m'en venaient aux yeux et que j'en aurais perdu l'haleine si je ne l'avais avalée. Cela cependant se passait un jour ou deux après l'action. Avec les années, lorsque les émissions involontaires commencèrent à affaiblir mon tempérament, ce symptôme devint permanent. Le larynx est toujours très-sensible, et il est souvent si irrité par la sensation de cette sécrétion morbide, qu'il m'est impossible de parler sans respirer à chaque deux ou trois mots. Je ressens même cela dans les conversations ordinaires, et j'éprouve une grande répugnance à m'y mêler et à parler à mon tour. Dans d'autres cas où l'on suppose que la gorge est affectée par d'autres causes, je me suis parfaitement aperçu que c'était là la seule véritable. Ne peut-il pas se faire que l'irritation générale produite par l'habitude dont je vous ai parlé, s'établisse aussi dans cet organe, surtout chez les personnes qui doivent l'exercer habituellement? »

Un autre cas d'une espèce différente pourra paraître intéressant. Un garçon d'une quinzaine d'années me fut envoyé à la campagne par un médecin, pour me consulter sur l'état général de sa santé. Il était de petite taille, il avait le teint pâle, de grandes oreilles, les lèvres grosses et saillantes. Je m'aperçus qu'il avait la langue épaisse, la parole embarrassée et ne comprenait qu'avec beaucoup de peine. L'expression de sa physionomie décelait une tendance irrésistible au vice, une sensualité précoce. On me dit que sa santé s'affaiblissait depuis quelque temps, et qu'aucun remède n'avait pu la rétablir. La gorge était malade, les amygdales enflées, il n'articulait les paroles qu'avec une difficulté évidente. On avait dû lui faire quitter l'école. Il me fut d'abord impossible d'obtenir ni du garçon ni de son père, qui l'accompagnait, le moindre renseignement qui pût m'éclairer. Enfin, en les pressant de questions, j'appris que le garçon s'était masturbé, à l'école, trois ou quatre fois par semaine, pendant long-temps, que le mal de gorge était alors devenu bien plus prononcé, et que ce n'était pas une indisposition isolée, mais qu'elle était accompagnée d'une série de symptômes qu'il ne me fut pas difficile de rattacher aux excès qu'on venait de m'avouer. Je puis ajouter qu'un traitement convenable vint à bout de ce cas presque désespéré, et que le jeune homme put reprendre et continuer ses études avec succès, et, pendant les vacances, courir à merveille à travers champs.

Pronostic. — Dans les cas ordinaires, le pronostic qu'on porte sur la spermatorrhée doit être favorable, pourvu que les malades tombent aux mains de médecins dont le traitement est guidé par l'appréciation exacte et éclairée des causes qui l'ont produite. Malheureusement l'ignorance du malade sur la nature de son mal, les stimulants généralement prescrits par le médecin, une fausse délicatesse montrée par le patient, et qui l'empêche d'en mettre un autre dans la confidence de ses peines, causent beaucoup de mal.

Mais, en portant un pronostic favorable, et quelque confiance qu'on ait d'ailleurs dans la disparition complète et prochaine des symptômes locaux qui caractérisent la spermatorrhée, il faut bien se garder de promettre un prompt et parfait rétablissement de la sensibilité ou des sensations naturelles, lorsque le système nerveux aura été profondément ébranlé ; on doit dans ce cas se borner à faire espérer le retour très-incomplet de ce brillant état de santé dont le malade jouissait auparavant. Nous pouvons garantir même dans les cas graves, une existence supportable, mais le malade ne doit pas s'attendre à voir son air hagard et ses défaillances l'abandonner tout à fait. Le système nerveux a reçu un choc ; pour qu'il en revienne il faut du temps. La moelle épinière a été sérieusement atteinte, le grand sympathique a reçu de trop fréquents appels et a été forcé à agir d'une manière désordonnée, il n'est pas fait pour supporter de telles épreuves. Ce sont là des lésions qui ne peuvent se réparer que fort lentement, à l'aide du temps, si toutefois elles peuvent jamais se remettre. Les voyages, l'emploi intelligent et agréable de son temps, au milieu d'une société aimable et joyeuse, les agréments de la vie que procure la fortune, tout cela donne quelquefois des cures que j'aurais d'abord hésité à pronostiquer.

Je ne veux pas ici parler de ces cas désespérés devant lesquels la science se trouve impuissante, et qui condamnent la victime à supporter l'entier châtiment de son fatal passé, ni de ceux où, par suite de circonstances contraires ou faute de résolution et de fermeté, le malade ne peut prendre ou n'a pas la force de suivre les avis du médecin.

Bien des individus, s'ils voyaient ce que j'ai si souvent vu, s'arrêteraient court dans leur marche funeste, tremblants et pleins de terreurs.

DIAGNOSTIC. — Il est assez facile d'établir le diagnostic de ces affections lorsque tous les symptômes se manifestent accompagnés le jour ou la nuit de pertes séminales. Ce n'est pas de pareils cas dont je veux parler.

La plupart des praticiens reconnaissent aujourd'hui, sous le nom de spermatorrhée, la maladie qui est le résultat constitutionnel des désordres de l'appareil génital. Plus d'un médecin qui aurait nié, il y a quelques années, la relation des deux affections, admet aujourd'hui que les maladies des organes de la reproduction produisent des affections constitutionnelles. Toutefois, comme les complications qui s'y mêlent, les désordres nerveux qu'elles occasionnent font confondre les maladies sexuelles avec les diverses affections du cerveau qui les accompagnent le plus souvent, il est impossible, d'entrer ici dans une dissertation sur les différentes nuances qui permettent, dans ces cas compliqués, d'établir son diagnostic avec sûreté; mais, pour ma part, je crois qu'un grand nombre de cas d'imbécillité, de folie, de maladies épileptiques, peuvent avoir pour causes premières des lésions dans les appareils de la génération. Je suis également persuadé que les affections du cerveau et de la moelle épinière peuvent difficilement suivre leur cours sans que les fonctions génitales y soient impli-

quées, tellement sont étroits et intimes les rapports qui
existent entre eux. L'abus des sensations sexuelles a bien
souvent été la cause d'altérations du cerveau, et, malheureusement, il arrive trop communément que l'origine de
la maladie est ignorée, et que les symptômes subséquents
sont traités comme si le cerveau eût été affecté en premier
lieu. Les physiologistes modernes ont cependant plus
profondément et mieux étudié la folie et ses causes. Plusieurs des médecins les plus distingués de nos maisons
d'aliénés reconnaissent que la folie dépend, dans beaucoup de cas, du désordre des fonctions sexuelles, et c'est
dans cette voie qu'ils dirigent leurs investigations, et d'a-
près ces données qu'ils formulent leur traitement.

Mais il est encore bien difficile d'établir le diagnostic
entre ces maladies et les différentes affections qu'on reconnaît maintenant comme dépendant du système nerveux, et il est plus difficile encore aujourd'hui de le faire
comprendre à cause de la répugnance de quelques-uns
à attribuer ces maladies à leurs véritables causes. La
même difficulté ne saurait empêcher d'établir le diagnostic des simples lésions locales des organes sexuels.

J'ai déjà fait remarquer qu'on ne doit pas prendre,
sans s'exposer à commettre de graves erreurs, comme
constituant une perte séminale, toutes les sécrétions en-
traînées par l'urine dans son écoulement ou que l'on
peut découvrir dans le liquide vésical en le laissant reposer. Dans les cas douteux, l'examen microscopique et
l'analyse chimique permettent généralement d'établir en
toute sûreté son diagnostic. On ne devrait jamais oublier
les règles que nous allons rapporter et qui sont d'une si

grande importance pour le malade et pour le médecin.

1° Une perte séminale contient toujours des zoospermes ou leurs traces. Pour découvrir leur présence, il faut prier le malade d'uriner dans des tubes longs et étroits capables de contenir trente ou soixante grammes de fluide, et les conserver quelque temps dans cette éprouvette. Leur poids spécifique entraînera les spermatozoaires au fond de l'éprouvette, et ils y formeront un amas ; s'il se produit un précipité de matières salines, on pourra les dissoudre en ajoutant de l'eau en quantité suffisante, et en laissant le mélange reposer un peu, les zoospermes retomberont au fond comme auparavant. M. Donné affirme qu'on peut même faire bouillir le fluide sans les détruire, et il assure avoir trouvé des spermatozoaires dans l'urine plusieurs jours après son évacuation.

2° On ne doit pas forcément conclure de la présence des zoospermes dans l'urine à l'existence de la spermatorrhée ou même à la permanence des pertes séminales. Les efforts qu'exige la défécation ou l'évacuation des urines, les suites encore récentes de l'acte vénérien, ou simplement d'une excitation sexuelle, suffisent pour expliquer la présence des zoospermes dans les premières urines qu'émet le malade dans ces diverses circonstances. Une certaine quantité de sperme peut être restée, en effet, attachée aux parois du canal de l'urèthre, ou jaillir des vésicules séminales, mécaniquement comprimées, et se trouver entraînée par le premier jet d'urine. La présence accidentelle de quelques spermatozoaires dans l'urine ne constitue donc pas un symptôme morbide ; il faut que les pertes séminales se répètent fréquemment avec des symptômes d'énervation générale, pour qu'elles constituent l'état de spermatorrhée.

3° La spermatorrhée peut de même exister réellement sans qu'il soit possible de découvrir de zoospermes dans l'urine.

M. Donné rapporte plusieurs observations intéressantes au sujet de la présence des spermatozoaires dans l'urine, à la suite de prétendues pertes séminales. Il a étudié parfois, pendant plusieurs jours, avec le plus grand soin, les urines de malades sans y découvrir la moindre trace d'animalcules, puis tout à coup il en trouvait des quantités fort grandes. Dans une de ses observations, pendant dix-huit jours il examina soigneusement l'urine plusieurs fois par jour, et ne rencontra des spermatozoaires que trois fois, et chaque fois leur présence avait suivi une pollution nocturne. Dans d'autres cas, toute l'urine évacuée pendant la nuit contient de nombreux spermatozoaires, tandis que celle rendue dans la journée n'en présente pas de traces. (Pages 329-332.)

Il arrive souvent aussi que, lorsqu'il se décide à consulter un médecin, le malade ne perd plus de semence parce que cette phase de la maladie est passée; l'examen le plus minutieux ne peut donc pas faire découvrir des spermatozoaires dans l'urine, quoique dans le fait le malade souffre toutes les conséquences des pertes séminales et présente tous les symptômes de la spermatorrhée. Ce que nous avons à décider, c'est si les symptômes généraux et locaux, et non pas un seul symptôme seulement, suffisent pour caractériser ce que l'on appelle spermatorrhée.

Ces simples règles et ces remarques ne sont pas sans valeur pour les malades qui sont trop prompts à s'épouvanter et à tomber dans l'erreur à ce sujet, ou, ce qui est bien pis, qui se sont livrés aux mains des charlatans et qui supposent, ou se sont laissé persuader que toutes les évacuations qui accompagnent la micturition constituent des pertes séminales. Un homme d'un tempérament très-nerveux, nouvellement marié, vint me confier que sa santé s'altérait des nombreuses pertes séminales qui accompagnaient chaque évacuation de la vessie, quoiqu'il se livrât de temps à autre au commerce sexuel. Je priai le malade d'uriner devant moi, il y avait alors environ deux heures qu'il avait déjeuné. Au dernier verre de liquide qu'il versa, le malade attira mon attention sur ce qu'il appelait *du sperme*, et je fus peu étonné des alarmes que la vue de cette matière soulevait en lui, sachant qu'il avait lu des ouvrages qui traitent de la spermatorrhée et entendu beaucoup parler de cette maladie. Ce fluide épais, crémeux, tomba au fond de l'éprouvette après quelques secondes, surmonté d'un liquide plus ou moins transparent. Le malade me déclara que l'évacuation de cette matière avait lieu seulement de temps à autre, ordinairement après déjeuner, et que, d'après les effets énervants qui suivaient cette perte, il n'avait aucun doute que ce ne fût de la semence. Je n'eus pas de peine à rassurer mon intelligent malade et à le convaincre que cette matière crémeuse n'était qu'un résidu de phosphates ; quelques gouttes d'acide versées dans l'éprouvette firent instantanément disparaître la prétendue semence. Ce n'est pas ici le lieu de discuter le traitement

qui convient à cette maladie, mais on doit se souvenir
que quoique cette tendance à déposer des phosphates
produise beaucoup des symptômes généraux qui suivent
les pertes séminales, les deux affections doivent être
traitées d'une manière toute différente.

PATHOLOGIE. — On connaît peu de chose quand à l'état
local qui donne lieu à cette maladie. Dans le fait, je ne
crois pas qu'aucun changement local ait lieu, du moins
généralement, dans la première phase de la maladie.

La sensibilité de ces organes s'est cependant énormément accrue. La membrane muqueuse est susceptible
d'influencer à un degré surprenant soit les fonctions
locales, soit la constitution générale. Cependant cet état
ne laisse pas, comme on pourrait le supposer, de traces
après la mort, et je ne sache pas qu'on ait jamais fait
d'autopsie qui jette quelque lumière sur ce sujet.

Dans quelques circonstances on constate pendant la
vie une sensibilité et une rougeur croissante de l'ouverture naviculaire, du gland ou de l'urèthre, mais ces
symptômes n'existent pas nécessairement.

DE L'URÈTHRE. — Lorsque, dans un âge avancé, l'irritation et l'inflammation se seront complétement emparés
des organes génito-urinaires, ou qu'on sera habituellement sujet à des pollutions nocturnes ou diurnes, à des
douleurs locales, à la dysurie, ou à de fréquentes envies
d'uriner, le médecin remarquera, en introduisant une
bougie olivaire (à peu près de la grosseur du numéro 8),
que la bougie parcourt facilement les trois ou quatre
premiers pouces, mais arrivée à ce point, le malade commence à souffrir, à se plaindre, et à mesure qu'on avance

vers la vessie les plaintes augmentent, et il arrive un moment où quelquefois il vous accuse de le couper avec un couteau, tant est vive la douleur qu'il éprouve, alors même que la bougie est manœuvrée par une main délicate. Quand la bougie est parvenue dans la vessie, si on l'y laisse quelques minutes le mal cesse, et en la retirant la souffrance est légère; le sang ne coule pas, dans quelques rares circonstances il en vient simplement une goutte ou deux. En pareil cas, nous devons naturellement supposer (car je n'ai jamais eu l'occasion de vérifier la justesse de mon opinion sur le cadavre) qu'on a affaire à une simple surexcitation morbide de la membrane muqueuse autour du verumontanum, ou à un état granuleux qui se présente fréquemment dans les membranes muqueuses à la suite d'inflammation chronique. Il peut aussi y avoir un rétrécissement de l'urèthre auprès du verumontanum, qui oblige la semence à passer dans la vessie au lieu de s'écouler naturellement par le canal de l'urèthre.

Des vésicules séminales. — « Les vésicules séminales, dit Lallemand, peuvent être dilatées ou comprimées; elles peuvent perdre leur surface caractéristique, irrégulière, inégale, et deviennent fortement adhérentes aux parois environnantes. La membrane qui les double peut être recouverte de lymphe ou de végétations granuleuses, fongueuses; elles peuvent être remplies de pus et de matière grumeuse.

« J'ai presque toujours trouvé dans les vésicules, surtout au fond des anfractuosités, une matière épaisse, grumeleuse, brillante, variable par l'aspect, la couleur et la consistance, mais ressemblant assez à de la colle plus ou moins dense, plus ou moins transparente. Sous un grossissement suffisant pour observer les zoospermes, les grumeaux de cette matière paraissent énormes, irréguliers, plus ou moins opaques, sans forme constante. Ce sont évidemment des produits de la membrane interne des vésicules séminales; car on les retrouve avec des caractères analogues dans les vésicules accessoires du hérisson, du rat, etc..., qui ne renferment jamais d'animalcules et ne communiquent pas avec les canaux déférents : ces derniers, d'ailleurs, ne contiennent jamais rien de semblable dans aucune espèce. Cette matière est donc analogue à celle que produisent les follicules prostatiques, les glandes de Cooper, etc. Ses fonctions sont les mêmes; mais elle mérite, sous beaucoup de rapports, une attention spéciale. » (Vol. II, p. 398.)

Cordons spermatiques. — Dans son second volume, Lallemand présente plusieurs observations suivies d'autopsies cadavériques du malade, dans lesquelles il s'attache d'une manière particulière à établir la nosographie des différentes parties de l'appareil médical; il peut résumer ainsi les lésions principales qu'il a le plus ordinairement reconnues dans les canaux spermatiques. « Les extrémités de l'un ou des deux autres cordons spermatiques, peuvent être affectées de différentes manières. Au lieu d'être circulaire, mamelonnée, leurs orifices peuvent former une fente allongée, assez large pour admettre une plume d'oie. Il peut encore y avoir érosion de l'espèce de sphincter qui borde et tient fermées ses ouvertures. L'ulcération peut attaquer la membrane muqueuse. L'inflammation peut s'étendre sur toute la membrane qui tapisse leur intérieur ; elle prend une couleur jaunâtre. Au lieu d'être élastiques, comme ils le doivent, ils peuvent devenir épaissis, endurcis, cartilagineux, presque ossifiés, être tortueux, prendre une mauvaise direction. » (Vol. I, p. 11, 23, etc.)

On peut ajouter à ce résumé nosographique, que les canaux déférents peuvent être, par suite d'une inflammation chronique, oblitérés en totalité ou en partie, de sorte que le sperme ne peut se frayer un passage vers l'urèthre du côté du cordon malade.

Traitement. — Je n'ai pas besoin de dire qu'en esquissant brièvement ici le traitement d'un cas ordinaire de spermatorrhée, mon but n'est pas de satisfaire une curiosité brûlante, et encore moins d'encourager les malades qui souffrent ou croient souffrir de cette affection eux-mêmes. Je le fais parce que je pense qu'il vaut toujours mieux que la vérité soit connue, surtout lorsqu'on a exploité d'une manière si désastreuse l'ignorance du public sur ce sujet.

La première considération qui se présente lorsqu'on a un cas de spermatorrhée à traiter, c'est de savoir lequel de ses nombreux symptômes affecte le plus douloureusement le malade. Chaque malade peut se plaindre d'un symptôme particulier ou provenant d'une cause plus commune, à l'exclusion des autres, quoique l'affection elle-même puisse provenir des lésions de plus d'une fonction. Il importe donc beaucoup que cette distinction soit parfaitement comprise. On doit donc conformer le traitement au cas qui se présente et se diriger d'une manière particulière, suivant que l'une des différentes fonctions (l'érection, l'éjaculation ou la sécrétion et la nature de la semence) se trouve affectée; car ce qui est bon pour un de ces cas ne saurait être appliqué aux autres. Lorsqu'on s'est assuré de quel symptôme particulier souffre principalement le malade, on devrait le prier d'uriner dans un verre, qu'on placerait immédiatement dans un endroit où l'on pût l'examiner à loisir. Il est bon de passer en même temps une bougie olivaire dans l'urèthre, pour reconnaître les rétrécissements et le degré de sensibilité ou d'irritation morbide qui peuvent y exister; c'est un excellent moyen pour arriver à établir un diagnostic certain de l'état local de la membrane muqueuse. Il vaut mieux, afin de guérir plus promptement l'affection, s'assurer d'abord de sa cause locale et immédiate, que de la cause première qui peut être l'origine de la lésion.

Avant de commencer le traitement curatif, les précautions préventives devraient être prises. On doit s'assurer si le malade n'a pas de mauvaises habitudes et s'il est probable qu'il s'en défasse. La modération dans les plaisirs vénériens, sinon l'abstinence complète de tout rapport sexuel, doit être recommandée; il est nécessaire d'obtenir cette promesse pour espérer la guérison.

Si le malade conservait encore des pratiques de masturbation, ou s'il se trouvait sous l'influence d'excès ou d'excitations vénériennes, aucun remède local ne serait efficace, avant qu'il soit convaincu et forcé de changer complétement ses habitudes. Il faut ensuite s'assurer s'il n'y a pas de constipation, si la présence d'ascarides dans le rectum ne cause pas une irritation constante, ou si le malade n'est pas affecté de varicocèle. Si cette dernière complication existe, il faut faire porter un suspensoir, ou, ce qui vaut mieux, un bandage dont le médecin expliquera au malade l'usage et dont la ceinture devra être attachée à une partie du vêtement, sans cela elle pourrait tomber et se perdre en marchant ou en agissant, et alors les organes retomberaient sans soutien.

Le médecin doit ensuite examiner si les vésicules séminales sont affectées de quelques-unes des formes d'irritation ou d'inflammation dont nous avons précédemment parlé, et, dans le cas où elles existeraient, si le mal n'est pas entretenu par quelques-unes des nombreuses causes qui peuvent le produire ou l'aggraver. Il doit immédiatement faire tous ses efforts pour arrêter les pertes séminales et employer pour cela tous les moyens que nous avons indiqués. Dans la plupart des cas qui se présentent compliqués d'une forte irritation locale, ce serait perdre son temps que d'essayer l'emploi varié de remèdes plus ou moins utiles, jusqu'à ce que le meilleur et parfois le seul moyen de dompter l'irritation locale, la CAUTÉRISATION, ait été mis en usage.

CAUTÉRISATION. — Avant d'appliquer le caustique, il faut s'assurer, par l'emploi d'une bougie olivaire, de l'état de l'urèthre. Il arrive généralement de deux choses l'une, ou la bougie arrive sans peine jusqu'au verumontanum, trouve vers cet endroit deux ou plusieurs points d'une sensibilité extrême, ou l'instrument passe sans aucune peine et sans produire de gêne dans le canal, large, ramolli et insensible dans toute l'étendue de l'urèthre. Ceci n'arrive cependant que dans les plus mauvais cas. Quand on a ainsi exploré le malade, il faudrait lui accorder un jour de repos, lui faire prendre une médecine légèrement apéritive, et lui recommander de boire fort peu de n'importe quelle espèce de boisson, mais surtout de s'abstenir avec soin pendant quelques jours de café et de stimulants de quelque genre qu'ils soient. On le prie de conserver de l'eau dans la vessie au moment de la prochaine visite, il faut la lui faire vider alors complétement, et le médecin procéderait à son opération ainsi qu'il suit.

J'emploie, pour éviter toute altération du caustique, une seringue en verre assez fort pour qu'on n'ait pas à craindre de la voir se briser. La partie inférieure allongée et recourbée en forme de sonde s'adapte au corps de la seringue d'une manière hermétique, et peut être ôtée et remise à volonté. On peut ainsi facilement la transporter dans un étui. Quand elle est montée, on y introduit le caustique liquide composé de dix grains de nitrate d'argent dissous dans une once d'eau distillée. On évitera de se servir d'huile, qui pourrait affecter le nitrate. On fait tenir le malade debout, appuyé contre un mur, et on introduit l'instrument dans l'urèthre. On pousse alors le piston de la main droite, en ayant soin de comprimer, afin qu'il ne s'échappe pas de liquide, avec l'index et le pouce de la main gauche, l'extrémité du gland et les lèvres du méat contre l'instrument, jusqu'à ce que le piston ait chassé une quantité suffisante de caustique. On retire alors la seringue, on lâche en même temps l'extrémité du pénis, le liquide en jaillit aussitôt et est reçu dans un vase préparé à cet effet. Il est bon que le médecin ait l'attention de mettre avant l'opération, un linge sous le périnée du malade pour éviter les taches de nitrate sur le pantalon. Le malade peut s'asseoir ou s'étendre dans un fauteuil pendant un quart d'heure.

Le premier effet produit par l'opération se manifeste par une sensation vive et piquante à l'extrémité du pénis; mais cette douleur dure peu. Au bout de trois quarts d'heure, elle a complétement disparu. On éprouve alors une violente envie d'uriner; mais comme la vessie vient d'être complétement vidée, c'est un besoin factice; le malade est prévenu de réprimer cette envie le plus possible, et s'il le fait, elle disparaît promptement. Quant à la douleur qu'occasionne l'opération, on m'a plusieurs fois assuré que, dans leurs appréhensions, les malades se l'exagèrent beaucoup, et qu'en réalité elle n'est jamais aussi violente qu'on s'y attendait. D'autres malades disent qu'ils n'ont jamais ressenti une de ces secousses du système nerveux qu'ils redoutaient comme une conséquence de l'injection d'une solution de nitrate d'argent, et qu'ils craignaient avant d'en connaître les effets réels que nous leur ayons dissimulé les souffrances et le danger, afin de les décider à subir l'opération.

Peu après l'opération, un suintement de l'urèthre commence à se produire, et on doit entourer le gland d'un linge ou d'un mouchoir pour absorber le liquide qui s'écoule par le méat, et empêcher la chemise d'en être tachée. Si la cautérisation a lieu chez le médecin, le malade devra se retirer en voiture aussitôt que l'opération sera terminée, prendre une capsule de copahu, et une seconde huit heures après. Il doit réprimer le plus possible l'envie d'uriner, quelque violente qu'elle soit, et s'abstenir de boire jusqu'à ce qu'il ait vidé la vessie. Quelques malades peuvent rester douze heures sans uriner, et donner ainsi au nitrate d'argent tout le temps nécessaire pour produire un effet entier sur les muqueuses. Après un premier passage de l'urine, l'effet qu'on voulait retarder étant produit, le malade peut boire du thé très-faible, de l'eau de Seltz mêlée à des sirops ou des délayants, ce que bon lui semblera. Le repos est nécessaire après l'opération. Il passera les quelques heures qui suivront demi-couché ou assis dans un fauteuil. Si la faim le presse, il pourra prendre ses repas d'usage, mais en buvant le moins possible. Le suintement continuera pendant tout ce temps, mais sans souffrances ou du moins fort peu.

La première fois que le malade urine, après l'opération, il éprouve une sensation brûlante au passage du liquide, mais sans qu'il y ait difficulté pour l'émettre. Dans quelques cas où j'ai eu lieu de supposer qu'il y a irritation de la vessie, j'ai prescrit de l'opium après l'opération; mais ce cas est très-rare. Lorsque le malade a uriné une première fois, il ne doit plus se retenir, et à chaque passage du liquide l'échauffement diminuera jusqu'à ce qu'il ait disparu entièrement. Le second jour, les dernières gouttes d'urine paraissent parfois légèrement teintes de sang; mais, au bout d'un ou deux jours, elles redeviennent parfaitement claires : c'est là du reste un symptôme éminemment passager, et dès le troisième

jour on peut se dispenser de prendre du copahu. On
pourra alors ordonner une injection d'une faible solution
d'acide tannique, deux grains de tannin pour un verre
d'eau, en indiquant au malade comment il doit l'employer. On commencera en même temps l'usage des toniques, en ordonnant des exercices gymnastiques, des
bains à l'éponge, etc. Par précaution, on ne doit pas
permettre au malade de sortir avant le troisième ou le
quatrième jour. Dix jours après, on peut reprendre l'u-
sage du vin et de la bière. J'ai eu rarement occasion de
renouveler l'opération.

RECHUTES. — Il résulte de mon expérience que les ré-
chutes de l'affection locale, après la cautérisation, ont
rarement lieu, et qu'il n'est pas besoin d'une seconde
opération. Il se présente cependant de temps à autre des
cas du genre de celui que je vais rapporter.

En 1833, je traitai M. M... pour une spermatorrhée, et
je pratiquai la cautérisation. Au mois d'août de l'année
suivante, il vint me voir et me dit qu'après mon traitement les pertes séminales avaient complétement cessé,
et sa santé s'améliorait rapidement lorsque, environ six
semaines après, ayant fait sa cour à une jeune dame, il
fut accepté pour prétendant; mais le mariage devait être
reculé de quelques mois. Depuis peu, les émissions involontaires avaient reparu plus fréquentes que jamais, et il
revenait à son premier état d'énervation générale. Comme
il devait passer quatre mois sans voir sa future, je lui dis
que très-probablement les pertes cesseraient d'elles-
mêmes, sinon qu'il devrait prendre les soins et les précautions ordinaires, éviter toute excitation, faire des

exercices gymnastiques, prendre des bains, régler son genre de vie, renoncer aux boissons stimulantes, et venir me revoir une quinzaine de jours avant son mariage. La plupart des cas suivis de rechutes se présentent dans des circonstances analogues, quelque motif particulier, souvent une raison pécuniaire, retardant le mariage des fiancés, ou des excitations non satisfaites se produisent, ou le malade retombe dans d'anciennes habitudes. Hors de là les seules rechutes qu'on rencontre s'observent chez ceux qui ne veulent pas faire de l'exercice.

Bons effets de la cautérisation. — Les avantages de cette opération sont si manifestes que je n'emploie jamais d'autre traitement. Elle n'offre aucun danger. Je n'ai jamais rencontré un seul symptôme rebelle en prenant les précautions que j'ai précédemment décrites. Les résultats sont complétement satisfaisants. L'irritabilité morbide du canal disparaît, les pertes s'arrêtent, et la santé générale s'améliore. Le caustique paraît modifier les conditions locales du verumontanum, et si on y ajoute le traitement adjuvant, l'effet est permanent. Dans ce mode d'opérer, le liquide caustique agit sur tous les points du canal, aucune des dépressions, que ne peut toucher le caustique solide de Lallemand, n'échappe à son action; une injection faite à l'aide de la simple seringue et à la manière ordinaire n'arrive qu'à une certaine profondeur du canal, elle n'atteint pas le point qu'il importe surtout de cautériser. Lorsqu'on veut atteindre les parties les plus éloignées du canal de l'urèthre, ma méthode est bien supérieure à toutes les autres. Par ce moyen aussi, on peut supposer que le fluide cautérisant pénètre dans les follicules qui sont si fréquemment siége de la maladie.

Le succès qui a toujours suivi cette manière d'opérer m'a fait renoncer complétement à l'emploi du caustique solide ; cependant, comme il peut paraître utile de trouver, dans un ouvrage comme celui-ci, la manière d'opérer d'un praticien aussi habile que Lallemand, je décrirai sa méthode et le porte-caustique dont il se servait.

Méthode de Lallemand. — « Avant de procéder à la cautérisation, il est indispensable, dit le savant professeur, de sonder le malade pour prendre la longueur exacte du canal et vider complétement la vessie. En retirant lentement la sonde pendant que l'eau s'écoule, on voit le jet s'arrêter quand les ouvertures placées à l'extrémité rentrent dans le canal ; il recommence quand ces ouvertures pénètrent dans la vessie. La verge étant alors tendue, si l'on applique le pouce et l'indicateur sur l'instrument au niveau du gland, on peut juger de la longueur du canal par l'intervalle qui se trouve entre les doigts et les yeux de la sonde. » Cela peut être mesuré sur l'instrument que l'on connaît sous le nom de son inventeur, et doit être marqué par la coulisse qui accompagne l'instrument.

Dans ma pratique, je n'ai pas besoin de me servir du *cathéter* ; j'ai soin de prier le malade de boire très-peu le jour désigné pour l'opération, et je l'invite à vider sa vessie immédiatement avant que je lui introduise le porte-caustique. Il est aussi nécessaire de débarrasser l'intestin, soit par de l'huile de ricin, soit par un lavement qu'on fait prendre le matin.

Le porte-caustique doit être préparé de la manière suivante : on brise en petits fragments le nitrate d'argent et on met dans un verre de montre que l'on maintient à l'aide de pinces au-dessus de la flamme d'une lampe à alcool, en ayant soin de le tenir à une assez grande distance pour qu'une explosion ne soit pas à craindre. On verse le nitrate d'argent liquéfié dans le petit godet parfaitement sec, destiné à le contenir, en ayant soin qu'il forme un tout compacte, et, lorsqu'il est complétement refroidi, on enlève à la lime les points en saillie. On remet alors la canule à l'instrument ; on le ferme, et il peut dès lors être introduit dans l'urèthre après que l'opérateur a pris la précaution de l'huiler. Le malade reste couché dans son lit ou sur un sofa ; le chirurgien qui opère, pour peu qu'il ait la main expérimentée, reconnaîtra facilement que l'instrument pénètre dans la vessie ; la douleur que ressent le patient, lorsqu'il touche la partie malade, indique suffisamment le point sur lequel il faut énergiquement agir. Ceci une fois reconnu, le chirurgien dévisse l'instrument, retire en dehors de la verge un pouce et demi environ de la canule qui sert de fourreau au porte-caustique ; le nitrate d'argent se trouve alors directement en contact avec la partie malade, on imprime un mouvement de rotation à la tige qui le porte, une légère cautérisation est produite ; le porte-caustique, tiré aussitôt en dehors, rentre dans la canule enveloppe ; on ferme la sonde et on la retire complétement sans que les points sains du canal aient été touchés par le caustique. Il ne se forme pas nécessairement d'eschare, on n'en voit pas passer du moins dans les urines.

On doit prescrire le repos au malade, lui recommander de se tenir couché, et de réprimer le plus possible l'envie d'uriner pendant au moins quelques heures. Si la douleur arrive trop vive, on peut prescrire quelques gouttes de laudanum et ordonner un lavement opiacé. Pendant les premiers jours qui suivront l'opération, le passage des urines est quelque peu douloureux. Les pertes paraissent augmenter, et sont mêlées d'un peu de sang ; mais en observant le régime convenable comme nourriture et comme repos, en prenant en même temps modérément des capsules de cubèbe ou de copahu, tous symptômes fâcheux disparaissent, et avec eux les émissions, quoique cependant la cautérisation puisse amener une ou deux pertes abondantes pendant les jours suivants. Tout rapport sexuel doit être interdit, les causes qui ont amené le mal doivent être évitées avec le plus grand soin. Dans quelques cas, il est nécessaire d'avoir recours plusieurs fois de suite à l'application du caustique ; mais il faut au moins entre chaque opération un intervalle de dix jours, et tous les accidents qui peuvent se présenter doivent être traités d'après les principes généraux.

Il faut donner à l'instrument une courbure convenable pour qu'il passe facilement et atteigne la vessie. La coupule destinée à recevoir le caustique est ordinairement trop profonde, ce qui, non-seulement oblige le chirurgien à user une grande quantité de nitrate, mais encore exige beaucoup de soin pour retirer le caustique une fois qu'il a servi. Après avoir terminé l'opération, je retire ordinairement la canule et je la laisse un peu tremper dans l'eau, ainsi que la tige porte-caustique, en ayant soin, à l'aide d'un stylet, d'enlever tout le nitrate d'argent. Sans ces précautions, l'instrument se détériore rapidement et peut être brisé s'il se trouve trop pressé, comme cela arrive parfois lorsque se présentent des contractions spasmodiques.

Lallemand n'affirme pas que la cautérisation réussira toujours : « Elle m'a réussi souvent, dit-il, dans les cas où l'atonie et le relâchement semblaient prédominants; plus rarement quand il existait des symptômes nerveux très-prononcés, ou une diposition congéniale évidente. » (Vol. III, p. 392.) Et il ajoute un peu plus loin : « Les deux tiers des spermatorrhées seraient au-dessus des ressources de l'art, sans ce puissant modificateur. » (P. 406.) Mais il affirme que « depuis vingt ans qu'il cautérise, il a pratiqué cette opération presque tous les jours sans avoir jamais observé aucun accident fâcheux provenant de ce traitement » (p. 401), et je dois corroborer, autant que je le puis, ce témoignage par ma propre expérience.

Aussitôt que les effets immédiats déterminés par l'application du caustique auront disparu, le médecin doit chercher à améliorer l'état général de l'organisme, et relever l'énergie et la santé abattues. Tous les moyens que d'autres médecins pouvaient avoir essayé avant la cautérisation du malade, peuvent alors être employés avec le plus grand avantage. Au premier rang des agents toniques on doit placer le bain à l'éponge, tel que nous l'avons décrit.

Le malade doit faire suivre son bain à l'éponge d'exercices réguliers, comme d'un complément indispensable :

la promenade à cheval, en bateau, la boxe lui conviennent. S'il habite la ville, il fera bien de fréquenter les
gymnases et de s'en rapporter aux directeurs de ces
établissements, pour l'occuper quelques heures. Si le
malade n'habite pas Londres, il a des moyens de prendre
de l'exercice qu'il pourra très-facilement employer chez
lui. On peut ainsi fendre du bois; d'autres, s'ils le pré-
fèrent, peuvent tourner la meule ou manier le pilon d'un
mortier, ou encore jouer aux quilles ou aux boules. Le
disque est un excellent exercice athlétique; il suffit d'un
câble attaché à un arbre, d'un bâton suspendu par deux
cordes à une poutre, pour permettre les exercices les
plus divers et les plus salutaires du trapèze systémati-
que. Tous ces moyens et bien d'autres, régulièrement
employés, sont bons pour entretenir un dévoloppement
convenable des forces musculaires. Je m'opposerais à des
marches forcées, à de trop longues courses à cheval ou en
voiture, car les mouvements qu'on fait, ou la position
qu'on est forcé de tenir dans ces diverses circonstances,
faisant affluer le sang vers les régions sexuelles, déterminent, par conséquent, un effet contraire à celui qu'on
voulait obtenir.

Les anciens savaient parfaitement que les exercices de
l'arène détournent les fluides qui se portent trop activement aux organes génitaux, pour les appeler par d'autres
canaux vers d'autres parties du corps. Ils possédaient de
trop nombreux gymnases, et appréciaient trop les athlètes
pour ne pas avoir remarqué leur extrême continence, et
c'est un fait bien connu à toutes les époques, que les individus soumis à de grandes fatigues, obligés d'accom-

plir de longs et pénibles travaux, à faire de violents efforts, sont généralement remarquables par leur abstinence des plaisirs sexuels. Les personnes qui, de nos
jours, sont habituées à s'entraîner, savent très-bien qu'il
n'y a pas de grand déploiement de forces possible si on
se livre aux plaisirs sexuels. Un chef d'équipage défend
strictement à ses hommes de commettre quelque acte de
ce genre la veille d'une régate; et on m'a assuré qu'on
pouvait voir, à la manière dont un homme rame, s'il a
enfreint la discipline la nuit précédente, et attribuer à
cette cause bien des échecs dans des luttes de ce genre.

Avant de quitter ce sujet je crois utile de faire quelques observations sur le régime diététique : c'est une
question importante, et pour laquelle les fruits de l'expérience doivent être mis à profit. Elle a prouvé que
l'homme qui veut accroître ses forces doit observer une
diète convenable et vivre régulièrement. Voici les rations
alimentaires que je trouve ordonnées dans les livres qui
traitent de l'entraînement de l'homme qui désire se faire
maigrir : « Prenez cent quatre-vingts ou deux cent quarante grammes de pommes de terre ou cent vingt grammes
de pain avec du thé faible pour déjeuner : ni lait, ni
sucre; pas de goûter. Au dîner, de cent vingt à cent
quatre-vingts grammes de viande, avec quelques grammes de navets ou de pommes de terre; puis faites
quatre ou six milles à pied, ayant soin de porter un
gilet et un caleçon de flanelle, deux pantalons, deux
habits et un cachenez. Rentrez chez vous; reposez-vous
sur un lit de plume pendant une heure, et épongez-
vous. »

La diète des convalescents doit être réglée et surveillée avec le plus grand soin. J'ordonne de déjeuner avec du chocolat au lait, et je recommande de prendre des amandes de cacao, de les torréfier et les concasser soi-même, puis de les faire cuire longuement. C'est infiniment préférable aux cacaos qu'on vend tout préparés et qui presque toujours sont falsifiés. Si l'estomac fonctionne bien, et que le convalescent ne ressente pas de l'oppression après le repas, il pourra déjeuner avec du pain rassis et une ration modérée de viande maigre. Je recommande de goûter avec une petite quantité de viande et de pain rassis arrosés d'un verre de vin pur ou de bière. Ce repas du milieu du jour est d'une absolue nécessité. Si un homme qui fait de l'exercice ne se réconforte pas en prenant une certaine quantité de nourriture vers le milieu de la journée, il éprouve, à l'heure du dîner, un appétit dévorant, mange trop, et la digestion en souffre. Je défends de dîner trop tard, et conseille des aliments simples, mais sains. J'exclus le poisson frit, le fromage, la pâtisserie ou les puddings gras ; je conseille de ne prendre que des légumes, de manger modérément de la viande et du pain, avec une pinte de bière amère pour boisson, ou trois petits verres de vin pur. On ne doit pas faire usage à la fois, dans la même journée, de la bière et du vin.

Si les pertes séminales reparaissent de manière à déranger la santé, ou si le malade est d'une constitution délicate, une nourriture substantielle, des toniques, l'air de la mer compléteront la guérison. Dans des cas plus graves, on donne, avant de se mettre au lit, des lavements sédatifs composés de soixante à quatre-vingts gouttes d'opium par once et demie de liquide, et en suivant le régime que nous venons de recommander on peut obtenir un plein succès. Le malade doit rechercher, pour aider le traitement médical, la société de personnes gaies et aimables, mais éviter d'abord la fréquentation trop intime des femmes, et surtout rompre entièrement avec les femmes de mœurs légères. Les œuvres de la littérature du jour, qu'on peut lire avec attrait et sans fatigue, lui conviennent; mais on doit ici recommander vivement de s'abstenir d'ouvrir quelque livre que ce soit qui ait le moindre rapport à sa maladie, ou qui puisse éveiller des idées érotiques. J'ai constamment à traiter des malades qui sont tombés dans la dernière phase de l'hypochondrie la plus noire à force de lire ces ouvrages pseudo-médicaux qui remplissent les journaux de leurs réclames.

SOMMEIL. — Dans le traitement de la spermatorrhée le médecin ne saurait donner une attention trop grande au sommeil du malade. C'est ordinairement dans la nuit, ou le matin avant le réveil, qu'ont lieu les fatales pertes qui l'épuisent. Il faut donc régler le sommeil de manière à rompre entièrement, ou du moins en partie, la périodicité de ces émissions passées presque en habitude, et il est fort à désirer qu'on y parvienne.

DURÉE DU SOMMEIL. — Sept heures de sommeil suffisent à un adulte. Ceux qui supposent qu'il leur faut plus de repos peuvent aller jusqu'à huit; mais ce serait une erreur de penser que de longs séjours au lit fortifient une jeunesse saine et vigoureuse. Quand le malade est trop affaibli, on peut lui permettre de rester couché quelques heures de plus; je suis cependant convaincu qu'en règle générale ces sommeils prolongés sont plus nuisibles que favorables à la santé.

Ces malades doivent se coucher de bonne heure, à dix ou onze heures, et se lever avant six heures. Lorsqu'ils souffrent beaucoup de leurs pertes séminales, ils ne doivent jamais se permettre un second somme, mais, sautant du lit à l'instant du réveil, soulager leur vessie et faire aussitôt leur toilette. S'ils en éprouvent un trop grand besoin, ils pourront dormir quelques instants dans le courant de la journée. J'ai vu des pollutions nocturnes fréquentes et opiniâtres parfaitement combattues par cette simple précaution; car c'est un fait bien connu que les pertes séminales arrivent rarement dans le premier sommeil, mais presque toujours dans le second, quand un homme est en réalité à moitié éveillé et à moitié endormi.

Ce serait une importante et curieuse question pour le physiologiste de chercher pourquoi ce second sommeil nous refait si peu en comparaison du premier. En s'éveillant le matin, la première sensation qu'éprouvent beaucoup de personnes, et surtout les convalescents, c'est de se sentir soulagés, rafraîchis par le repos de la nuit; mais s'ils se rendorment et ne se lèvent que vers les dix heures, ils se sentent pendant toute la journée dans un état de langueur. Peut-être cela dépend-il beaucoup de ce que le premier sommeil, plus profond, plus calme, n'est pas troublé par les rêves auxquels sont sujets ceux qui se livrent au second sommeil. La cause pourrait encore se trouver dans la disposition aux érections et aux autres mouvements spasmodiques involontaires qui surviennent avec plus de force le matin. Cet état, réagissant sur le cerveau, peut y produire des pensées lascives et causer ces émissions faiblement convulsives qui épuisent si vite la constitution.

Si la durée du repos est ainsi comparativement courte, on doit prendre quelques précautions pour tâcher que le sommeil soit calme et profond. Il faut d'abord éviter de dîner tard et surtout de souper. Quelque aliment léger peut être cependant permis aux personnes qui ne sauraient dormir avec un estomac vide; ceux qui ont la digestion très-rapide et qui le matin souffrent de la faim, feront bien de placer un biscuit sous l'oreiller.

Il faut éviter aussi de prendre du thé ou du café trop fort quelques heures avant de se mettre au lit, et ne boire le soir aucune espèce de liquide. Il est de la plus grande importance que la vessie soit vide pendant la nuit; on doit avoir soin d'évacuer en se couchant jusqu'aux dernières gouttes d'urine qu'elle contient.

Le lit doit être un peu dur et ferme, sans être pour cela inconfortable; un matelas en crin est préférable à un lit de plume. Sans trop se couvrir, le malade ne doit pas cependant s'exposer à ressentir l'impression du froid, si de brusques changements de température surviennent pendant la nuit ou à l'aube du jour. Il faut assurer la ventilation de la chambre, et laisser même la croisée un peu ouverte, si la température extérieure n'est pas trop basse.

Si les pieds sont sujets à se refroidir, on peut les couvrir davantage, ou bien y placer une bouteille d'eau chaude.

FAUSSE SPERMATORRHÉE. MALADIES IMITANT LA SPERMATORRHÉE. CHARLATANS.

Dans la première édition de mon traité sur les *Maladies des organes urinaires et reproducteurs*, j'ai décrit, sous le titre de *Syphiliphobie*, une variété d'affections qui présentent plusieurs des symptômes caractéristiques de la vraie syphilis. Depuis ce temps on a vu se multiplier les hypochondres, et il y a toute une nouvelle et nombreuse classe de ces gens qui ont le loisir d'écouter les moindres sensations morbides qu'ils éprouvent et de se livrer à leurs pensées a surgi. En lisant les livres que les charlatans affichent à chaque angle du journal, ils en arrivent à se persuader qu'ils sont atteints de spermatorrhée, mot avec lequel ils sont peu familiers, mais qui les charme. Cinq ou six annonces placées bien en vue et au bon coin suffisent en pareil cas pour fixer l'attention du public sur la prétendue maladie. Les titres de *puissance virile* et de *maladies secrètes*, partout naguère en vedette, ont aujourd'hui disparu; le mot *spermatorrhée* les remplace, c'est maintenant la maladie sexuelle à la mode; et comme les sensations sexuelles de ces misanthropes hypochondriaques sont plus ou moins généralement affectées, ils arrivent à cette conclusion éminemment logique, que tout individu qui, ayant sur la conscience quelques peccadilles sexuelles, se sent indisposé, est nécessairement atteint de spermatorrhée. Il est en effet une mode pour les maladies comme il en est une pour les amusements et les occupations.

Ces malades, presque convaincus qu'ils souffrent de tous les symptômes décrits, mais doutant encore et voulant savoir avec certitude si leur maladie est bien réelle, ou si leur imagination seule les trompe, vont trouver le médecin. Nous avons alors à lutter contre beaucoup de présomption et d'ignorance, jointe à une grande irritabilité de caractère; quelquefois contre des symptômes véritables quoique énormément exagérés, et enfin contre une crainte affreuse des conséquences qui peuvent naître. La conscience crie à beaucoup d'entre eux que leur existence passée est loin d'être sans tache; ces livres pseudo-médicaux leur disent que la moindre faiblesse, le moindre oubli chez un jeune homme sont suivis des plus funestes conséquences, et ils déroulent une suite de symptômes capables d'effrayer les plus courageux. Il n'est pas difficile de prévoir l'effet terrible que produira un tel tableau sur des esprits faibles, pleins d'ignorance, déjà affaissés sous le poids de leurs terreurs, et sans un ami auquel ils puissent confier leurs alarmes et demander secours. Les filets de ces harpies sont là, habilement tendus qui les attendent; il faut être initié à toutes les manœuvres, aux ruses, aux tromperies de cette classe pour reconnaître le danger : un trop grand nombre s'y engage.

Il faudrait un volume pour décrire les frauduleuses pratiques de ces forbans de la médecine, et mettre en garde contre leurs amorces; je me bornerai à mentionner ici quelques-uns des faits dont j'ai eu personnellement connaissance, peut-être ne trouverais-je pas ailleurs une occasion meilleure de les citer. Un étudiant de Cambridge vint me consulter; il souffrait d'une de ces maladies sexuelles, moitié réelles, moitié imaginaires. Je le guéris, et il me demanda alors mon avis sur la position délicate dans laquelle il s'était étourdiment mis. Il me dit qu'avant de me consulter il s'était adressé à une de ces associations médicales qui battent monnaie avec l'annonce, et qu'après avoir payé quarante livres sterling on lui dit qu'on ne pouvait le soigner qu'à condition qu'il signerait un effet de trois cents livres sterling. Obsédé de terreurs, craignant, s'il refusait, de n'être jamais guéri, étant d'ailleurs d'un caractère délicat et susceptible, il signa l'obligation, et il me montra une lettre dans laquelle on lui réclamait d'une manière fort péremptoire le payement des trois cents livres sterling. Je lui conseillai de recourir immédiatement à un homme de loi, ce qu'il fit après quelque hésitation. Il y eut entre les procureurs des deux parties des entrevues fort caractéristiques, qu'il serait malheureusement trop long de rapporter ici; il me suffira de dire que les signatures de mon client lui furent rendues sur sa promesse de payer une certaine somme.

Dans une autre circonstance, un noble personnage donna mille livres sterling à une de ces sociétés d'afficheurs, qui les lui demandait. Affriandés sans doute par la somme déjà reçue, ces gens eurent l'impudence de réclamer encore mille livres, parce que le cas était singulièrement difficile à guérir. Sa Seigneurie fut quelque peu surprise; elle consulta l'avocat de la famille, et, au lieu de donner une nouvelle somme, on fut d'avis de se faire rendre les premières mille livres. On essaya, mais sans pouvoir réussir. L'homme de loi n'était pas, sans doute, à la hauteur de sa mission, ou l'on s'arrêta devant les menaces faites par la compagnie de divulguer les secrets du noble gentleman.

Le procès rapporté dans le journal *the Lancet*, numéro du 8 août 1857, dévoile assez le système le plus généralement suivi par ces pestes de la société. Un jeune homme se présente chez un de ces individus qui s'annonce comme directeur d'un muséum d'anatomie, se croit atteint d'une affection des organes génitaux et est rempli d'alarmes. Le marchand d'orviétan étale sa mise en scène ordinaire, et, montrant au malade terrifié, à l'aide du microscope, des milliers de zoospermes dans une goutte de fluide, le déclare atteint de spermatorrhée, maladie terrible qui le conduira à la fin la plus déplorable, et dont lui seul peut le guérir, moyennant la somme qu'il fixe plus ou moins forte, d'après ce qu'il espère pouvoir tirer du malheureux client. Celui-ci consent presque toujours, promettant même plus que ne peut sa fortune, puis le temps se passe et le traitement ne produit rien, si même il n'aggrave pas les symptômes en irritant les organes. Cependant les demandes se renouvellent, et, faute d'argent comptant, on prend la signature jusqu'à ce que le malade, se voyant mystifié et volé, se fâche et réclame les sommes versées pour payer une guérison qui n'arrive pas. On le laisse crier d'abord, puis, s'il menace d'une action judiciaire : « Faites, » répond-on, « et nous dirons qu'épuisé par la masturba-

tion, vous êtes venu nous demander de réparer des forces
à jamais détruites. » Et alors le malheureux dupé se
trouvant dans l'alternative de perdre son argent ou de
passer publiquement pour un masturbateur, fait abandon
de son argent, mais non sans regrets et sans dégoût.

Parfois aussi, comme dans un cas rapporté par *la Lan-
cette*, le malade a assez d'énergie et de fermeté pour
braver la menace et venger l'outrage; les tribunaux
flétrissent alors l'impudent charlatan qui s'engraisse de
ces honteuses escroqueries. Mais la soif du lucre est toujours plus puissante que la honte; la flétrissure s'oublie
vite, et le lendemain du procès l'exploitateur n'en vit pas
moins aux dépens de la sottise humaine.

Dans des cas plus récents, des hommes de loi habiles
ayant menacé de poursuites judiciaires, ont fait rendre
une partie de l'argent escroqué sans recourir à des débats
publics, mais il arrive le plus souvent que la dupe pré-
fère perdre son argent que de voir ses faiblesses dévoi-
lées. Il ne paraît plus même nécessaire aujourd'hui de
faire peser sur eux cette alternative dont on les menace
toujours sans y donner suite. J'ai cru fort longtemps que
la publicité donnée à des procédés si indignes répandrait
une salutaire lumière, mais l'expérience m'a convaincu
que ce qu'on peut faire de mieux c'est de faire rendre
l'argent sans chercher à donner au public des leçons
dont il ne sait pas profiter. Le fréquent retour des mêmes
crimes devant les tribunaux montre que le procès publiquement fait à des actes dégradants n'empêche pas les
mêmes actes de se reproduire avec les mêmes caractères
de vilenie et de crédulité. Je crains bien qu'aucun arrêt

médical ne puisse guérir le mal en question, quoiqu'il puisse changer la manière dont il s'opère. Le seul remède qui me paraisse efficace, c'est que la presse périodique refuse d'insérer les annonces des charlatans. Ses principaux organes l'ont déjà fait dans de certaines limites, et on a pu apprécier les heureux résultats de cette mesure.

Cette excursion sur les terres du charlatanisme nous a entraînés un peu loin; nous rentrons directement dans le sujet. Les malades font des symptômes qui les affectent une description très-exagérée; nous l'avons déjà précédemment dit, c'est au médecin de faire la part de ce qui est réel et de ce qui est purement imaginaire. Très-souvent la maladie réunit les deux caractères, et l'un ne doit pas être plus négligé que l'autre. Beaucoup de maladies réelles ont été aggravées par la peur et les mauvais traitements. La tension constante de la pensée vers un organe particulier peut d'ailleurs mettre le désordre dans ses fonctions, causer leur *aberration* à un degré plus ou moins grand; et en admettant toutes ces influences si malheureusement fatales, on doit avoir la plus grande sympathie pour cette classe de malades que les médecins ne prennent pas toujours assez au sérieux.

En 1854, un étudiant en médecine m'écrivit de province qu'il avait été vainement cautérisé deux fois, et il ajoutait : « En supposant que toutes autres mesures que vous pourriez me suggérer soient sans résultat, que pensez-vous de la castration comme moyen curatif? » Je lui répondis que l'opéré et l'opérateur devraient être envoyés aux Petites-Maisons, et je refusai de lui rien prescrire par lettre et sans l'avoir vu, sachant bien, par expérience, que ces sortes d'ordonnances étaient inutiles. Ce jeune homme personnifie bien une classe de malades qui se soumettront à toutes les tortures physiques et à leurs plus extrêmes conséquences pour se débarrasser d'un mal dont ils se croient tourmentés. Et malheureusement il est probable que cette tendance de l'imagination à s'exagérer les symptômes et les conséquences du moindre désordre organique aboutiront pour eux aux plus déplorables résultats. L'hypochondrie, en effet, qui s'empare des personnes très-irritables, finit, lorsqu'on ne les traite pas d'une manière convenable, par les conduire à la maison des fous.

Ce qu'il y a de plus essentiel et de plus difficile à obtenir dans le traitement de ces sortes de cas, c'est d'amener le malade à prendre de l'empire sur lui-même, s'il ne s'y est pas habitué dès l'enfance; et pourtant sans cela tous les efforts du médecin pour amener la convalescence seront perdus. Cette abnégation doit être morale aussi bien que physique; les malades doivent être profondément déterminés à ne pas écouter leur mal, à ne pas arrêter leur pensée sur ses symptômes ou leurs conséquences. Ce *traitement par soi-même* est indispensable, c'est une *gymnastique* morale absolument nécessaire qu'il faut seconder par un exercice régulier et des fatigues physiques, en y joignant le régime convenable que nous avons indiqué. Si on retrouve sa gaieté et qu'on prenne son mal du bon côté, on arrivera certainement à se guérir.

Le médecin doit traiter ces sortes de malades en enfants gâtés. Il doit avoir du tact et une profonde connais-

sance des hommes; ce qui réussira avec les personnes
sans instruction échouerait avec celles qui ont l'imagination vive et l'intelligence cultivée et qu'il faut raison-
ner, convaincre avant qu'on puisse leur être utile. Il
doit, avant tout, formuler un pronostic favorable, qui
ne s'écarte pas cependant de ses convictions. Le témoignage de sa conscience, la ferme confiance qu'il a en
lui, la connaissance réelle de la maladie, donnent une
grande puissance à un médecin, surtout dans ces sortes
de maladies à moitié mentales. Il semble que par sympathie il fait passer ses convictions dans l'esprit de ses
malades, et cette influence morale, une fois établie,
agit de la manière la plus heureuse et avance matériclle-
ment la guérison. Cette faculté si précieuse, et si ardem-
ment désirée par tout jeune médecin, de pouvoir ainsi
s'emparer de l'esprit de son malade, de lui faire adopter ses convictions et de gouverner sa volonté, est
plus ou moins innée en notre âme, mais le dévouement et une grande pratique médicale la développent.
Souvent encore, l'infériorité relative de l'intelligence et
du savoir du malade, le plaisir qu'il trouve à s'en rapporter à une personne qu'il a appris à respecter à cause
de ses connaissances et de sa loyauté, facilitent l'action et
le pouvoir du médecin.

Mais l'exercice physique, le travail matériel doivent
toujours accompagner le traitement moral; il faut porter
une attention scrupuleuse au régime diététique. Les stimulants locaux peuvent être parfois nécessaires. Lorsqu'on est bien convaincu que la terrible impuissance
peut, après tout, n'être qu'une illusion, il faut laisser

complétement les stimulants de côté, pour les raisons que nous avons expliquées plus haut.

Il peut être utile d'interdire toute occupation sédentaire et tout travail intellectuel pendant le traitement et la convalescence, et recommander à la place, de la littérature légère, l'exercice en plein air, le changement de résidence, les voyages, la société.

QUATRIÈME PÉRIODE

VIEILLESSE

---

§ I. Fonctions normales.

Nous avons vu que dans la jeunesse la puissance sexuelle devait être plutôt économisée qu'employée, et que l'adulte lui-même doit se garder d'épuiser la source de ces désirs que la nature lui a donnés pour la propagation de l'espèce. Il nous reste maintenant à étudier ces fonctions dans la vieillesse, et à considérer les désirs sexuels qui peuvent encore s'éveiller dans les sens et l'imagination déjà engourdis par l'âge.

La vieillesse a ceci de commun avec la jeunesse, c'est que si l'homme parvenu à un âge avancé veut conserver ses facultés intellectuelles, sa santé, sa vigueur, vivre encore de longs jours, il doit n'user qu'avec la plus grande réserve, avec une modération extrême des plaisirs que Vénus pourrait encore lui offrir ; sa devise doit être : *Deposui arma miles inermis.*

Heureusement cette modération est ordinaire au vieillard. L'expérience lui a généralement appris que les fonctions de la génération ne doivent pas être exer-

cées avant que l'individu n'ait acquis son entier développement, il sait que c'est la marque de la virilité,
l'apanage de la maturité dans toute la plénitude de sa
puissance et de ses forces, et que ce pouvoir doit diminuer lorsque la constitution décline. Nous avons besoin
d'une sorte d'exubérance vitale pour transmettre ce qui
nous est superflu à un autre être ; cette prérogative ne
nous est accordée que pendant les beaux jours de notre
existence.

« Chez l'homme au déclin de la vie, a dit Reveillé-Parise, dépouillant tout ce qui tient aux sens, l'amour prend
un caractère tout à fait moral, affranchi des servitudes
de l'animalité, parce qu'il tient à la puissance même de
l'âme. Chez l'homme qui a vécu, c'est l'*amour paternel*,
c'est l'*amour conjugal*, l'*amour filial*, l'*amour de la pa-
trie*, qui, sans être aussi énergique que le premier, ré-
chauffe encore les vieux cœurs et les vieilles années...
Or, croyez qu'ils ont aussi leurs doux prestiges et
quelquefois leurs amères réalités. Ces roses d'automne
ne sont pas sans parfum, peut-être moins enivrant que
celui du premier amour, mais aussi sans dangers. »

Une des plus importantes sciences que puisse acquérir l'homme qui avance en âge, c'est d'apprendre de
bonne heure à vieillir, s'il veut vivre longtemps.

« Voici, disait Cicéron, une bonne réponse de Sophocle
à quelqu'un qui lui demandait si, étant vieux, il jouissait encore des plaisirs de l'amour : « Que les dieux m'en
« préservent, répondit-il, je les ai abandonnés aussi vo-
« lontiers que j'eusse quitté un maître sauvage et fu-
« rieux... » Quand vous voyez un vieillard plein de juge-

ment, doué d'une ferme raison, dont l'esprit éclairé, actif, est encore capable de bien diriger ces affaires, d'être utile à la société, soyez convaincu que cet homme est sage, continent; que la tempérance, si justement appelée *sophrosine*, gardienne de la sagesse, chez les anciens, a en lui un fervent adorateur. Dans le fait, sa complète liberté morale ne lui est-elle pas acquise?» (Reveillé-Parise, *Traité de la vieillesse.*)

C'est quand le physique s'en va — dit M. Flourens dans son Traité de la longévité, — que la morale prend à son tour possession de son empire; elle acquiert de l'autorité, s'étend et donne, pour ainsi dire, une certaine splendeur à la seconde moitié de la vie.

L'âge a un bien plus grand effet sur l'amour physique que sur l'amour sentimental, car ce dernier a moins besoin que le premier de force physique et d'exaltation juvénile. Il est des hommes qui, toujours jeunes par le cœur et l'imagination, ont pour l'amour pur un dévouement constant qui, se renouvelant toujours, semble ranimer le principe vital au lieu de l'épuiser.

« C'est ordinairement de cinquante à soixante ans que la faculté génératrice s'affaiblit chez l'homme. A cette époque, l'homme, si fier de sa puissance virile, élevée jusqu'au caractère sacré de la paternité, la sent pourtant décroître, et presque avec un sentiment d'indignation. Ce degré de faiblesse lui annonce qu'il n'est plus aussi homme que par le passé, qu'il y a déchéance de sa force, et, par conséquent, de son pouvoir. Il peut en retarder l'effet jusqu'à un certain point, mais non entièrement; la loi doit avoir sa pleine et entière exécution, *dura lex sed lex*. Bientôt les organes générateurs diminuent d'activité, la fonction baisse, languit, et cesse entièrement. D'ailleurs, les désirs et les besoins n'étant plus les mêmes, l'imagination n'exerce pas, sur ces mêmes organes, sa puissance et sa fascination ordinaires. Dans l'appareil génital, le sang n'afflue qu'en petite quantité, la sensibilité devient obtuse, se réduisant à celle qui est indispensable à la nutrition des parties. La corrugation du scrotum ou des bourses n'a presque plus lieu, les testicules s'atrophient, l'inextricable tissu vasculaire qui les compose se flétrit et s'oblitère; le sperme, cette sécrétion toute particulière des éléments du sang, est non-seulement moins abondant, mais il a perdu de sa consistance, de sa force, de son principe virtuel de prolification ; les animalcules, ou zoospermes, qui constituent sa nature ou son essence, loin d'être aussi nombreux et aussi actifs qu'autrefois, sont au contraire rares et languissants.» (Reveillé-Parise, *loco citato*.)

Le docteur Duplay, médecin de l'hôpital des Invalides de Paris, voulant reconnaître l'existence du sperme chez les vieillards, a examiné les organes de la génération chez 51 sujets âgés de soixante à quatre-vingt-six ans et morts de maladies aiguës ou chroniques. Il découvrit la présence des zoospermes chez 37 d'entre eux, mais ne put trouver des traces de ces animalcules chez les 14 autres. Dans 27 cas, les zoospermes lui parurent absolument semblables à ce qu'ils sont chez les adultes, dans les 10 autres les têtes et les queues étaient imparfaites.

Les quantités variaient grandement. Chez quelques-uns de ces vieillards ils étaient aussi nombreux que chez des adultes, dans 14 sujets ils furent rares, mais parfaitement développés.

Les spermatozoaires peuvent être trouvés, comme cela lui arriva dans 26 cas, dans toute l'étendue des canaux afférents, ou sur un point seulement de l'appareil sécréteur. Dans 3 cas on en apercevait dans la semence récueillie dans les canaux afférents, tandis qu'on n'en trouvait pas trace dans celle des vésicules séminales. Une fois seulement le liquide trouvé dans les vésicules séminales en contint, sans qu'on en remarquât dans les conduits spermatiques. Dans 7 cas, une seule vésicule fut peuplée de zoospermes, 4 fois la vésicule droite, 3 fois la vésicule gauche, à l'exclusion de la vésicule placée sur le côté opposé et des deux canaux afférents.

Le sperme fut très-abondant dans 3 sujets, 24 en eurent modérément et 10 fort peu.

La semence peut être trouvée en abondance chez des vieillards dont les testicules sont atrophiés.

Tout porte à croire que, bien que très-lente, la sécrétion de la semence se fait néanmoins chez le vieillard de même que les autres sécrétions, la salive, la bile, le suc pancréatique, etc. Ce qui le prouve, c'est qu'on la trouve dans tout le cours du canal spermatique; et on la recueille non-seulement dans les vésicules séminales, mais encore dans les canaux afférents, l'épididyme et dans les testicules eux-mêmes, et tous ces endroits sont peuplés de zoospermes. Il est donc probable que si parmi ces animalcules que nous montre le microscope, quelques-uns datent déjà de longues périodes antécédentes, d'autres sont de formation récente. Le plus âgé des vieillards dans les organes duquel on trouva des zoospermes avait quatre-vingt-deux ans, les autres avaient depuis soixante jusqu'à quatre-vingt-deux ans.

Le docteur Duplay conclut de ces observations « que si les vieillards ne sont pas capables d'engendrer des enfants comme les adultes, cette inaptitude dérive moins de la composition de la semence que du manque des autres conditions nécessaires à l'acte de la copulation. »

Ces observations nécessitent de ma part quelques commentaires. En apprenant l'existence des spermatozoaires dans ses organes, le vieillard s'écriera peut-être : «.Pourquoi donc n'exercerais-je pas mes organes sexuels, puisque dans sa bonté la nature a pourvu le vieillard de semence? » — Je répondrai : « Croyez-vous donc pouvoir soutenir de grandes dépenses avec votre petit capital? Soyez-en avare, et si vous voulez vieillir, sachez alors vieillir à temps. »

La vieillesse ne saurait supporter l'affaiblissement nerveux et l'épuisement qui suivent l'éjaculation; l'expérience journalière le prouve. La sécrétion séminale n'est pas complétement arrêtée par la bienveillante nature; mais le sperme se forme lentement, et peut rester longtemps épargné dans les canaux qui l'ont produit. Les éleveurs se gardent bien de conserver les produits de sujets mâles ou femelles déjà âgés; ils reconnaissent, m'at-on dit, à plusieurs signes caractéristiques les rejetons qui proviennent des dernières portées, à l'œil, par exemple, moins vif, aux salières plus profondes qui se creusent au-dessous des orbites. Ces faits sont bien connus des marchands de chevaux; ils refusent d'acheter les jeunes poulains chez lesquels ils découvrent les moindres de ces indices, prétendant qu'ils ne pourront supporter la fatigue et étant convaincus que ces sortes d'animaux tournent toujours mal.

Je sais bien que plus d'un vieillard a vu ses derniers jours réjouis par la naissance d'un enfant; mais ce que j'ai lu sur ces fruits tardifs d'une existence près de s'éteindre, et ce que m'a appris ma propre expérience, ne me permet pas de baser sur eux de grandes espérances. S'il est vrai, comme cela est aujourd'hui à peu près généralement admis, que la durée de l'existence d'un individu est jusqu'à un certain point déterminée d'avance par l'organisation et le tempérament qu'il a reçu à l'instant de la conception, je crois qu'un être humain procréé par une vitalité énergique et puissante mettra un plus grand nombre d'années pour atteindre au faîte et parvenir au terme de son existence qu'un autre qui n'aura pu recevoir qu'une somme de vie insuffisante de parents débiles ou déjà usés par l'âge, quoique ce dernier naisse dans des conditions sociales bien plus favorables. Si l'on considère la progéniture que donnent ces sortes de mariages consommés à un âge où l'homme ne doit plus vivre que de repos, de soins et de souvenirs, et qu'on l'apprécie, que vaudra-t-elle? Autant que j'ai pu en juger, elle est de la pire espèce.— Enfance rachitique, jeunesse précoce et faible, virilité extravagante et mort prématurée; voilà en résumé ce qu'elle promet et ce qu'elle tient.

§ 2. Désordres des fonctions sexuelles dans la vieillesse.

On peut facilement déduire de ce qu'on vient de lire
la règle qui doit régir les fonctions sexuelles pendant la
vieillesse. Une modération extrême doit présider à leur
exercice, et plus l'âge est avancé, plus cette modération
doit être grande. L'abstinence complète, recommandée à
la jeunesse, devrait être imposée à la vieillesse. Les
transgressions à cette règle sont encore bien plus fatales
au vieillard qu'au jeune homme ; il n'y a plus chez le
premier cette vitalité exubérante qui viendra réparer les
mortels effets de son erreur et de son extravagance.

« Une idée mère domine la création : vivre et donner
la vie ; mais cette dernière fonction doit être considérée
comme la plus importante. Si les hommes se confor-
maient aux lois de la nature, lois d'ailleurs immuables
et éternelles, s'ils se soumettaient aux conditions de
leur être, de leur organisation, sachant renfermer le
désir dans la sphère du besoin réel, la sagesse et la
santé naîtraient d'elles-mêmes et se perpétueraient sans
effort. Mais il n'en est rien, surtout quand il s'agit de
fonctions de la génération : don suprême de transmettre
la vie, fatale prérogative dont l'homme abuse sans cesse,
point d'appui de la morale par la famille, cause puissante de dépravation, ressort énergique de vie et de
santé, intarissable source de maladies et d'infirmités,
cette faculté renferme tout ce que l'homme peut attendre
de bonheur et de malheur, de plaisir ou de douleur, et
l'art de la science du bien et du mal en est le symbole

aussi vrai qu'expressif. Ainsi l'amour, qui reproduit, par le seul attrait de la volupté, tout ce que la nécessité dévoue à la mort, seconde néanmoins celle-ci par ses excès. Mais la plupart des hommes sont d'une étonnante faiblesse contre les abus de la fonction génératrice, et, ce qui surprend toujours, c'est que ceux qui sont avancés en âge ne sont pas toujours à l'abri de ce reproche. Il est certain qu'à la dernière époque de la vie, époque où les passions ont fait place à la raison, il est encore beaucoup d'individus qui se laissent aller aussi facilement qu'imprudemment sur la pente de dangereuses jouissances. Ils croient beaucoup faire en consultant une modération plutôt forcée que volontaire, très-souvent même ils ne s'arrêtent qu'à bout de force et de vigueur, lorsque, décidément, *silent organa*. Quelle héroïque sagesse! Toutefois, comme la nature est impitoyable, elle fait payer cher la transgression de ses lois, et la multiplicité hâtive des maladies ne tarde guère à en donner la preuve. Ce résultat est d'autant plus certain et prompt que presque toujours les excès remontent très-haut. Le vieillard libertin a été le jeune homme libertin et l'homme dissolu; qu'on juge alors de l'état de détérioration organique. Cependant, avec un peu de réflexion et de connaissance physiologique de l'homme, comment ne pas savoir combien il importe d'observer avec rigueur les préceptes de la continence, d'autant plus que tous sont établis, calculés dans l'intérêt de la vie, soit en durée, soit en intensité. Rien de plus connu que, de toutes les fonctions de l'économie, il n'en est aucune que la nature accorde avec plus de magnificence que celle de la génération, mais aussi avec le plus de mesure. » (Reveillé-Parise, *loco. cit.*)

En général les maladies des organes sexuels qui affligent les vieillards n'ont pas d'autre cause que leurs propres excès. Pour les étudier j'adopterai la classification suivante, qui me paraît naturelle et logique, et qui me permettra de présenter quelques faits curieux qui n'ont pas jusqu'ici été examinés par la science médicale :

1º Malades qui, ne connaissant pas les funestes conséquences des rapports sexuels trop souvent renouvelés, commettent des excès par ignorance;

2º Personnes sans énergie morale, qui, sachant très-bien les conséquences de l'acte qu'ils commettent, ne peuvent cependant maîtriser leurs passions;

3º Débauchés qui, dans le désir de suppléer à des forces perdues dans les excès de leur vie passée, ont recours aux stimulants pour retrouver un semblant de jeunesse qui leur permette de satisfaire leurs bestiales passions.

EXCÈS COMMIS PAR IGNORANCE.— Rien n'est curieux comme la naïveté de certains personnages; ils viennent se plaindre de n'être plus à soixante ou à quatre-vingts ans ce qu'ils étaient dans leur jeunesse. L'acte vénérien, vous disent-ils, ne leur procure pas les mêmes plaisirs qu'autrefois. Ils voient avec chagrin qu'ils n'éprouvent plus d'aussi nombreux ni d'aussi vifs désirs, et que s'ils essayent d'approcher une femme, leurs forces les trahissent; l'érection n'est plus parfaite.

Ce genre de malades font tous les médecins; au sortir de chez moi ils courent chez mes confrères, s'ils ne les ont déjà consultés. Ce sont des sujets très-difficiles à traiter; ils demandent qu'on emploie envers eux les plus grands ménagements. Pour moi, je les aborde franchement sur leur terrain ; je leur demande à quel âge ils ont commencé à se livrer aux jouissances sexuelles ; si, par suite de leurs charges officielles, ils ont vécu dans des climats chauds ou tempérés. Je tâche de m'informer avec tact du genre de vie qu'ils ont menée, de leurs habitudes, de leurs antécédents. Armé alors de leurs aveux, je leur demande s'ils se sont quelquefois arrêtés aux considérations qu'ils vont me permettre de leur mettre sous les yeux, et auxquelles je les prie de bien réfléchir. J'en appelle à leur raison, et je leur fais doucement entrevoir que les symptômes qu'ils éprouvent pourraient bien être de légers avant-coureurs qui annoncent l'approche de l'ennemi : ils sont de vieux soldats, leur dis-je, et il est bon qu'ils se mettent en garde. Je rappelle à leur souvenir d'autres devoirs à remplir qui siéraient à leur âge. Je leur demande s'ils n'éprouvent pas de plaisir à s'asseoir à une table délicatement servie, et s'ils veulent déranger leur santé au point de perdre complétement l'appétit. Je leur remets en mémoire ces mots de Bichat, « que l'organe du goût est le dernier fil où demeure suspendu le plaisir des vivants. » J'entre avec eux dans quelques-unes des considérations physiologiques que j'ai déjà exposées avec détail dans ce livre, et je les prie de jeter les yeux autour d'eux ; ont-ils vu la santé de ceux de leurs vieux amis qui avaient épousé de jeunes femmes s'améliorer, et n'ont-ils pas souvent observé le contraire? Ces derniers exemples ne sont pas rares ; presque toujours il s'en présente quelqu'un à leur esprit ; ils ne nient pas que cela ne puisse arriver ; et, comme cette sorte de gens tient énormément à la vie, et surtout à vivre en bonne santé, leur inquiétude amoureuse se calme.

Je leur dis ensuite que, si la nature prévoyante les sèvre de plaisirs sexuels, il leur reste des jouissances et des devoirs que leur position dans la société leur permet et même leur impose. Nous nous quittons d'ordinaire assez bons amis.

J'ai la douce certitude d'avoir ainsi sauvé plus d'un homme qui, par ignorance, allait user ses dernières forces dans des combats que son âge ne lui permet plus de soutenir, et en lui faisant éviter les dangers qui l'attendaient sur la route, je lui ai conservé ses facultés plus longtemps qu'on n'eût pu l'espérer pour l'accomplissement de devoirs d'un ordre plus élevé. « L'âge développe les facultés intellectuelles plus que les facultés affectives. » En posant cet axiome, lord Bacon n'a pas seulement constaté un fait, il a voulu inculquer dans l'esprit l'idée d'un devoir.

Il y a certains individus, heureusement en petit nombre, qui vont consulter le médecin sous un prétexte plus ou moins spécieux, mais en fait parce qu'ils croient qu'il ranimera leurs facultés et excitera l'inertie de leurs organes sexuels. J'ai déjà indiqué quel langage le praticien tient et doit tenir en pareille circonstance.

Le médecin doit, avant tout, chercher à rassurer le malade déjà âgé qui le consulte, en lui donnant, sans pourtant mentir à sa conscience, toutes les espérances possibles. Malgré l'affaiblissement de ses organes, le mal, lui dira-t-on, n'est pas encore très-grand ; et ce qu'il faut surtout, c'est du repos. Il est de la plus grande importance d'apaiser les craintes des vieillards au sujet de leurs organes sexuels. Nous avons vu plus haut l'influence de l'imagination sur tout ce qui tient à ces fonctions. A mesure qu'on avance en âge, cet effet est encore plus marqué, et il est indispensable de remonter le moral. Aussi affirmé-je positivement à ces malades que je puis les guérir; mais j'exige d'eux la promesse formelle qu'ils useront, dans leur convalescence, d'une grande modération, et je n'entreprends la cure qu'après avoir obtenu cet engagement; « car, leur dis-je, il vaut mieux, pour votre vie, votre tranquillité et votre bonheur, de rester impotents comme vous êtes, que de retrouver la puissance de vos organes pour aller ensuite la dépenser en excitations exagérées, et de vous tuer ainsi en détail.» Je n'ai pas besoin de dire que tout praticien honnête refuse de se faire le complice de quelque mode d'excitement que ce soit. Le libertinage, doit-on leur dire, est mauvais à tout âge; mais, dans la vieillesse, c'est un crime : le médecin ne se prêtera jamais à le favoriser. Un pareil langage, tenu à des hommes âgés, est bon en plus d'un sens : il les détourne au moment où ils sont sur le point de mettre le pied hors du droit chemin, et leur montre que le médecin croit pouvoir les guérir, qu'il peut rétablir leur santé, mais qu'il ne veut pas la leur rendre pour qu'ils la ruinent de nouveau. Ces paroles ne peuvent pas froisser un homme du monde; beaucoup les prennent en bonne part. Le bon sens leur dit qu'ils doivent suivre l'avis qu'on leur donne.

L'expérience m'a appris combien la situation des hom=

mes modérés qui, s'étant mariés de bonne heure, n'ont donné à leurs passions qu'une satisfaction légitime et à des intervalles de plus en plus longs, était différente de celle de la classe de gens qui nous occupent. Bien rarement ils ont recours au médecin. Les excès, chez eux, sont exceptionnels; ils peuvent sans danger soutenir le combat sexuel, tandis que les veufs de fraîche date, les hommes éloignés de leurs femmes par leurs fonctions publiques ou par toute autre cause, qui se livrent au plaisir après d'assez longues périodes d'abstinence forcée, sont exposés à toutes les souffrances qu'entraînent les désordres des organes génitaux. Quand, après des années de repos, on remet en mouvement le système nerveux, le tempérament le plus fort éprouve une secousse, et les personnes déjà affaiblies, celles, par exemple, qu'a énervées un long séjour en Orient, en ressentiront plus violemment le choc. Il faut, dans ce cas, de grands soins pour combattre ces funestes effets; le succès du traitement dépend entièrement de la conduite et de la bonne volonté du malade. Tel écart de régime, qui serait, chez des personnes saines et robustes, la satisfaction la plus modérée, peut anéantir complétement tous les efforts qui tendent à le guérir.

J'ai vu dernièrement un gentleman âgé de près de soixante-dix ans qui, après être resté veuf pendant plusieurs années, s'éprit des charmes d'une jeune fille et lui fit la cour avec succès. Les fiançailles eurent lieu, et tout marchait pour le mieux, lorsqu'il s'aperçut que des pertes séminales, qu'il avait déjà éprouvées pendant plusieurs années de temps à autre, reparaissaient plus fréquentes, et, ce qui était encore plus inquiétant, elles tachaient son linge de sang. Il s'alarma à la vue de tels symptômes et vint me trouver. Je lui montrai les dangers de sa position, et, lui disant combien je craignais les conséquences de l'excitation dans laquelle il se trouvait, je lui déclarai qu'il m'était impossible de rien faire s'il continuait à s'y exposer. Je craignais bien que tout ce que j'avais pu lui dire sur un sujet aussi délicat ne fût de la morale perdue, mais des circonstances firent rompre le mariage. Mon malade, tranquille désormais, recouvra bientôt la santé; les émissions nocturnes, quoique persistant, devinrent de plus en plus rares, et jamais elles n'amenèrent de signe d'hémorrhagie.

Le médecin peut parfois être consulté par des vieillards sur le mariage, et son malade peut lui demander s'il est capable de se marier.

Pour toutes ces questions j'ai toujours même réponse. Mariez-vous si cela vous plaît, c'est vous qui en assumerez la responsabilité, mais vous n'aurez jamais mon approbation; si vous tenez à la vie, si vous estimez la santé pour quelque chose, et que vous ayez en vue votre bonheur, je vous conseille de rester tel que vous êtes. Autant j'approuve et je recommande le mariage des jeunes adultes, autant je le défends aux vieillards. Je sais parfaitement qu'on peut trouver des cas même nombreux d'hommes qui se sont mariés tard et qui ont eu des enfants, et on peut citer quelques centenaires devenus *incontestablement* pères, mais ce sont de très-rares exceptions, la vigueur de l'organisme avait été conservée de la manière la plus remarquable; on ne saurait baser sur ces faits exceptionnels la règle commune. En thèse générale, la puissance sexuelle n'est plus guère sensible chez l'homme au delà de soixante ou soixante-cinq ans.

L'impunité avec laquelle quelques vieillards continuent à user des plaisirs sexuels est véritablement étonnante; cependant l'abus, ou l'excès, — qu'on lui donne tel nom qu'on voudra, — sera puni tôt ou tard. Quelquefois les effets qu'ils entraînent prennent la forme de l'hypochondrie, à laquelle se joignent toutes les misères protéiformes de l'indigestion; dans d'autres cas, c'est l'idiotie, et, dans un âge plus avancé, la paralysie, la paraplégie, accompagnées ou suivies du ramollissement du cerveau et des conséquences qui en sont les suites. Ce qui, dans la jeunesse, est suivi d'une langueur passagère, détermine dans la vieillesse la série de symptômes que nous avons décrits, et lorsqu'on a recours au médecin, il est trop tard, il ne peut que pallier le mal.

Que le lecteur veuille bien approfondir ce qu'a dit l'auteur qui a publié le meilleur ouvrage sur la sénilité au sujet du mariage des vieillards, Reveillé-Parise, auquel nous avons déjà fait quelques emprunts : « Il est encore des gens âgés qui, dominés par une de ces passions violentes qui, s'emparent quelquefois des vieillards, se marient volontiers, et presque toujours, quand ils sont riches, à des jeunes filles. C'est beaucoup risquer; car dans cette extrême disparité d'âge, la nature se venge ordinairement par la perte des mœurs, l'incertitude des naissances et les troubles domestiques; tout diffère, l'âge, l'humeur, les caractères, les goûts, les amusements.

Aussi, disait une jeune personne de dix-huit ans qu'on voulait marier à un vieillard : « Que ferais-je de lui? Que ferait-il de moi? » Quant à la santé, à la force vitale, objets principaux de cet ouvrage, il est aisé de présumer ce qu'elles deviennent dans ces mariages disproportionnés, où l'on veut qu'une femme jeune et fraîche soit la chair de la chair d'un homme usé par l'âge et souvent par les jouissances. Évidemment celui-ci se condamne à un suicide plus ou moins prolongé. En effet, presque toujours l'expérience a démontré que le vieillard qui hasarde ainsi son repos, son existence, ne tarde pas à voir sa santé gravement s'altérer, et, fût-il capable d'*estrenner la couche nuptiale*, comme dit Montaigne, on peut lui appliquer ces deux vers d'un de nos vieux poëtes français, Alexandre Hardy :

> On ne se servira que d'un même flambeau
> Pour te conduire au lit, et du lit au tombeau.

« Veut-on, d'ailleurs, une frappante différence entre l'amour d'un jeune homme et celui d'un vieillard, elle est connue depuis longtemps : c'est que les *grandes folies* appartiennent au premier amour, et les *grandes faiblesses* au second. Ces dernières conduisent loin sous bien des rapports; le danger est si instant, la sirène si près des écueils! Cent fois plus heureux peut-être l'homme âgé qui compense par le calme, par le bien-être, par la raison, ces accès de délire sénile trop souvent suivis de regrets et de remords sans fin! Le châtiment de ceux qui ont trop aimé les femmes est de les aimer toujours. Si la nature se tait, c'est qu'elle n'a rien à dire ; la provoquer, l'exciter est un attentat contre elle, et toujours elle s'en venge cruellement. Pourquoi ne pas écouter les conseils de l'âge? Ah! que de passions, que d'écarts, que de folies dont nous guérit le temps quand nous voulons nous prêter à ses merveilleux avertissements ! »

Que le vieillard s'arrête donc et réfléchisse : une victime humaine, l'homme ou la femme, est sacrifiée sur l'autel où s'accomplit son mariage. Dans l'état actuel de la société, avec nos habitudes, nos passions, nos misères, l'homme ne meurt pas toujours, il se détruit quelquefois lui-même ; et ces unions disparates sont un des moyens les plus ingénieux qu'il ait pu inventer pour tarir en quelques instants une source de sensations qui, d'après les calculs de la nature, ne devait s'épuiser qu'en soixante-dix ans.

Excès commis par impuissance a maîtriser ses passions. — Le médecin rencontre parfois des malades qui, tout en sachant et redoutant la suite des excès sexuels auxquels ils allaient se livrer, ont, par faiblesse et presque malgré eux, obéi à leurs passions. Ils méritent toute sa sympathie. Leurs passions dépendent souvent d'un état d'excitation qu'ils ne peuvent réprimer eux-mêmes, quoique son origine provienne de leurs excès ; et ils viennent réclamer notre aide non pas pour retrouver des forces usées, mais parce qu'ils souffrent de pressants désirs, souvent fictifs, et dépendant d'une irritation qui existe dans l'une ou l'autre partie du canal, comme j'ai pu m'en convaincre par un examen minutieux. Chez les uns, cela provient de la présence d'une forte quantité d'urine dans la vessie; chez d'autres, ce sera l'irritation occasionnée dans la région de l'anus par les vers ou des hémorrhoïdes; chez d'autres encore ce sera l'âcreté de l'urine. Quelquefois l'irritation est produite par une névralgie du col vésical, par la pierre, ou par la gravelle; j'ai dû parfois l'attribuer à une affection de la peau qui couvre les organes de la génération, et qui cause une excitation locale.

On doit surtout conseiller à ces malades de résister à leurs désirs morbides; mais, jusqu'à ce qu'un traitement local et approprié soit prescrit, on ne peut guère espérer de soulagement. Ils se figurent parfois que cette excitation désordonnée est naturelle; ils s'en font gloire, s'étonnent de ce que la médecine veuille en combattre la cause, et ne peuvent comprendre que leur tempérament ait beaucoup souffert de la fatigue que leurs organes ont dû subir. Le bon sens triomphe généralement, et ces malades vous sont profondément reconnaissants du soulagement qu'ils obtiennent.

La médecine doit cependant reconnaître que ces affections sont souvent très-rebelles; la longue durée de la maladie, un séjour prolongé dans un climat chaud et débilitant, une liberté sans frein dans les jouissances sexuelles, ont souvent jeté leur constitution dans un véritable état d'irritation. On peut cependant promettre avec certitude une grande amélioration. Je ne puis m'étendre ici sur les moyens de guérison; ils doivent dépendre surtout de l'affection particulière qui existe.

Débauche avec excitation artificielle des organes génitaux. — Je cite encore Reveillé-Parise, page 423 : « Mal-

heureusement il en est d'autres qui, plus aveugles, plus
emportés, plus dépravés, font effort pour réaliser des
désirs qu'il n'est plus possible de satisfaire, sinon par la
complicité forcée des organes génitaux. Non-seulement
l'énergie, le trop plein de la vie, signalés dans la jeunesse, ont disparu, mais la force organique de reproduction est à peu près anéantie; tout est-il fini? Qui le croi-
rait? Il en est autrement. C'est alors que Vénus l'impu-
dique prodigue aux gens blasés ses irritantes excitations
du vice, les cyniques appas de la débauche; l'imagination, souillée d'impuretés, va quêtant des plaisirs que la
raison et le bon sens réprouvent. Il y a de ces vieillesses
débauchées, sans pudeur, qui, manquant de ressources
vitales, tâchent d'y suppléer par des ressources factices,
sorte de brute salacité, toujours punie d'autant plus sévèrement par la nature que l'affaiblissement immédiat est
en raison du degré de stimulation provoquée qui a précédé. Réduit à des jouissances de commémoration, ayant
tout à la fois l'amour et l'impuissance des voluptés, une
sensation éteinte et non assouvie, il est tel vieillard libertin, toujours à la recherche des moyens de raviver des
organes usés, flétris, comme si cela était possible sans
être éminemment dangereux; l'arrêt de la nature est évidemment définitif, sans appel. Or, le subir est l'effet
d'un bon jugement, et la récompense ne se fait pas attendre. Malheureusement il n'en est pas toujours ainsi; les
hommes sages, les personnes chastes ne conçoivent pas
facilement ce que peuvent inventer, à cet égard, la folie,
le caprice, la luxure et l'impudicité, ni ces monstrueuses
voluptés, ces indicibles saturations des sens qui en sont

la suite. Le médecin seul, par les révélations qui lui sont
faites ou qu'il devine par son expérience, sait jusqu'à
quel point de profondeur peut descendre la corruption,
et les maux qu'elle entraîne dans les grandes villes. Une
des excitations les plus ordinaires employées par ces Lo-
vélaces séniles est le changement, la variété dans les personnes qu'ils recherchent. Or, quoi de plus fatal à l'organisme?...

. . . .

- - « La jeunesse surtout est sacrifiée à ces vieillards dé-
hontés. Les charmes aphrodisiaques d'une belle femme ne
leur suffisent plus, ils s'adressent à de très-jeunes personnes, au grand scandale des mœurs et de tout ce qu'il
y a de saint et de sacré dans ces victimes de la débauche...

. . . .

« Toutefois, qu'on le croie bien, il est rare, très-rare que
le châtiment arrive *pede claudo;* une vieillesse que les
maladies changent chaque jour en décrépitude, souvent
une mort rapide ou une mort qui dure des années, suite
de cruelles infirmités, prouvent toute la justice de la
nature. »

Il serait à désirer que la peinture que vient de nous
mettre sous les yeux ce médecin distingué ne pût pas
s'appliquer à des observations faites ailleurs qu'à Paris.
Mais la nature humaine est la même sous tous les climats, et à Londres comme ailleurs, la vertu et le vice,
le raffinement et le péché, me paraissent marcher ensemble et d'un pas égal avec la civilisation.

Quand un jeune homme, sans quelques qualités qui
compensent ses vices, a parcouru une carrière de débau-

che; que, adulte, il a fait un nouveau bail avec de semblables habitudes, la nécessité de s'exciter encore lui paraît nécessaire; ses désirs factices augmentent sans
cesse; il semble qu'il n'y ait pas de bornes à ses appétits
de débauche, et qu'on ne puisse dire quels seront les mon-
strueux moyens qu'imagineront pour les satisfaire ceux
qui se font les ministres de cet esprit malade, surtout
lorsqu'une fortune immense paye les caprices de ces
gens mal dirigés, sans retenue et blasés. Pour ces sortes
d'individus, la jeunesse, l'innocence, la beauté n'ont
bientôt nul attrait; on dit d'eux « que la bête a mangé
l'homme. » Le changement, la variété ne peuvent que,
pour un temps, ranimer des forces qui s'éteignent. Des
stimulants locaux sont essayés; mais bientôt ils deviennent à leur tour insuffisants. Comme dernière ressource
on a recours aux excitations contre nature; et alors toute
retenue est foulée aux pieds, la décence publique est oubliée, et la luxure de l'opulent satyre ne s'arrête que
lorsqu'il devient l'ignoble héros de quelque procès cor-
rectionnel, ou que, pour fuir les poursuites, il est obligé
de se condamner à un exil volontaire.

Quand nous étions écoliers, nous avions coutume de
rire de ces monstres grotesques dont la superstition antique peuplait les forêts; nous ignorions alors de quelles
hideuses réalités de la nature humaine ces êtres moitié
animaux étaient le symbole. Peu d'entre nous savent encore, même après qu'une triste expérience est venue
nous montrer jusqu'où pouvait aller le vice, combien
ces formes bestiales de l'art antique représentaient la
physionomie, le caractère, les habitudes de ces hommes

qui, dans nos cités modernes, cherchent d'une manière si marquée l'ombre des jardins et des parcs.

Je me demande si une prison est l'asile convenable pour des êtres si dégradés. Autant que j'ai pu étudier leur organisation, une satisfaction continuelle de leurs passions sexuelles a débilité une constitution qui n'a jamais dû être robuste. L'épuisement constant du système nerveux a produit un effet tel que celui qui en est victime est devenu complétement indifférent à toutes les conséquences, pourvu qu'il atteigne le seul but qui l'absorbe, la satisfaction quand même de ses passions sexuelles. Dans bien des cas, sans doute, le cerveau a été affecté, surtout lorsqu'il y a une forte tendance héréditaire aux maladies mentales. Cela, joint au manque d'occupation, amène plus d'une de ces victimes à faire de la satisfaction de tous les caprices sensuels de leur imagination en délire la principale préoccupation de leur vie.

Le médecin ne peut guère cependant affirmer que leur place doit être dans un asile d'aliénés ; car, sous d'autres points de vue, leur vie semble raisonnable. Ils observent toutes les convenances ordinaires de la société, et cependant quelque chose indique en eux qu'ils sont les esclaves de quelque indigne penchant. C'est une erreur pourtant de croire qu'ils souffrent de maladies vénériennes. Les vieux débauchés savent trop bien à qui ils ont affaire, et toutes leurs précautions sont prises pour éviter de fâcheuses conséquences : ce sont des spectres vivants et souffrants « que la mort, a dit un observateur distingué, semble oublier de frapper, parce qu'elle les croit déjà dans la tombe. »

Je doute beaucoup qu'avec des cerveaux aussi atteints, la crainte du châtiment puisse détourner ces malheureux de leurs crimes. Ces satyres sont organisés d'une manière si anormale que la chance d'être pris sur le fait semble ajouter une dernière excitation à leurs sensations émoussées. S'ils choisissent des lieux publics pour accomplir leurs odieuses pratiques, tandis qu'à l'aide de l'argent et des entremetteurs ils pourraient impunément s'y livrer en secret, ces riches et vieux débauchés n'ont pas, à mon avis, d'autre motif que de trouver un stimulant morbide. Il semble que, pour eux, les douceurs cachées, les plaisirs voilés, les joies discrètes aient perdu tout leur charme ; l'idée de braver la pudeur publique, la chance d'échapper à la loi, est devenue une nouveauté qui les fascine ; de là les risques auxquels ils s'exposent et la divulgation scandaleuse des pratiques dont la police leur connaissait depuis longtemps les penchants. C'est une forme d'aberration mentale à laquelle le libertinage est sujet, et j'en ai ici fait la peinture pour montrer jusqu'à quel point peuvent conduire les excitations sexuelles lorsque aucun frein ne les maîtrise. Qu'ils réfléchissent donc ceux qui, doués d'une imagination active, se livrent à la dissipation et pensent qu'ils pourront s'arrêter à un certain point. On a dit bien des fois qu'en tout, « il n'y a que le premier pas qui coûte. » La pente qui mène au vice est facile et graduée ; mais celui qui s'y engage ne peut plus s'y retenir ; la vitesse de sa chute augmente proportionnellement : il ne s'arrête qu'au fond de l'abîme. Les annales de la police et des cours criminelles nous montrent des hommes de grands moyens, de haute position, qui sont ainsi tombés dans la ruine, dans l'opprobre, et ont couvert de honte leur nom et leur famille.

A mon avis, le médecin est le seul qui puisse à la fois prévenir les conséquences fatales d'une telle persistance dans le vice, et se permettre de les indiquer à son malade. Ce ne sont certainement pas des compagnons de débauche qui rendront à un homme ce service, et une fois entré dans la carrière funeste, il faut inévitablement qu'il vienne faire sa confession à l'homme de l'art. C'est alors que nous pouvons, que nous devons intervenir. Il y a dans la vie des moments de regret, des périodes de souffrances où l'on est disposé à accueillir nos avis, et un praticien éclairé peut ainsi empêcher un homme de renoncer sans retour à son bonheur et à son honorabilité, et le sauver d'une fin honteuse. Je sais que la tâche est difficile et délicate; mais il a là un devoir à remplir comme citoyen envers son pays, comme ami envers son malade, et lui seul est à même de le faire. En sachant saisir une occasion favorable, choisir des exemples frappants qui ne lui manqueront jamais, il servira souvent d'instrument pour arracher un de ses semblables à la maison de santé ou même à la prison. Il sauvera de nobles intelligences de l'abîme de dépravation où elles allaient s'éteindre.

FIN

TABLE ANALYTIQUE

DES MATIÈRES

TROISIÈME PÉRIODE. — AGE ADULTE.

QUATRIÈME PÉRIODE. — VIEILLESSE.